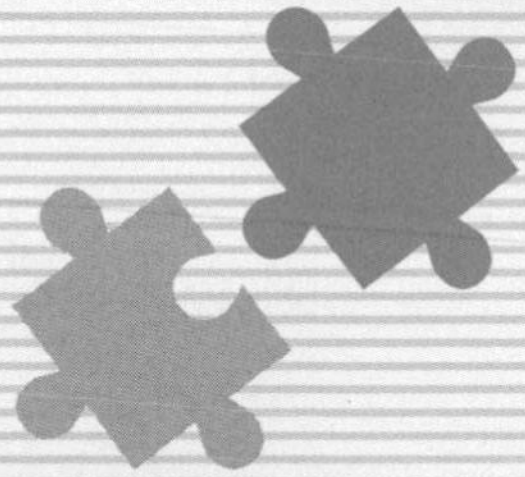

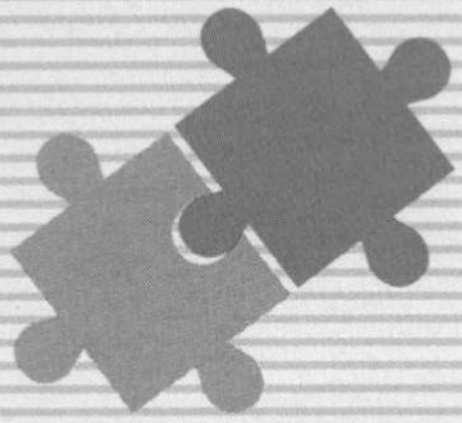

預防失智 X 延緩病變 X 從飲食著手

預防失智症的飲食法

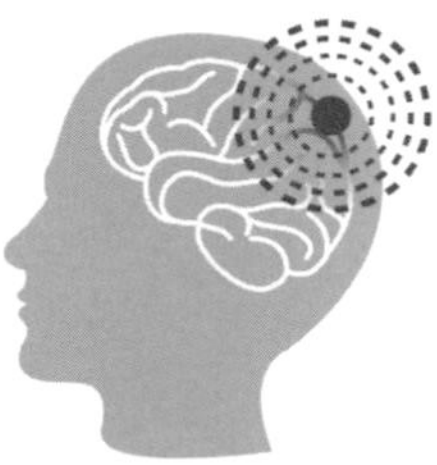

正確的飲食

吃對食物
抗腦力退化

增強記憶力的50道食譜

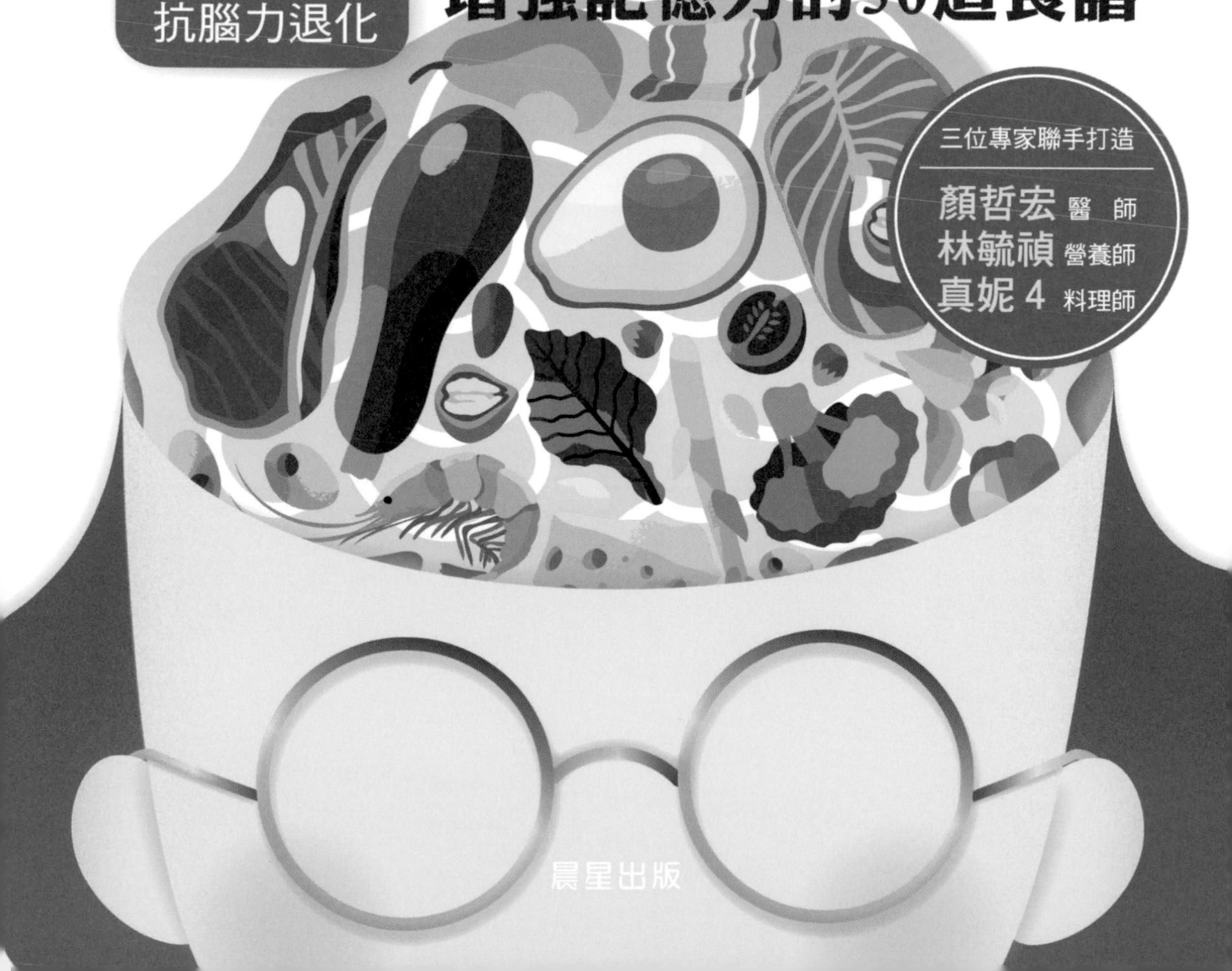

三位專家聯手打造

顏哲宏 醫師
林毓禎 營養師
真妮4 料理師

晨星出版

不可忽視的老後失智問題

「醫師！我媽媽最近記憶力很差，有時還會出現一些奇怪的行為，經常認為有人偷她的錢，是不是得了失智症？有沒有藥物可以治療？」

「如果哪天我失智了該怎麼辦？有沒有什麼方法可以事先預防？」

這是我在神經內科門診經常聽到病患或家屬問我的問題。

隨著高齡化社會的來臨，可以觀察到失智症患者在神經內科的門診有逐漸增多的趨勢。依據衛生福利部對於失智症盛行率的調查結果估算，在2018年底台灣失智症人口超過28萬人。每年與失智症相關醫療與照護成本高達兩千多億元台幣，由此可知失智症已成為台灣日益嚴重的健康與社會問題了。

失智症在全世界的發生率不斷攀升，它有可能就發生在你周遭的親朋好友，甚至你我自己身上。一旦有症狀發生時，即表示大腦已經產生病變，但以目前最常見的阿茲海默症為例，也只有乙醯膽鹼酶抑制劑和NMDA受體拮抗劑這兩類藥物可用來治療，只能改善症狀或延緩病情，而無法完全根治。因此，從預防醫學的角度來看，我們是不是可以在這個疾病尚未發生之前就加以預防呢？

在我神經科的執業生涯當中，看過太多的失智症患者，在經過藥物治療後，並無法有效改善其記憶與認知功能。每每回想起來心中感觸良多，深知我們在疾病發生之前就必須加以預防，如要等到疾病侵襲才來就醫，以目前藥物的療效就很有限。

尤其是有三高的患者，除了藥物治療之外，還需要改變生活型態以避免失智症的發生。而改變生活型態預防失智症最主要的方法不外乎充足的睡眠、規律的運動、健康的飲食與持續的社交活動等。其中我覺得最重要也最難達成的項目就是健康的飲食。因此，很感謝在晨星出版社的協助之下，從失智症的成因與藥物治療，結合營養學的知識，藉由料理師的巧手，把一道道美味的佳餚呈現在讀者面前。讓每位讀者可以透過日常飲食來遠離失智症找上門，這將會是一本實用的健康寶典。

感謝多年來我們的醫療團隊提供病患及家屬對抗失智症所付出的關懷與照顧，希望透過本書的介紹，讓所有關心失智症的朋友們了解，這個疾病可能正一步一步悄悄地找上了我們，唯有改變過去不健康的生活與飲食型態，才有機會遠離失智。

如果您已經努力做得很好了，但覺得有失智方面的傾向，一定要尋求神經內科醫師的專業評估與協助，找出導致失智的原因並加以治療，才有機會邁向更健康的道路。祝福大家！

嘉義陽明醫院神經內科主治醫師

顏哲宏

開始關心長輩們的健康吧！

台灣已邁入高齡的社會，尤其我服務的地區醫院是老人密集度較高的萬華區，無論門診或病房，都看得到許多長者，不只有行動上的不便，更有重聽或理解力不足的情況，加深了這些高齡病患在就醫上的不便，因此也較無法遵循醫囑治療。

如何讓我們身邊的長者可以活得更有生活品質，避免老來病來磨，不僅老人應該重視的，更是每個人都應該關注的問題。所以我們要從預防醫療的角度來宣導，希望每個人都能從年輕開始，多為腦力退化預防盡一些努力。

談到腦力退化，大家最擔心的應該就是「失智症」吧！目前失智並沒有藥物可以達到完全的治療效果，且許多失智的長者，因為他們無法理解醫療人員給予他們的衛教內容，更需依賴照顧者的陪伴才能就醫，回家後的用藥或是其他生活上的照護也需要別人的協助。

因此，預防失智的發生就是個相對重要的課題。

記性不好、記憶力退化，再演變為失智，其實是一段時間的過程。若能在演變成失智病症之前，提升我們的腦力，改善生活型態，包括飲食、社交或針對失智相關疾病加以控制，是可預防或延緩失智症發生的。尤其年紀越高的長者，失智症發生率越高，更不能輕忽。

如果能透過預防失智的生活型態來改變，開始關心我們身邊的老人，不僅可以減少照顧者的負擔，這樣的健康生活型態一樣也可以受益到我們自己身上，如果可以在老了之後維持較健康的生理狀態，也可以避免自己成為兒女或是其他照顧者的負擔。

這是我第三度和醫師、料理師共同合作出版的保健書籍，前兩本慢性病的保健書籍，大約都花只花半年時間就完成了，但這本書的誕生過程因為歷經了我人生中最重要的兩件大事——結婚和生子，所以整整花了將近快一年的時間才寫完！因為懷孕過程中身體較容易疲累、生產後需要花更多時間照顧寶寶，在開始學習兼顧家庭和工作同時，終於慢慢體認到為人母以及職業婦女的辛勞。

為了能順利完成本書，希望讓有需要的讀者們，能從中得到更多對健康有益的正確知識，總是在下班後，利用照顧寶寶的空檔，拖著疲累的身體一邊整理寫書的資料，一邊努力敲打鍵盤，深怕會因為自己能寫書的時間不足，而影響全書的出版進度。還好我的編輯大人是個非常能體諒產婦辛苦的姐姐，給了我較充裕的時間來寫這本書，也更感謝我的先生和家人（尤其我的父母）一路陪伴我整個懷孕過程，以及協助我照顧小寶寶，才讓我有時間完成我的書稿內容。

祝福各位讀者都能活得健康，活得有品質，活得自在愉快。

營養師
林毓禎

平凡愛料理的家庭煮婦

從小我就是媽媽身邊遞油給鹽的小幫手。當時我的個頭不高，總是抬著頭仰望媽媽一手拿鏟、一手比劃訴說做菜偏方的身影，在腦海裡刻劃著「媽媽」無所不能的角色！而和媽媽一起吃起鍋前的第一手味道，正是開啟我廚魂料理的鑰匙。長大嫁人後，廚房就成了我回味媽媽的小天地。

我的廚藝訓練來自媽媽，從媽媽的聲聲叮嚀中和書本自學到的技巧融會貫通後培養出我做菜的樂趣，更感謝我有一群愛吃不挑嘴的家人，是她們讓我越做越起勁。

我和先生是上班外食族，孩子是便當族，家裡還有患慢性病的長輩，為了讓家人吃到均衡的營養，我本以為把烹調重心放在減糖少鹽少油低鈉多纖維就夠了，在接觸本書編輯團隊後，進一步體悟到「吃對食物」才是健康的基礎目標，一日三餐不僅要餵飽五臟六腑，讓家人吃好、吃簡單、還要吃對健康，就是我的幸福目標。

我也喜歡在我的部落格分享做菜心得和經驗，原本只有文字和照片，自從學會影片編輯後，我用文字、相片、影片不同角度紀錄食譜，如此就不會錯過做菜的關鍵時刻；也慢慢地接收到網路上跟我一樣愛做菜的朋友們的鼓勵，從此將做菜拍影片寫食譜成了我和網友們一起擁抱美味享受廚房樂趣的橋樑。

本書以預防腦力退化為主題，我設計的食譜沒有複雜的步驟和艱澀的文字，不論你是廚房的新手或是懶得下廚的「貴」人，相信在看完本書後也能用最省時、省力的方式，端出不打折的美味健康料理，能掌握廚房的人才是一家之煮！

出書是我的人生初體驗，有機會參與製作料理，感謝好友Amanda的大力推薦、還有僑俐瓷器贊助拍攝用的餐盤器皿，更謝謝錦雲編輯對我這位出版新手的耐心指導。

我喜歡做菜，能為家人的健康把關，看家人把菜吃光的笑容，就是我最大的成就。

真妮4

目錄

自序

PART 1 失智症的預防與治療？……11

PART 2 你一定要知道的健腦營養素……51

特別企劃

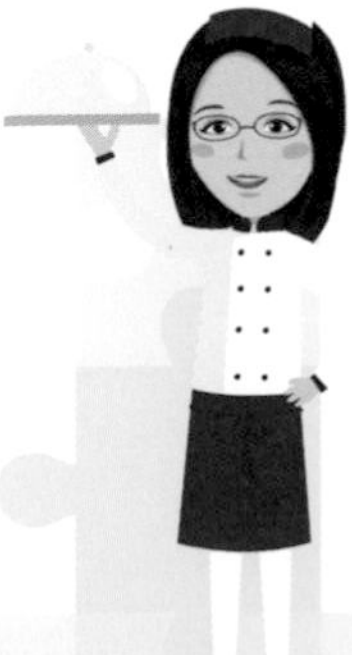

PART 3 餐桌時間：活化腦力的美味料理……89

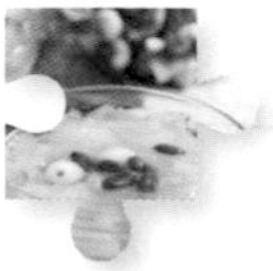

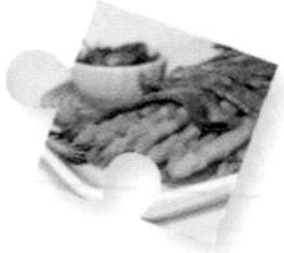

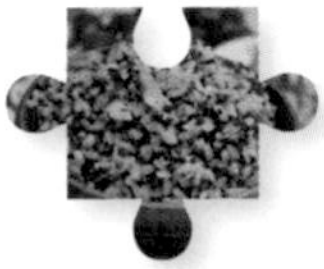

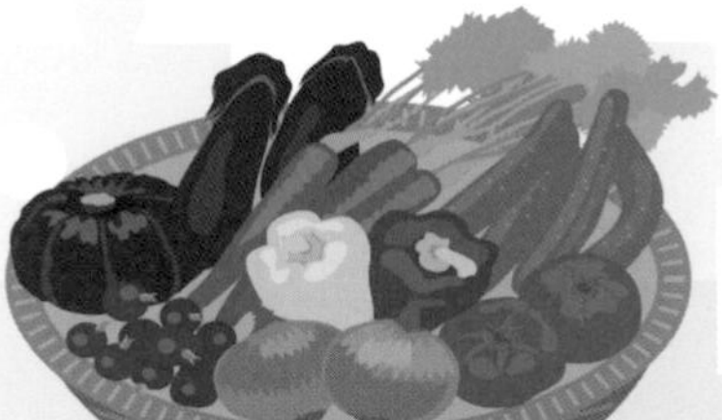

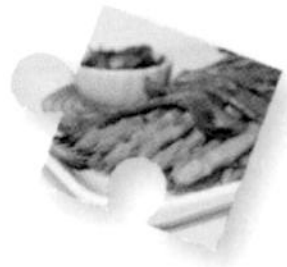

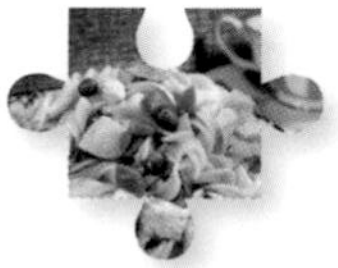

附錄

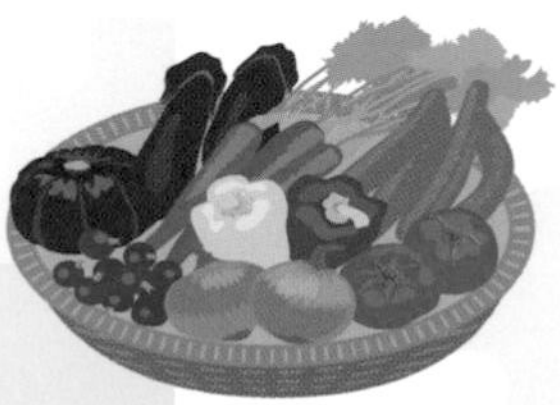

PART 1

失智症的預防與治療

忘東忘西絕對不是理所當然，

當健忘頻率越來越高，就要有所警覺，

及早就醫診斷，挽救逐漸退化的大腦，

預防老後失智的風險。

何謂失智症？會有什麼症狀？

所謂的失智症，是指「健全的人因為疾病或意外損害到大腦，並導致智力方面的能力下降，變得很難一個人居住的狀態」。

初期的失智症是健忘的狀況很明顯，而且隨著時間惡化，大腦皮質會逐漸出現大範圍的侵蝕，慢慢地在行為方面也會開始出現一些障礙，例如理解或判斷能力會變得遲鈍，或是跟鄰居起爭執等。

每個上了年紀的人，記憶力都會變差，會突然想不出人名或物品名稱。這都是腦部正常老化的結果。但如果連家人的臉孔都不認得、忘記自己已經吃過飯，或是不知道自己人在哪裡，日常生活發生問題，那就是一種疾病，稱為失智症，在定義上是指「記憶力或判斷力衰退的程度超過年齡，導致日常生活出現問題」。以前都稱為「癡呆症」，現在有比較正式的醫學名稱叫「失智症」。

但失智症並不是單一一種疾病的名稱，它是腦部神經細胞受損，導致各種認知功能退化，對正常生活造成阻礙的一種情況，是很多種疾病的總稱。例如「發燒」指的是患者的狀態，治療時必須先了解病因，是感冒病毒引起的？還是食物中毒的緣故。而且有許多失智症的成因無法查明。**目前最具代表性的失智症有「阿茲海默症」、「額顳葉型失智症」及「路易氏體失智症」這三種**。

這些**失智症不管哪種都稱作「大腦退化性疾病」**。這種疾病會使大腦的神經細胞慢慢地損壞，並使大腦皮質開始萎縮。大腦退化性疾病邁入末期的過程很緩慢，大約會花上二十到三十年左右。目前為止，還沒有可以根治這種疾病的方法。所以只能利用類似生活支援或復健看顧服務從旁協助患者。

另一方面，**失智症中也有一些是已經知道成因的類型**。例如由腦梗塞或腦出血，或是蜘蛛膜下腔出血等原因引發的「**血管型失智症**」，或是因為跌倒摔下或交通事故等因素傷到大腦而導致「**因外傷引起的失智症**」，又或者像長時間大量飲酒所產生的「**酒精性失智**

症」等。

失智症患者的兩種症狀

羅患失智症的人口比例會隨著年紀愈大而逐漸增加。

失智症的症狀有「因為大腦損壞而出現的症狀」和「受到生活環境或身體狀況影響而出現的症狀」這兩種類型。

因大腦損壞所產生的症狀叫「核心症狀」。例如「對自身周邊事物的注意力下降」、「變得很難學習並記住新的事物」、「變得無法執行事物」的狀態。還有一個狀態也很重要，那就是沒辦法正確理解自己所處在的狀況「定向力障礙」，也就是患者會變得不知道「今天是幾年幾月幾號、現在是幾點、自己現在是在什麼地方？在哪裡」等。

這些症狀可能會出現在失智症患者身上，因此會變得無法一個人生活，而被診斷為失智症。

另一種跟核心症狀不同，就是受到生活環境或身體狀況、心情等影響所產生的狀態。即所謂「失智症之行為精神症狀」（BPSD：Behavioral and Psychological Symptoms of Dementia）也有人稱為「行為與心理症狀」。

在BPSD症狀中，患者會產生妄想，例如看到不存在的東西，或堅稱「自己的錢被偷了」或「借人的錢都沒有還回來」等，並且懷疑是照護者偷了，會有焦躁不安、心情低落的憂鬱症狀；常為芝麻蒜皮的小事激動到口出惡言或動手打人；亂吃東西或吃下不能吃的東西等異常飲食行為；或是無緣無故的踱步徘徊；晚上睡不著的睡眠障礙。另外，像是反抗照護者，拒絕對方幫自己洗澡或換衣服，或是明明已經在自己家裡卻還一直嚷著「我要回家」，讓家人感到困擾，又或者明明已經退休二十年了，卻說「我要去公司了」等等，都是BPSD的一種症狀。而且這類失智症患者會因為BPSD的症狀另外引發各式各樣的問題。

產生BPSD的背後心理因素，可能是因為患者對於發病前都是自己在照顧家人或是打點周遭一切，現在反而變成要受別人幫助或照顧的這種現象，感到窩囊的緣故。所以負責照顧失智症患者的人，包含家屬在內，都需要尊重當事人的自尊心和隱私，盡可能不要在無意間傷害到當事人的內心，這點尤其重要。

失智和健忘怎麼區分？

大腦是最早老化的一個器官。二十歲是我們大腦達到最高峰的時候，然後便開始衰老，四十歲時腦細胞每日的損耗量已高達近一萬個，若不及時照護我們的大腦，最後不只是「金魚腦」記性不好而已，失智症也可能會找上門。

失智和健忘的區分

短期的記憶力下降、長期的記憶力混亂是失智症最早出現的徵兆之一。但失智與健忘不同，健忘是經過提醒，還能想得起來，並不會因為記性不好而影響日常生活功能。但失智卻是完全不記得有這麼一回事。譬如一位舞蹈老師，忘記自己排的舞步，怎麼也想不起來；或是剛剛有煮開水，忘了自己有煮開水這件事，提醒後依然想不起來是自己煮的。

失智症的定義是指會持續影響大腦認知功能症狀的統稱。主要是以喪失記憶力、定向力、注意力、判斷力、計算力、抽象思考力、語言能力等認知功能障礙為主，同時可能出現言語和行為紊亂、個性改變、妄想或幻覺等精神症狀，這些症狀的嚴重程度會影響一個人日常生活與工作的能力。

每年9月21日是國際失智症日，依據2018年國際失智症協會的資料統計，2018年新增約一千萬名失智症案例，表示平均每3秒就有一人罹患失智症。2018年全球失智症人口近5千萬人，推論到2050年將高達1億5200萬人。全球失智症患者一年所花費的照護成本接近一兆美元，將成為世界各國日益沉重的健康與社會問題。

台灣自民國82年起即進入了高齡化社會（65歲以上的老年人口超越總人口數的7%），依衛福部委託台灣失智症協會的調查結果，以及內政部民國107年底人口統計資料估算，台灣的失智症人口約有28萬人之多，大約為總人口的1.2%，亦即每84人當中便有1人是失智症患者，因此如何預防失智症找上身，是刻不容緩的課題！

簡單來說，失智症指的是腦部功能異常，它會造成認知功能的退步，這些認知功能障礙，常會造成生活及工作上的不便，它是症候群

（一群症狀的集合），不是指單一特定的疾病。

失智症的核心症狀是認知功能障礙，而其代表症狀就是記憶障礙。一般正常人可以把東西記憶下來，不管是記事情、事件、物品名稱、操作物件的技術（如開車）都沒什麼問題，但是失智症病人卻沒有辦法記住這麼多東西，尤其是情節性記憶（Episodic memory）退化更明顯。例如一般人對去過什麼地方、吃過什麼菜、和什麼人碰過面、東西放在哪……可能會突然忘記，但經過旁人提醒或仔細回想，還是可以想的起來，但失智症患者卻不行，他的記憶會是一片空白。

除了記憶功能退化外，有些失智症患者在語言處理上也會發生困難（失語症），雖然他能說話卻無法理解對方說的話；**也有患者是沒辦法依照他人的指令做出動作**，無法執行先前所學過的技能（失用症），**例如忘了怎麼操作工具**，還有一些患者是在事物認知上有困難（失認症），例如一般人都知道「紅燈停綠燈行」，但失智症患者卻沒辦法有這樣的認知。當然，每個失智症患者的狀況並不相同，以上這些症狀也會因人而異。

失智症與健忘的差別	
健忘	可能突然忘記某事，但經提醒想得起來，不致嚴重影響生活。
失智	對自己說過的話、做過的事，完全忘記。

台灣失智症總人口推估

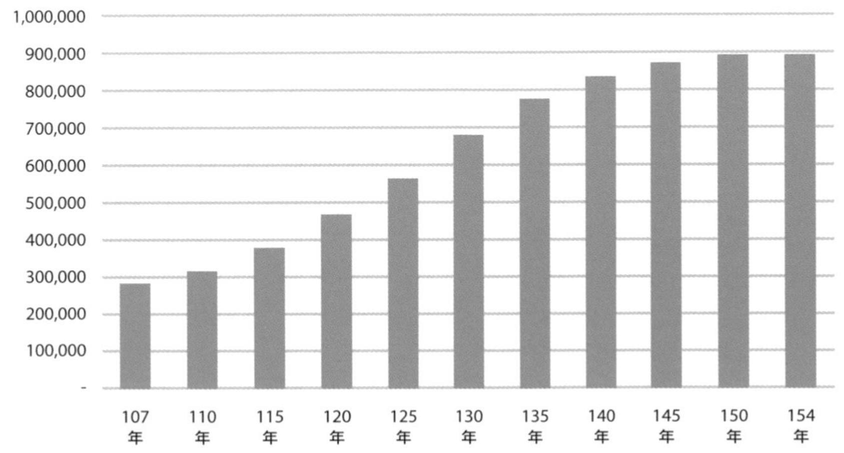

資料來源：台灣失智症協會網站

失智症的分期與症狀？

失智症的症狀，會從早期的輕度症狀，逐漸進入中晚期的中重度症狀，退化的時間不一定，也會有個別差異，整個發病病程可達5到15年不等。

我們也可以透過下列的AD-8篩檢量表做初步檢測：

AD-8量表是極早期失智症的篩檢工具，此量表可用於民眾自我評估或是經由專業人員詢問作答。在答題時，家屬應該依照病患過去與現在狀況的改變來作答，病患本身作答時也需依照本身過去與現在狀況的改變來考量，而不是自己目前的狀況。若八項指標中有兩項以上「出現改變」，就有可能罹患極早期失智症，需就診做進一步之檢查。

失智症的分期與症狀	
早期（健忘期）	● 記憶力減退：近期記憶減退，但長期記憶印象深刻 ● 對環境失去興趣 ● 判斷力差 ● 工作表現差
中期（混亂期）	● 持續性記憶消失：常遺失重要物品，或由家中走失 ● 無法執行指定的簡單動作或計算能力 ● 忽視個人衛生 ● 睡眠週期混亂：晚上不睡覺，徘徊遊蕩 ● 表現淡漠，易怒，常出現攻擊行為 ● 妄想：被害妄想，意識混亂
晚期（癡呆期）	● 嚴重失去定向力：不認得自己或家人的名字、不曉得現在是白天、晚上，或自己當下在哪裡 ● 大小便失禁 ● 肢體僵直，無法下床活動 ● 無法與人用言語或文字溝通 ● 出現如嬰兒般的抓握、吸吮反射

資料來源：邱銘章、湯麗玉，失智症照護指南，2009，原水

AD-8 極早期失智症篩檢量表

注意：「是，有改變」代表你認為在過去的幾年中，有因為認知功能（思考和記憶）問題而導致的改變。	是，有改變	不是，沒有改變	不知道
1. 判斷力上的困難：例如落入圈套或騙局，財務上不好的決定，買了對受禮者不合宜的禮物。			
2. 對活動和嗜好的興趣降低。			
3. 重複相同問題、故事和陳述。			
4. 在學習如何使用工具、設備和小器具上有困難。例如：電視、音響、冷氣機、洗衣機、熱水爐（器）、微波爐、遙控器。			
5. 忘記正確的月份和年份。			
6. 處理複雜的財務上有困難。例如：個人或家庭的收支平衡、所得稅、繳費單。			
7. 記住約會的時間有困難。			
8. 有持續的思考和記憶方面的問題。			

AD8總得分	計分標準：是＝1分，不是＝0分，不知道＝不計分 若總分大於或等於2分，建議由專業醫師做進一步評估

資料來源：1. 楊淵韓、李明濱、劉景寬，極早期阿茲海默氏失智症之篩檢，台灣醫界，2009; 52(9): 442-44。
2.台灣失智症協會網站
3. Yang YH, Galvin JE, Morris JC, et al. Application of AD8 questionnaire to screen very mild dementia in Taiwanese. Am J Alzheimers Dis Other Demen. 2011 Mar ; 26(2): 134-8.

失智症如何確診？

失智症不是正常的老化，所以必須對疑似患有失智症的人進行「智能狀態測驗」，內容大都是「這裡是哪裡？」之類的問題，如果受試者答不出來，就會對日常生活產生不良影響。以下一頁的智能檢測來說，如果所有問題都能順利答出，就不是失智症，可以儘管放心。但如果得分在及格分數以下，就有可能是失智症，必須去專門的醫院接受檢查。

病史、身體檢查、神經檢查及認知功能測驗

而用來確定病患是否有失智症以及失智的嚴重程度，並且排除憂鬱症、瞻妄、藥物及身體疾病等因素。最常見的認知功能檢查為簡易智能狀態測驗（MMSE，Mini-Mental State Examination）及臨床失智評分量表（CDR，Clinical Dementia Rating）。

●簡易智能狀態測驗（MMSE）

由Folstein等人於1975年發表*，內容包括七大項：定向力、訊息登錄能力、注意力與計算力、短期回憶能力、語言理解、空間概念與操作能力。MMSE給分標準受教育程度的影響，國中以上教育程度若得分25分以下為不及格，國小教育程度得分21分以下為不及格，未受教育者得分16分以下為不及格。

●臨床失智評分量表（CDR）

由Morris等人於1993年發表，是根據家屬提供病患的記憶力、定向感、解決問題的能力、社區活動能力、家居和嗜好、以及自我照料等六項來評量患者嚴重度的量表。CDR≧1分代表有失智之症狀傾向。

實驗室檢查

用來確定是何種疾病造成失智的症狀，才能對症下藥。必要常規檢查有血液常規、生化檢查（肝腎功能）、維他命B_{12}濃度、葉酸濃度、甲狀腺功能、梅毒血清檢查、腦波檢查及腦部電腦斷層或磁振造影檢查等。

簡易智能狀態測驗（MMSE量表）

問題	答案	得分
定向力（共10分）（每答對一題給一分）		
1. 今年是哪一年？		
2. 現在是什麼季節？		
3. 今天是幾號？		
4. 今天是禮拜幾？		
5. 現在是哪一個月份？		
6. 我們現在是在哪一個縣、市？		
7. 這棟樓房／建築是做什麼用的？用途是什麼？		
8. 這間醫院（診所）的名稱？		
9. 現在我們是在幾樓？		
10. 這裡是哪一科？		
訊息登錄能力（共3分）		
11.給予三樣不相關的物品名稱（如： 火車、蘋果、手錶），要求個案將三樣名稱唸出（每說出一樣名稱即給一分，未能答對三樣給零分，受評者若無法學會三樣東西名稱，請記錄無法測試）		
注意力與計算力（共5分）		
12. 100 – 7 – 7 – 7 – 7 – 7 （算錯一次扣一分）		
短期回憶（共3分）		
13. 請個案回想之前所給予的三樣物品名稱		
語言理解、空間概念、操作能力（共9分）		
14. 命名：拿實物請個案命名，如剪刀及原子筆（共2分）		
15. 複誦：請受評者跟著評估者唸出「知足天地寬」（完整唸出給一分 ）		
16. 閱讀：評估者在紙上寫下「請閉上眼睛」，將紙拿給個案，請其唸出並做出動作（共1分）		
17. 口令動作：「請用你的右手拿這張紙，將紙對摺，並放在地上」（每對一個步驟給一分，共3分）		
18. 書寫：給個案一張紙，並在紙上寫一句語意完整的句子（含主詞、動詞且語意完整的句子，能寫下完整的句子給一分）		
19. 複製：（個案能夠完整描繪給一分） 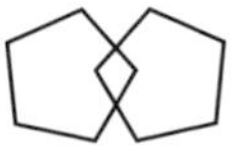		
總分（30分）		

* Folstein MF, Folstein SE, McHugh PR. "Mini-mental state". A practical method for grading the cognitive state of patients for the clinician. J Psychiatr Res. 1975; 12:189–198.

** Morris, J.C.(1993). The clinical dementia rating(CDR): Current version and scoring rules. Neurology, 43(11), 2412-14.

	社區活動能力	家居嗜好	自我照顧	小項 計分
	· 和平常一樣能獨立處理有關工作、購物、業務、財務及社團的事務	· 家庭生活，嗜好及知性興趣都維持良好	· 能完全自我照顧	
	· 對上述活動稍有障礙	· 對上述活動稍有障礙	· 還能夠自我照顧	
	· 雖參與上述活動但無法獨立行之，偶而仍有正常表現	· 居家生活出現輕度之障礙 · 放棄較複雜之嗜好及興趣	· 需旁人提醒	
	· 無法獨立勝任家庭外的事務，但外表看起來正常	· 只有簡單 的家事還能做 · 侷限的興趣勉強維持	· 在穿衣、個人衛生及個人其他功能上需要協助	
	· 無法獨立勝任家庭外的事務，且外表看起來即有病態	· 在家中已無顯著功能	· 經常大小便失禁，需仰賴他人協助	

資料來源：

1. 衛生福利部-失智症診療手冊
2. Lin KN,Liu HC(2003). Clinical Dementia Rating (CDR), Chinese Version. Acta Neurologica Taiwanica; 12(3): 15因-165.

臨床失智評分量表（CDR）之分期

	記憶力	定向感	解決問題能力	
無（0）	·無記憶喪失 ·偶爾會遺忘	·完全能定向	·能將日常問題（包括財務及商業性的事務）處理得很好	
可疑（0.5）	·輕微的遺忘 ·對事件片段回憶 ·良性的遺忘	·除了對時間順序稍有困難外，其餘均正常	·對處理問題及分析事務之異同時稍有困難	
輕度（1）	·中度記憶減退 ·對最近的事物常遺忘 ·影響日常生活	·中等程度時間順序有困難 ·對人、地定向力正常 ·有時會找不到路	·對處理問題及分析事務之異同有中度困難 ·社會價值的判斷力還能維持	
中度（2）	·嚴重記憶力減退 ·只記得很熟的事物 ·無法記得新事物	·對時、地定向力經常有困難	·對處理問題及分析事務之異同有嚴重困難 ·社會價值的判斷力已受影響	
嚴重（3）	·嚴重記憶力減退 ·只有片段記憶	·只有人的定向力正常	·無法判斷或解決問題	
深度（4）	·說話經常令人無法理解或毫無關聯，無法理解指令或遵照簡單指示；偶爾認得配偶或照顧者 ·吃飯只會用手指頭，不太會用餐具，且須人幫忙 ·大小便經常失禁 ·大部份時間無法行動，通常必須要坐輪椅；在扶助下可走幾步，甚少外出；常有無目的的動作			
末期（5）	·說話無法理解或沒有反應；無法辨認家人 ·大小便失禁 ·需人餵食，可能會有吞嚥困難而需使用鼻管餵食 ·臥床、無法坐立、站立、全身關節攣縮			
小項計分				

A. 臨床失智評估量表第三級以上之失智症認定標準雖然還沒有訂出來。
因此面對嚴重的失智障礙程度時，可以參考深度(4) 及末期(5) 之規則。

B. 如於兩格中無法決定選那一格，請圈選嚴重者。

失智症有哪些類型？

目前失智症類型有：阿茲海默症、路易氏體、額顳葉型失智症、血管型失智症

●阿茲海默症（Alzheimer's disease）

最常見的失智症就是阿茲海默症，1906年由德國阿茲海默醫師（Alois Alzheimer）發現，並由此得名。當時阿茲海默醫師觀察一位51歲居住在法蘭克福的患者（Auguste Deter）所出現的失智病徵。並在該患者去世後，對其腦部做解剖，進一步瞭解這種疾病的特徵。

阿茲海默症的患者，其腦中掌管記憶的海馬迴等部位會萎縮。因為患者腦中有一種叫做「β類澱粉蛋白」的蛋白質會妨礙大腦神經細胞的運作，進而產生各式各樣的病理變化。嚴格來說，應該是β類澱粉蛋白的前一個階段的物質才是「主因」，就是這個物質的作用破壞了神經細胞。因為β類澱粉蛋白原本會透過代謝排出大腦，但卻因為某些原因使得β類澱粉蛋白在腦中大量沉積，導致引發失智症。

早期病徵患者會想不起來稍早之前發生的事，因而一再重複同樣的話、忘記東西放在哪裡，或是一直把同樣的東西買回家。如果患者

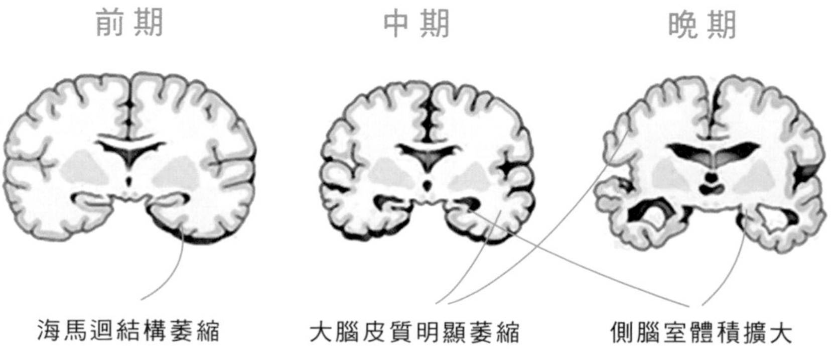

阿茲海默症的腦部組織病理變化：

前期主要是海馬迴結構萎縮，中晚期除了海馬迴萎縮外，還包含大腦皮質萎縮如明顯的腦溝增寬、腦迴變窄以及腦室（Ventricles）擴大現象。

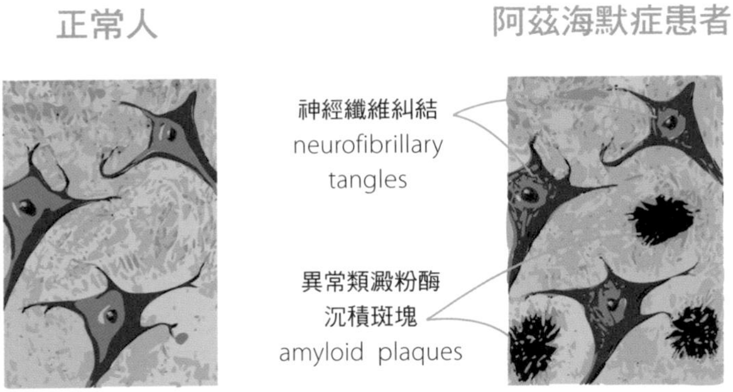

正常腦細胞和阿茲海默症腦細胞，可以發現阿茲海默症患者腦內神經細胞間的異常類澱粉酶沉積斑塊（amyloid plaques），及神經細胞內的神經纖維糾結（neurofibrillary tangles）。

開始編造故事，或是誤以為東西被別人偷走，很有可能是腦部為了彌補健忘而發生的錯誤運作。忘東忘西的情況更嚴重時，甚至連才剛吃過飯的事也忘得一乾二淨。

發病期短則兩、三年，長則五至十年，障礙達到中等程度時，多半會忘記關瓦斯爐或水龍頭，因此需要人看護。接著會逐漸無法辨識時間，不知道今天是何月何日，不知道自己位於何方迷路，或試圖返回舊居在路上徘徊的情況也會變多。此外，也有可能經常出現幻覺，看到不存在的東西，或是產生妄想，以為有非現實的事情發生，甚至大喊大叫，讓家人非常困擾。

到了發病三、五年，甚至十多年後期，會有更多神經細胞死亡，身體機能也會大為衰退，吃飯和排泄都必須倚賴看護照料，最後也只能躺在床上，連家人都不認識，並且失去說話的能力，無法進行有意義的交談。

由於長期臥床，體力低落，免疫力也變差，對許多疾病也都會缺乏抵抗力。所以從發病到死亡的時間，短則四、五年，長則十幾年，平均大約是八年。

除了記憶力衰退外，對時間、地點、人物及周遭狀況感到混淆，屬於不可逆性的神經退化性疾病。醫生藉由腦部影像檢查（電腦斷層或核磁共振）判斷，初期的阿茲海默症以侵犯海馬迴為主，美國前總統雷根、諾貝爾物理獎得主高錕都是罹患這種病症。

晚期阿茲海默症的腦部組織病理變化包含明顯的腦溝增寬、腦迴變窄、腦室擴大、腦皮質萎縮及大腦白質萎縮。顯微鏡下觀察到的細胞組織病理變化可發現存在老年斑，是神經細胞間的異常類澱粉酶沉積斑塊（amyloid plaques），及神經細胞內的神經纖維糾結（neurofibrillary tangles）。如果同時出現這些特徵，就可以確定診斷為阿茲海默症。

● 血管型失智症

（Vascular dementia）

占所有失智症患者第二位，**這類失智症起因於腦部血液循環障礙**。通常是因為腦部血管損傷或腦中風（腦梗塞或腦出血、蜘蛛膜下腔出血）的後遺症所致，不管是哪一種原因造成，一旦大腦中掌管智能活動的部位受到損害，就有可能引發血管型失智症。

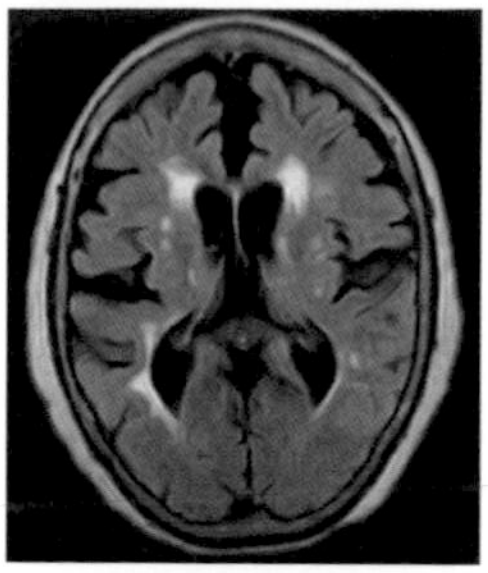

血管型失智症患者腦部核磁共振影像，可以看到在大腦組織裡面白色的部分為腦血管堵塞後腦細胞壞死所呈現的區域，此區域越大病患臨床症狀會越嚴重。

而之所以被稱為血管型失智症。通常以三高（高血壓、糖尿病、高血脂）患者血管出現阻塞狀況或者因為腦出血導致腦部細胞缺氧，造成腦部組織多處受損，所產生的情況。患者可能因為沒有明顯中風症狀而沒有察覺，但**長期累積下來的多次小中風所造成的腦細胞損傷，就很容易導致血管型的失智症**，其症狀特徵會出現步行或言語方面的障礙，或沒什麼幹勁，變得沒精神或對事物漠不關心等。

前英國首相柴契爾夫人在經歷多次小中風後逐漸出現失智的現象，就是屬於這一類型的失智症。

● 路易氏體失智症

所謂的「路易氏體」指的是出現在帕金森氏症或路易氏體失智症患者的大腦神經細胞中的「斑點」。這個名字是由發現路易氏體的一位德國精神學家斐特列路易（一八八五～一九五〇年），以他的名字命名的。

如果是先出現手腳僵硬等帕金森氏症症狀後才罹患失智症的話，那就很容易被診斷出來。但是通常在出現帕金森氏症症狀前，要想正確診斷出路易氏體失智症很難。

它的病因是異常的蛋白質-路易氏體（Lewy body）沉積於腦部的某些區域，導致注意力下降以及認知功能減退等現象。

病患在早期就可能會出現帕金森氏症的動作特徵，如動作遲緩、四肢肢體僵硬、靜止性顫抖、步態

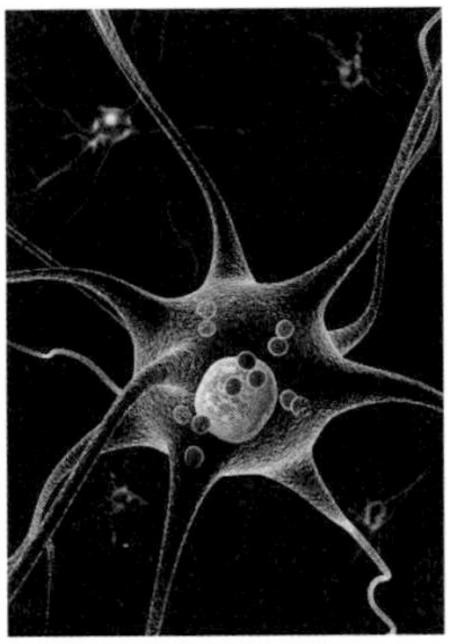

神經細胞內的路易氏體（Lewy body）

不穩等症狀，病患常會因此反覆跌倒受傷；也會出現情緒上的亢奮或低落，或情緒不穩定的症狀。一般來說，失智症患者對事物會出現全面性的不感興趣或是變得沒有精神，但**路易氏體失智症患者在一天之中情緒會不斷地變化，會有時而亢奮，時而無精打采的現象**。情緒亢奮時，有時也會對周遭的人產生攻擊性。

其次會有視幻覺，「幻視」的症狀，比如看到不存在的人、天花板上有蟲在爬等，病人通常可以明確且詳細地描述視幻覺的內容，**平均好發年齡七十歲以後**。著名的好萊塢明星羅賓威廉斯即罹患此症。

● 額顳葉型失智症

此型的腦部障礙以侵犯額葉及顳葉為主，額葉掌管人的思考、情緒及個性，如果患者的額葉區退化，**可能造成人格變化而做出不合常理的行為舉止**。所以額顳葉型失智症患者的家人或職場的同事們會先察覺到患者的異狀。**例如，原本很溫柔的人行為突然變得粗暴**，或是原本會顧慮周遭狀況的人開始會做一些我行我素的行為。也有一些個性**原本是一板一眼的人會慢慢地開始變得散漫**。

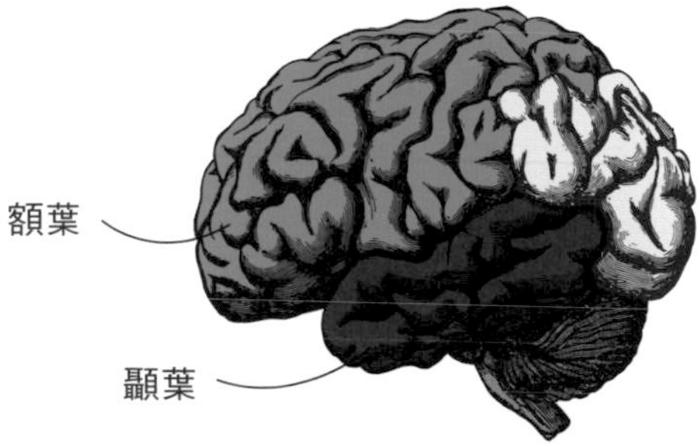

大腦額葉與顳葉區域圖

另外，顳葉是大腦的語言中樞，如果患者的顳葉區退化，早期出現的症狀大多跟語言的表達有關（像是會出現表達困難、命名困難等情況），這類病患**記憶力較不受影響，而是以其他認知功能障礙及精神症狀為主，會變得容易被詐騙**，像是相信了廣告信件的內容跑去匯款，或答應對方購買昂貴的商品等。**平均好發年齡五十歲以後**，比阿茲海默症早，而且早期較難被周遭的人發現。

失智症的藥物治療有哪些？

針對失智症的藥物目前雖然尚未發展出可完全治癒的藥物，但能使患者的臨床症狀減輕或延緩疾病的進行，希望透過治療可以增進病患的生活品質，減輕家庭照顧者的身心壓力與負擔。

通常失智症患者只要出現身體不適或生活環境上有變化等，就容易導致精神亢奮，開始來回徘徊行走，或出現言語暴力、拒絕接受看護等行為。如果無法透過調整環境或藉由看護、照顧的方式使患者的症狀鎮定下來的話，就需要藉助藥物治療的力量了。

阿茲海默症

阿茲海默症的藥物目前有四種，其中一種是提升乙醯膽鹼含量的藥物。乙醯膽鹼是一種只要運動就會在體內大量分泌的物質；而另一種則是保護神經細胞，讓神經細胞不會損壞的藥物。

目前推測這幾種藥物都可以稍微減緩失智症的症狀，並可以將症狀的進展速度往後延緩好幾年。

● 乙醯膽鹼酶抑制劑（Acetyl-cholinesterase inhibitor）

乙醯膽鹼是對學習與記憶很重要的一種神經傳導物質，這種化學物質在患者大腦中的濃度會隨著老化而逐漸降低，所以乙醯膽鹼酶抑制劑的主要作用是增加乙醯膽鹼的含量來延緩其濃度降低的速度，並且可以穩定患者的記憶、情緒及思考能力，除此之外，也可改善患者的失序行為。目前市面上常見的乙醯膽鹼酶抑制劑有愛憶欣（Aricept）、憶思能（Exelon）、利憶靈（Reminyl），以上藥物對輕度及中度阿茲海默症較為有效。

● 抗精神病藥物

通常在失智症患者會出現幻覺、妄想、躁動及攻擊行為等症狀時，才會考慮給予。常使用的藥物如：首利安（Solian）、安立復（Abilify）、思樂康（Seroquel）、理思必妥（Risperdal）等。但使用這類藥物有可能會有嗜睡、低血壓、顫抖、四肢僵硬等類帕金森氏症的症狀發生，須注意避免跌倒等情形發生。

● 抗憂鬱劑

當失智症患者出現憂鬱或是失眠等症狀時，常會使用，如百憂解（Prozac）、速悅（Efexor）、樂福得（Zoloft）、美舒鬱（Mesyrel）等藥物。其常見的副作用為噁心、眩暈等。

● NMDA受體拮抗劑（NMDA antagonist）

麩醯胺酸是一種神經傳導物質，在神經細胞之間傳送訊息。在傳達會讓神經興奮的訊息等情況中，麩醯胺酸是由神經細胞釋出，與位於其他神經細胞表面，稱為NMDA（N-Methyl-D-Aspartate）受體的蛋白質結合。這時NMDA蛋白質的中間會膨脹，讓鈣（鈣離子Ca2+）通過，進入神經細胞。通常因刺激而產生的神經訊息會在這時傳送出去，但當進入神經細胞的鈣太多時，神經細胞就會死亡。

在阿茲海默症的臨床症狀與中樞神經系統的NMDA（N-methyl-D-aspartate）接受體持續受到glutamate的刺激有關，而memantine 是屬於非競爭性NMDA接受體的拮抗劑。

所以如果搶在麩醯胺酸之前與NMDA蛋白質結合，由於範圍窄小，即使有神經受到刺激而釋出訊息，麩醯胺酸也無法與其他神經細胞表面上的NMDA蛋白質結合，多餘的鈣也就無法進入神經細胞。如此可以預防神經細胞死亡，抑制過度的興奮，避免症狀惡化。

而這類的常用藥物有憶必佳（Ebixa）、威智（Witgen）、滅擾（manotin），以上藥物對中重度阿茲海默症較為有效。

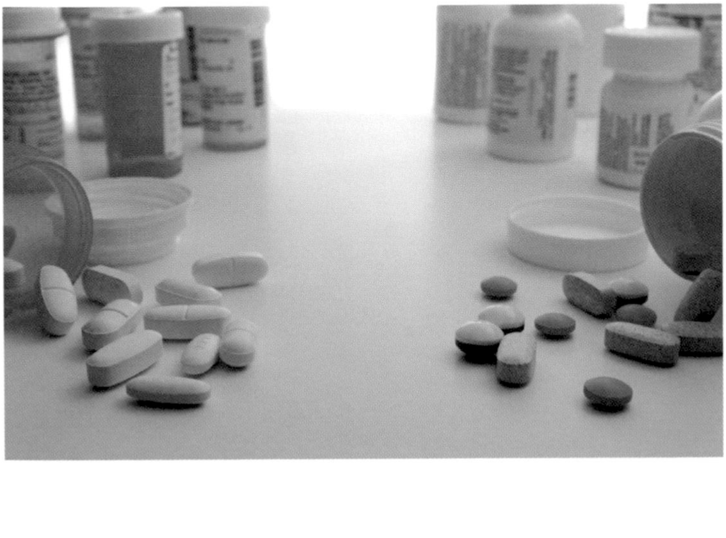

血管型失智症

血管型失智症的病程不會像阿茲海默症那樣緩慢進行，而是隨著一次次的腦中風逐步惡化。

所以血管型失智症藥物治療，**主要是針對血管危險因子進行控制**，如高血壓、糖尿病、高血脂及抗血栓治療，預防中風的發生，只要能將三高妥切的預防與治療，就能避免大腦進一步受損。

血管型失智症是因為腦血管阻塞或破裂，無法獲得氧氣或營養的神經細胞死亡所致。若要避免症狀惡化，就必須防止血管障礙復發。這也是治療藥物的關鍵目的。

● 腦血管出血時

因腦血管破裂而罹患失智症的人，必須防止血管再度破裂。此時最重要的是避免血壓升高，因此必須採取飲食和運動療法，養成不會升高血壓的生活習慣。

如果光靠飲食和運動還不夠，就必須用降血壓藥來增加下降的幅度。降血壓藥有許多種，作用都不同，必須依病患是否有其他疾病，或正在使用哪些藥物來決定，因此選擇時要先與醫療院所充分討論。

● 腦血管堵塞時

腦血管障礙約有八成是源自於血管阻塞造成的腦梗塞。而腦血管阻塞的原因主要有三種，第一種是高血壓傷害到細小的血管，脂肪在裡面累積造成血管阻塞；第二種是血管內有膽固醇等形成的脂肪塊，血小板也跟著在此處凝結，第三種是在心臟內形成的血塊流到腦部造成血管阻塞。原因不同，使用的藥物就不一樣。

● 預防血管型失智症復發的重點

只要不再因為腦血管阻塞或破裂而造成腦中風（腦血管障礙），血管型失智症就不會惡化，所以從某方面來說還算幸運。

無論如何，都要先分清楚原因是腦血管出血還是阻塞。如果原因是腦血管出血，就必須設法降血壓。首先要減少攝取鹽分，多吃蔬菜水果，並適度活動身體。如果血壓還是降不下來，就要請醫師或藥劑師協助，用降血壓藥來降低血壓。

如果是腦血管阻塞，就要了解是高血壓造成細小血管阻塞，還是腦血管中的血小板凝結造成阻塞，亦或是心臟產生的血塊使腦血管阻塞，然後依情況服用適當的藥物，預防再度發生腦中風。

若根本原因是動脈硬化，就必須改變生活習慣，避免動脈繼續硬化。**血壓一定要降低**，香菸一定要戒除。有糖尿病或脂質異常症的人也必須治療。

路易氏體失智症

健康的腦袋中有好共核蛋白可以預防壞共核蛋白之凝結，但患有帕金森氏症時，壞的共核蛋白會基於不明原因而凝結，並於腦部中央稱為「黑質」的神經細胞中結塊產生路易小體。

在帕金森氏症患者的腦部，路易小體主要位於「黑質」神經細胞中，但如果大腦皮質出現很多路易小體，那即代表患者是罹患路易小體失智症。

因為大腦皮質與記憶、認知等功能有關，當大腦皮質的神經細胞產生路易小體，神經細胞因此死亡時，這些功能自然就會跟著衰退。

一旦黑質的神經細胞出現塊狀路易小體，神經細胞就會死亡。黑質的神經細胞會製造神經傳導物質「多巴胺」，是一種運動身體的指令。當該處的神經細胞死亡時，多巴胺就會分泌不足，使活動身體的發令系統發生故障，而出現手腳顫抖、肌肉僵硬、動作緩慢、無法保持平衡等症狀。

目前治療方式著重在症狀的緩解，可使用多巴胺藥物來改善帕金森症狀和使用乙醯膽鹼酶抑制劑來改善認知功能及精神症狀。

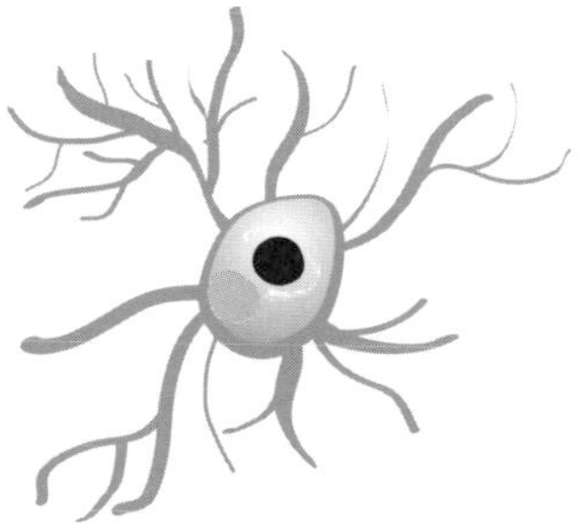

神經細胞內的路易氏體
（Lewy body）

額顳葉型失智症

額顳葉型失智症在初期，通常不會出現明顯的定向力障礙，也就是不太會有記憶障礙的問題，或對日期和時間、場所的感覺不太會變得模糊。但是，有時候也是會有患者出現明顯的定向力障礙，在這種情況下，因為症狀會變得跟阿茲海默症很像，所以就沒辦法正確地分辨這兩種失智症。

目前並無有效控制額顳葉型失智症的藥物，唯可針對其精神行為症狀採用抗憂鬱劑或抗精神病藥物來治療。

其他因素導致之失智症

只要找出病因給予正確治療，將有助於此症狀的改善。

失智症狀有辦法挽救嗎？

在一般人的觀念裡，記憶力衰退是老年人的專利，但事實證明，年輕人有記憶方面的問題也不少。這不外乎是因為現代人要記的事情太多，訊息來源也又多又雜，很容易出現記憶疲勞的狀況，再加上一些器質性的原因，例如，糖尿病、高血壓、腫瘤、甲狀腺機能低下、酒精中毒等，都有可能加速記憶力的衰退，產生失智症的現象。

若是已經出現記憶力退化的現象，也不是完全不可挽救，在醫療上，有兩個治療方向，可以提供給大家參考：

找出器質性的病因並加以治療

若是因為疾病造成的，最好要及早找醫師控制或治療，這樣可以避免影響到腦部。我們診斷失智症首先要排除掉一些內科的疾病所引起的一些記憶障礙。

如缺乏維生素B12及葉酸、神經性梅毒、甲狀腺功能低下等疾病，只要給予治療就能改善記憶功能。另外，像水腦引起的失智症狀可藉由外科手術的方式植入腦室腹腔引流管（Ventriculoperitoneal shunt）來改善失智的症狀。

● 常壓性水腦症

常壓性水腦症是年紀大的病患因為腦脊髓液的吸收受到阻礙，使其不正常地堆積於腦部，造成腦神經組織的損傷。症狀包括有記憶力變差、個性改變、步態不穩、大小便失禁等。這些症狀常常容易被家人誤以為是罹患老年失智症，而僅在診所拿些腦循環藥物服用，若沒有尋求較積極的檢查與治療，會導致症狀日趨嚴重。

● 甲狀腺功能低下

甲狀腺功能低下也是造成失智症的原因之一，主要是指甲狀腺沒有辦法產生足夠的甲狀腺激素，因而造成身體代謝速度變慢，常見症狀如記憶力下降、體重增加、體溫降低、心跳變慢、眼眶浮腫等，若發生在年長者，也容易被認為是失智症。

● 缺乏維生素B12及葉酸

長期吃素的人很容易缺乏維生素B12及葉酸，導致血漿中同型半胱胺酸（Homocysteine）的濃度增加*，使罹患心血管及腦部疾病的風險提高，因此若能適時補充維生素B12及葉酸即可降低風險。

● 神經性梅毒

神經性梅毒是指感染梅毒螺旋體的患者在未接受治療的情形之下，梅毒螺旋體逐漸侵犯到患者的中樞或周邊神經系統，導致一連串神經學上的症狀。如患者的運動功能、認知功能可能會受到影響，有些患者也會有類似失智的表現，這種治療就要以抗生素（盤尼西林）為主。

改善腦部血流量 增加腦部含氧量

三高的患者容易造成血管狹窄或堵塞，也是血管型失智症的高危險群。因此除了藥物控制好血壓、血糖與血脂之外，定期的血管檢查也是必要的預防措施。

常見的檢查有包括**頸動脈超音波**（Neck carotid ultrasound）以及可以偵測腦內血管是否有狹窄的腦部核磁共振血管攝影（Brain magnetic resonance angiography）。

若發現有明顯的狹窄，經醫師評估後，**可以安排做顱外或顱內的血管支架以預防腦中風**。若狹窄的程度輕微，一般醫師都會開一些腦循環促進劑（Cerebral circulation agents），可以讓腦部的循環順暢，像是銀杏（Ginkgo）、腦寶（Piracetam）及循能泰（Pentoxifylline）。若病患腦血管狹窄的程度較嚴重或是從前有過腦梗塞的情形，除了做血管支架外，醫師也會開立一般俗稱**「通血路」**的藥物，**其實就是抗血小板藥物或是抗凝血劑，也就是大家所熟知的阿斯匹靈**（Aspirin）、保栓通（Plavix）、可邁丁（Coumadin）、普栓達（Pradaxa）、艾必克（Eliquis）等藥品。

以上的敘述都是對已經罹患失智症或腦力正在退化的藥物治療討論，但預防重於治療才是聰明的我們應該做的事。

*Manolescu BN, Oprea E, Farcasanu IC, et al. Homocysteine and vitamin therapy in stroke prevention and treatment: a review Acta Biochim Pol. 2010; 57(4): 467-77.

那些習慣容易導致記憶力衰退？

除了年齡會造成腦力退化外，現今繁忙的生活，以及不良的生活習慣，例如過度的使用手機、不吃早餐、睡眠不足、酗酒抽菸等，都會一點一滴的耗損我們的腦力。

以下為大家整理幾項危害大腦的重要因素：

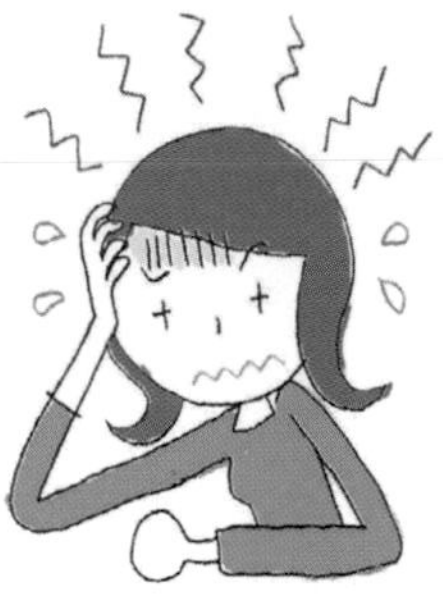

● 長期處在高壓的環境中

有很多研究報告指出，長時間處在高壓力的環境中，不但會造成自律神經失調，還有可能造成壓力性肥胖，甚至還會讓人的心理和情緒失衡，嚴重影響身體的健康。

然而，壓力不僅傷身、傷心，更會影響我們的判斷力和記憶力。

有實驗結果指出，適當的壓力可以增強腦部的運作，但若是長期性的壓力過大超過自己所能負荷，壓力荷爾蒙（皮質醇）過度分泌就會造成大腦前額葉皮質區突觸部位的萎縮、受損，破壞學習等短期記憶功能*。

● 一成不變、枯燥乏味的生活

「要及早規劃退休生活。」「活到老要學到老。」……相信大家一定都聽過類似這樣的說法。這是為什麼呢？

舉幾個簡單的例子來說吧。當一間房子住了很多年之後，我們就會習慣活動的動線，廚房在哪？廁所在哪？房間在哪？若我們的東西也都放在固定的地方，在這間房子裡的所有活動，就完全不需要「刻意的思考」，也就是不需要動腦，就像中國的俗諺：「老狗變不出新把戲」一樣，如果我們每天重複一成不變的事情，不嘗試做些改變，也不想學習或吸收新的知識，甚至也不願意和人群接觸，那麼，久而久之，我們的大腦就會呈現停滯的狀態了。

生活環境若長期缺乏挑戰或刺激，每天重複枯燥乏味的生活，大腦的刺激相對減少，長期下來對記憶和智力的發展都會有很大的影響，因此若能終身學習建立人際圈，對年長的長輩將會有更健康的身心靈。

吸菸酗酒的不良習慣

我們耳熟能詳的「吸菸和酗酒有礙身體健康」，除了有礙健康外對腦力和記憶也是有傷害性的。

吸菸和吸二手菸都一樣，會損害我們的大腦，尤其會妨礙海馬迴的神經新生，影響大腦處理和傳遞訊息的能力，進而增加罹患阿茲海默症的機會**。香菸內含有大量的有毒物質，肺部吸入後會經血液進入腦部，損害腦部組織；同時吸菸也會減少血液中的含氧量，氧氣濃度的減少會降低海馬迴的能量供應。因此，不論二手菸或一手菸，只要有毒物質被肺部吸入，對腦部都會造成不同程度的損害。

而酗酒的傷害性更是嚴重，因為大量的酒精經由血液進入腦部，會刺激神經細胞產生亢奮反應，中樞神經系統長期受到酒精的刺激，思考力、判斷力和記憶力都會明顯的下降。根據法國的一篇研究報告指出，長期酗酒是所有類型失智症的重大風險因子，長期酗酒的人會比正常人多出三倍罹患失智症的風險，尤其容易引發在六十五歲前發病的早發性失智症***。

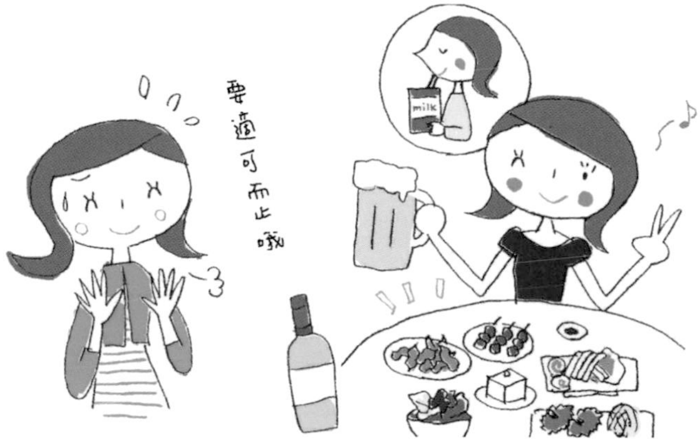

不當的飲食習慣

吃對的食物能提升我們的腦力，相反的吃錯了食物或長期不當的飲食習慣，對腦力也是有害的。

什麼是有害腦力的不當飲食習慣呢？台灣飲食的西化速食盛行，漢堡、薯條、炸雞等高脂肪、高熱量的食物，會影響大腦中負責短期記憶力的海馬迴，讓學習和記憶能力變差；而三步一家的手搖飲料店更讓人隨時來一杯，含糖分高的麵包蛋糕，不但對心腦血管的健康有損，同時，血糖的波動也會間接影響記憶和思考能力。

而醃製品中含有許多的硝酸鹽以及香腸製品中含有的亞硝酸鹽皆含有許多神經毒素也是導致記憶障礙的原因之一。

想要擁有好的腦力，培養良好的飲食習慣，吃正確的食物是絕對必要的，我們也會在後續的章節介紹適合的飲食內容來給讀者參考，若是有偏食習慣，因為不能攝取身體足夠的營養成分，更會令腦神經訊號傳遞減慢，大大影響記憶力。

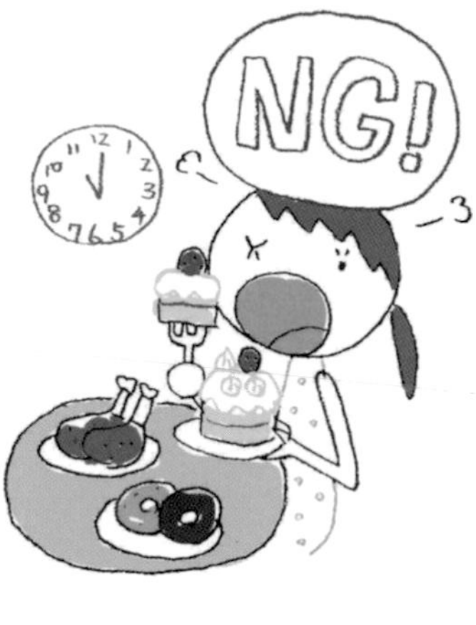

● 沒有固定運動習慣與過重

要活就要動，運動可以讓我們的腦筋靈活，想要大腦活絡，擁有好的記憶力，讓失智症遠離我們，所以運動這件事千萬不能偷懶。

運動可以刺激海馬迴的成長，改善腦部其他功能，降低阿茲海默症的失智風險****。適度的運動還可以降低血壓與膽固醇，避免因高血壓與高膽固醇導致腦內血管堵塞，進而降低血管型失智症的風險。

體重過重的人由於體內脂肪比例過高，導致新陳代謝變得緩慢，血糖、血壓相對都不是很穩定，體內的內分泌系統受到干擾，間接影響腦部，使我們的大腦無法如常的運作，所以一個兩全其美的方法就是運動。

● 疾病問題

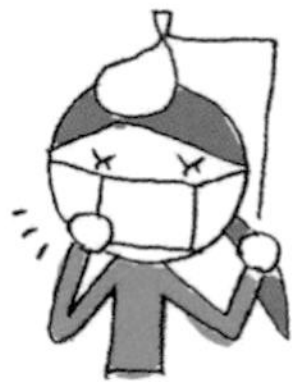

身體一旦有疾病，記憶力和腦力或多或少也會受到影響。

相信很多人有這樣的經驗，明明只是一個小小的感冒，卻常常會讓我們覺得沒精神、無法思考、記憶力減退，而經常感冒的人，還有可能有記憶力受損、中風和心臟病發作的風險，因此，若是身體上有任何疾病，最好還是及早接受治療，才不會影響我們的腦力。

此外，像是憂鬱和焦慮也會擾亂檢索記憶的神經迴路，嚴重的憂鬱症更會帶來同樣嚴重的記憶喪失；而聽力退化則會影響大腦判讀收到的訊息，容易產生誤解，容易讓大腦的認知功能退化。

● 錯誤的用藥習慣

只要是藥物，或多或少就會有一些副作用，但是，如果身體有疾病，還是必須遵照醫囑來服用藥物，千萬不能因為藥物有副作用，就自行停用，這樣反而會讓疾病更嚴重，當然，最重要的是不要自行購買藥物來服用，以免傷身傷腦。

常見容易影響腦力記憶的藥物有抗焦慮症藥物、三環類抗憂鬱藥物、抗癲癇藥物、麻醉性的止痛藥、尿失禁藥、安眠藥，甚至抗組織胺藥物等，倘若讀者們現在有人在服用這類藥物，且覺得自己的記憶力比服藥前退化，可以和開立藥物的醫師討論，共同找出解決的方式。

●長期處於睡眠不足

睡眠一直是身體修復機制中，很重要的一環，缺乏足夠的休息和睡眠，腦內的膠淋巴系統（glymphatic system）無法正常運作，此系統可幫助大腦排出毒素與廢物，當睡眠品質差時，腦內的代謝廢物無法正常排出，這些有毒的物質堆積導致神經退化造成腦損傷，嚴重的影響記憶力、注意力和思考力*****。

腦細胞有一個特點，它並不像我們的皮膚細胞或是肝細胞有再生的功能，所以當腦細胞死亡後便難以再生，然而，若是腦細胞大量減少，想當然我們的記憶力、專注力和決斷力都會明顯下降，因此為了不要讓我們的腦細胞提早凋亡，維持正常的睡眠、學習適當的舒壓、養成規律的運動習慣，以及攝取正確且足夠的營養，才是防止腦部提早退化的最佳良方。

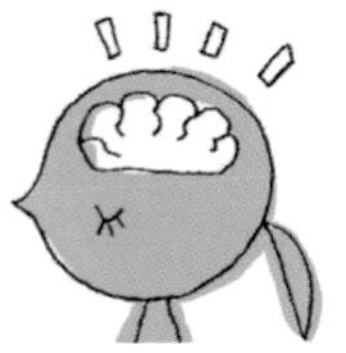

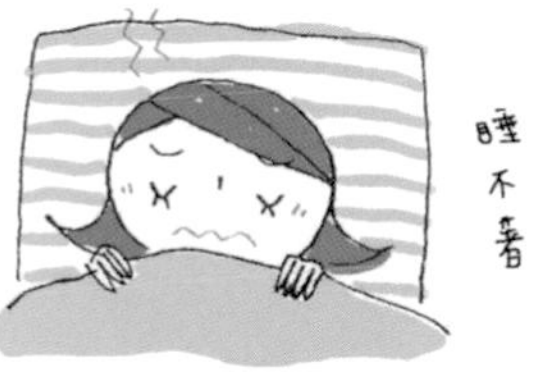

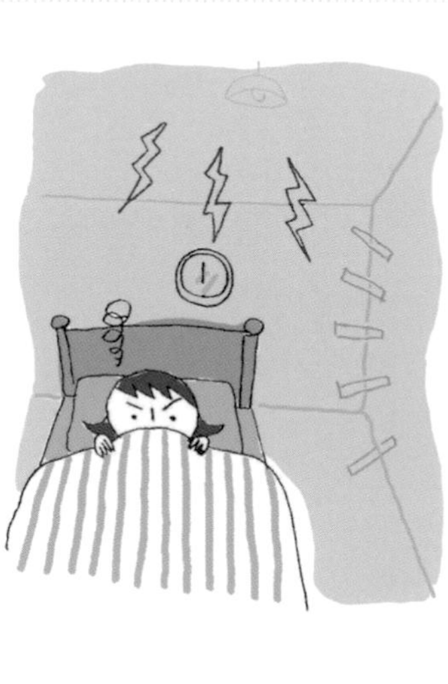

參考資料：
*Anderson RM, Birnie AK, Koblesky NK, et al. Adrenocortical status predicts the degree of age-related deficits in prefrontal structural plasticity and working memory. The Journal of Neuroscience, June 18, 2014; 34(25): 8387–8397.
**Zhong G, Wang Y, Zhang Y, et al. Smoking is associated with an increased risk of dementia: a meta-analysis of prospective cohort studies with investigation of potential effect modifiers. PLoS One. 2015; 10(4): e0126169.
***Schwarzinger M, Pollock BG, Hasan OSM, et al. Contribution of alcohol use disorders to the burden of dementia in France 2008-13: a nationwide retrospective cohort study. Lancet Public Health. 2018 Mar; 3(3):e124-e132.
****Erickson KI, Voss MW, Prakash RS, et al. Exercise training increases size of hippocampus and improves memory. Proc Natl Acad Sci U S A. 2011 Feb 15; 108(7): 3017-22.
*****Jessen NA, Munk AS, Lundgaard I, et al. The Glymphatic System: A Beginner's Guide. Neurochem Res. 2015 Dec; 40(12): 2583-99.

如何預防失智症？

要防治某種疾病時，就要先了解該病的原因或徵兆。

失智症有兩個原因，一個是腦中產生會凝結成塊的特殊蛋白質，造成神經細胞死亡，而引發阿茲海默症、帕金森氏症。另一個是腦血管被膽固醇等脂肪阻塞，營養和氧氣無法充分送達，造成神經細胞死亡，而引發血管型失智症。

所以預防失智症就要針對這兩種原因來防範。

● 預防阿茲海默症

根據前面的各種研究說明，我們知道有七成失智症是阿茲海默症，且目前尚無藥物根治阿茲海默症，只能設法預防。而保護血管就能預防阿茲海默症，其作法就和預防動脈硬化一樣，保持血管強健、有彈性。

因此，要預防阿茲海默症就必須要有頻繁的精神性活動，促進血液循環，並攝取足夠的蔬菜、水果和魚肉，減少食用紅肉，維持血管健康。而且適量飲酒也能增進血液循環，對預防有幫助。但是要注意，飲用過度會造成反效果。另外，高血壓、糖尿病和抽菸都會引起動脈硬化，因此有必要就醫治療且同時禁菸。

● 預防血管型失智症

血管型失智症的預防方面，首先要預防的是動脈硬化。

動脈硬化的四個危險因素是高血壓、脂質異常症、抽菸和糖尿病。因此適度做運動、遵守吃飯八分飽的原則、避免血壓上升，以及戒菸等措施都是必要的。

除了預防動脈硬化之外，也必須改善腦部的血液循環。

當腦部供氧不足時，大腦皮質會特別敏感，所需負責的功能就會發生障礙。氧氣不足的情況若不太嚴重時，可能會有精神不集中、判斷力低落，或是頭暈、全身無力等症狀，但情況嚴重則會發生痙攣、陷於昏睡等症狀，甚至死亡。

由於腦部缺氧可能會發生全身麻痺、血管型失智症、帕金森氏症等身體障礙的後遺症，所以一定要隨時提防腦部缺氧

預防的方法也可以在做家務、園藝、運動等讓身體活動，比起只

有做一種活動或完全沒有活動的人，罹患血管型失智症的比率低了很多。另外下棋、聽音樂、跳舞、閱讀等精神性活動也可以減少得病的風險。總而言之，我們要積極地活動身體，從事能刺激性靈的精神性活動，才能有效預防失智症。

● 預防帕金森氏症和路易小體型失智症

帕金森氏症的病因是腦部出現結塊的蛋白質「路易小體」，導致神經細胞死亡，要是免疫系統能防止結塊，或是盡量去除斑塊，神經細胞就可以長久存活。近來有學者調查約三十萬名美國人，發現得帕金森氏症的風險與攝取咖啡因的量成反比，風險會隨著咖啡因量的增加而降低。也有報告指出，同樣含有咖啡因的紅茶和日本茶等茶類也會產生效果。

現階段並沒有根治帕金森氏症的藥物，我們只能積極從事身體和精神上的活動，飲用咖啡等飲料，促進腦部血液循環，並採取多蔬果和魚肉的飲食，努力保護血管避免血管損壞，預防疾病的發生。

關於路易小體型失智症的預防，目前還沒有值得信賴的調查研究。不過路易小體型失智症和帕金森氏症的差異只在於路易小體在腦內形成的位置，因此預防方式應該是一樣的。

● 預防失智症的有效方法

針對失智症的原因，我們總結出幾個預防失智症的有效方法，目前可以歸納出以下五點：

1 盡量活動身體，預防動脈硬化，保護血管，也要讓神經細胞容易再生。

2 增加與他人接觸的機會、訂計畫、學習新事物，多多從事精神活動。

3 採取含有豐富蔬果和魚肉的地中海或日本式飲食，並謹守八分飽的原則，避免肥胖。

4 適度解除壓力，多與人交談。也可適量飲酒，活化腦部。

5 抽菸會引起動脈化、高血壓、糖尿病，而且這些情況都與失智症有關，所以必須澈底戒菸，避免引發各類病症。

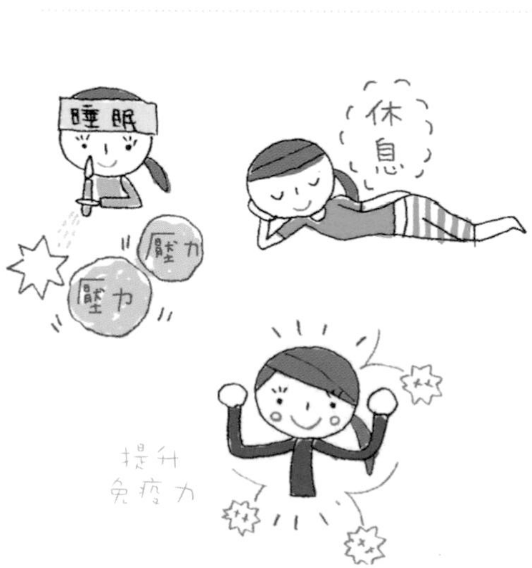

恢復好腦力的訣竅

隨著年紀的增長，不僅讓我們的外表變老，身體機能也會逐漸衰退，此外，我們的大腦也悄悄的跟著退化，想要外表不老，我們可以藉助醫學美容；而想要身體機能不要太早衰退，我們可以靠運動和醫療的協助，那麼大腦呢？要如何避免大腦退化，以下提供幾個訣竅給讀者參考。

● 把要記住的事寫下來

善用便條紙或記事本，習慣用手機的人，也可以用手機的記事APP……你可能會問：「如果不小心把記事本也忘了怎麼辦？」

這也不是不可能發生的事，所以這裡教大家一個小技巧。

在記事的時候，我們可以把重要的事做個分類，例如：帳單類、工作類、待連絡、要去的地方……在做分類記事時，我們已經在腦子裡加強一次記憶了，因此，倘若真的不小心把記事本給忘了，因為之前的分類紀錄，幫助了大腦的記憶，再依分類回想時，就能夠較順利的回想起來了。

● 學著觀察周邊的人事物

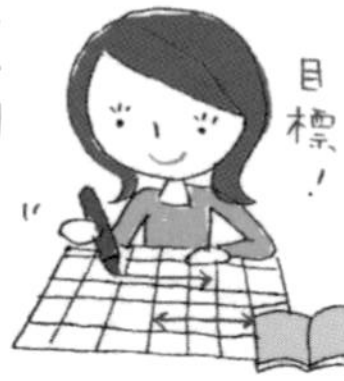

每天固定走的路、經常接觸的人、自己住的家、家附近的鄰居……因為很固定，是不是就覺得不會變呢？若能每天強迫自己從一成不變的習慣找到新發現，例如觀察鄰居種的樹是不是長高了？門口的電線桿上是否多了房屋仲介的廣告？還是活動宣傳的布條？院子裡的盆栽是不是冒了新芽？弟弟是不是長高了些？父母的白髮有沒有多增加了？常開的車哪裡舊了？……這些我們以為固定的東西，其實每天都會有些微的改變，若能好好的去觀察，透過這個簡單的技巧，就能夠活絡我們的大腦。

偶爾，我們可能也會去一些不常去的地方，像是去醫院看個診、拿個藥；去市場買個菜、去便利商店買個水；去巷口小吃店或餐廳吃個飯……這些活動更

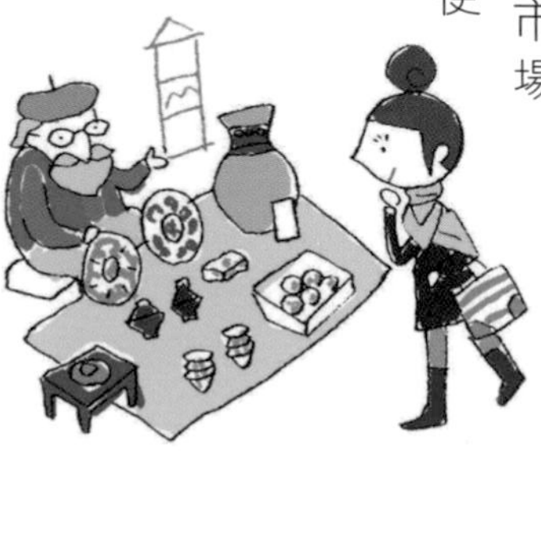

是我們訓練腦力的好地方，每去一個新的地方，我們就讓自己記下十件東西或十個人的特徵，離開那裡後，再一一回想，看自己能記住幾樣。這些方法很簡單又不花錢，大家不妨試試看，說不定也會在這訓練中發現更多的樂趣。

● 善用聯想力

在遇到新的朋友擔心自己記不住，這時可以記新朋友的特徵，怕記不住特徵，可以找一個相似的圖像，或是物件來輔助記憶，例如，不高不矮不胖不瘦，但是說話聲音好聽，有娃娃音，「那個說話像林志玲的新同事叫XXX」。

還有圖像化也是一個方法，把一個人的長相以簡單的圖畫下來，把工作細節用簡單的流程圖畫出來。在畫的當下，都是加強記憶的過程，讓自己更不會遺忘。

● 多閱讀

想增強腦力，還可以藉由閱讀來達到目的。多閱讀其實和之前我們談過的學習新的知識有很大的關聯。平常都很忙沒空閱讀？沒關係，每天睡前撥半個小時來看看書，也會有很不錯的效果，有研究指出，睡前閱讀所得到的知識，反而可以不受干擾的存放在腦中，記憶效果反而可以提升*。

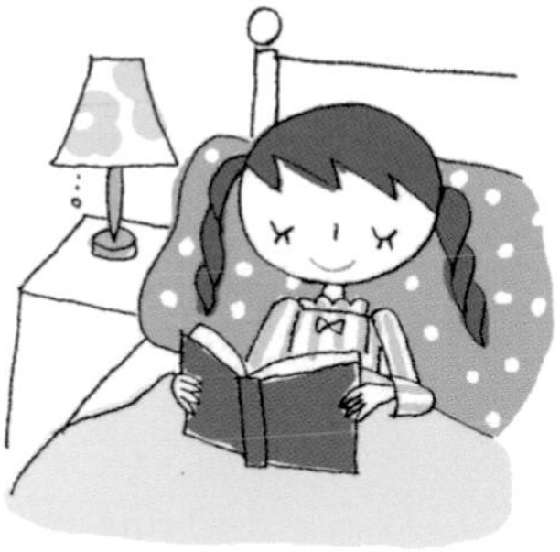

參考資料：
*Payne JD, Tucker MA, Ellenbogen JM, et al. Memory for semantically related and unrelated declarative information: the benefit of sleep, the cost of wake. PLoS One. 2012;7(3): e33079. doi: 10.1371/journal.pone.0033079. Epub 2012 Mar 22.

● 為大腦釋放壓力

不論是短期壓力還是長期壓力，對記憶力都是很大的傷害。

短期壓力？像學生時期的考試，還有上班族經常得面對的忙碌工作、工時過長等，這些都會影響我們的記憶力和判斷能力，原本希望更努力、更積極工作來換取好的成績，最後反而適得其反。

不想讓記憶力因為沉重的壓力而受損，最好的方法就是適度的休息。讀書讀一段時間，就要休息一下；工作一段時間，也要轉換心情、紓解壓力，即使只是站起來走一走、和同事閒聊一下，或是走出辦公室做幾個深呼吸都好，適度的讓身心釋放，就可以讓大腦得到新生命喔。

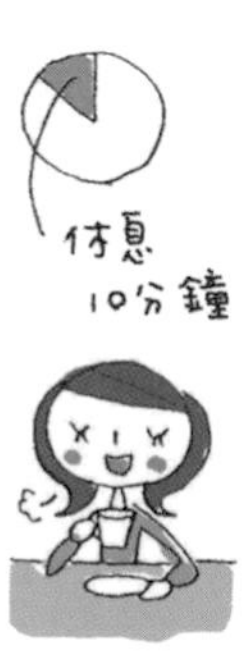

● 讓大腦享有充足的睡眠

要睡多久才叫做「充足」，其實因人而異並沒有一定的標準，原則上就是要睡飽，睡起來，會覺得精神很好，不會頻頻打呵欠、打盹，就是足夠的睡眠。換句話說，假如平日裡你睡三小時就可以睡得很飽，就不一定要勉強自己在床上躺足七、八個小時，但若即使躺足了八個小時，還是覺得很疲倦、沒精神，那可能表示你的睡眠品質不佳。長期睡眠品質不佳，對健康和記憶力也都會有很大的傷害，最好還是去醫院做個詳細的檢查，找出造成睡眠品質不佳的原因，因為睡得好會讓你的頭腦更好。

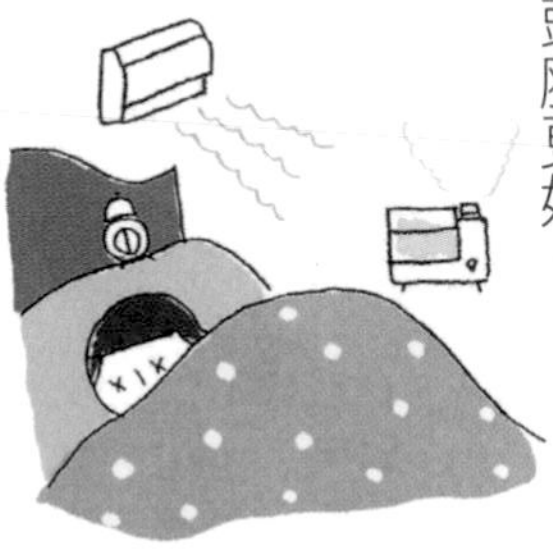

● 多做運動

適度的運動對健康有幫助，這個道理相信大家都知道，經常運動能促進腦部的血液循環，提高靈敏度是防止記憶力衰退最好的方法。此外，有氧運動，特別是需要複雜協調動作的運動，如跳舞或打網球之類的都可以試試。

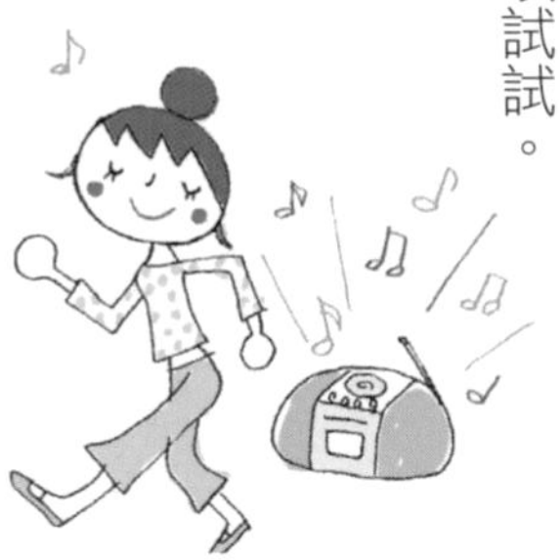

● 學會專心

一次做好一件事，不要貪心、不要心急，相信大家都有這樣的經驗，燒開水的時候同時洗碗，「反正都是在廚房裡嘛」，碗洗著洗著突然小孩哭了，急著出去看看孩子怎麼了，安撫後可能得幫孩子收拾丟滿地的玩具……結果碗洗到一半，水龍頭沒有關就出去看孩子、收玩具，自然也忘了在燒開水。

上面的描述不陌生吧？若把洗碗、燒開水或看孩子、收拾玩具這些名詞代換成其他生活或是工作上的情境，都會有同樣的結果，就是每一件事都沒有做好。

我們常會責怪自己「記性怎麼這麼差」，但其實我們之所以會忘記，就是因為「分心」，或一直在想接下來要做的事情。

想要記住，最簡單的方式就是每個階段都讓大腦很清楚自己正在做什麼，且集中注意力，例如，每天固定要吃藥的時間，就只記著吃藥這件事，不要在吃藥的時候想著哪件工作還沒做，或是待會要聯絡什麼人。假如還是擔心自己會記不住，或怕有什麼突如其來的事情，也可以試著把自己要做的事說出來，跟自己說或跟別人說都可以，因為說過可以增強記憶；也可以設定提醒，用鬧鐘、便利貼，甚至請人提醒等都可以。

或是用前面說的聯想力，例如找車子停在哪裡的經驗，養成停好車後，看一下周圍環境「第二個轉彎柱子旁」、「最靠安全門的位置」、「前面剛好有間自助餐」，但千萬別記那些容易改變的條件，像是「旁邊有輛白色的機車」、「前面停了一輛腳踏車」……因為這些物件很容易被改變，對記憶是沒有幫助的。總之，腦子儲存資訊，細節愈多，記憶的效果也愈好，而在記憶的過程中也是對腦力的訓練。

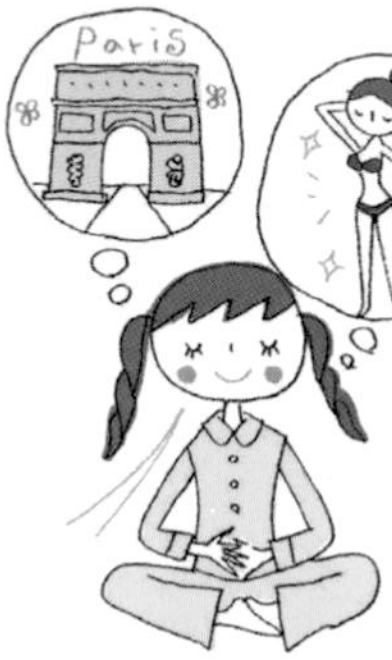

多刺激大腦

「年紀大了，記性自然就比較差嘛。」「老人家嘛，忘東忘西很正常啊。」類似這樣的話，大家應該不陌生，因此我們常常會把「年紀大」和「記性不好」畫上等號。

事實真的是如此嗎？根據先前的研究指出，並不是每個人步入老年後，記憶力就一定會退化。在研究中，有將近三成的老人記憶力和三、四十歲的中年人差不多，而讓這近三成的老人記憶力不退化的主要原因很簡單，就是多從事具挑戰性的智力活動。

什麼是具挑戰性的智力活動？像是常去之前沒去過的地方、參加新的活動、打麻將、玩橋牌、益智遊戲、跳舞、玩樂器，以及玩電腦遊戲或學習新的電腦軟體⋯⋯這些都需要用腦力，因此對腦部具有刺激的作用。

「改變」對腦部是有益的，保持對「新」的好奇心，勇於嘗試，這樣就不容易讓腦力退化*。

至於攝取足夠的營養素這部分，我們將在之後的章節裡會由營養師來為大家挑選適合的食材，更有健康料理師為大家示範料理的方式，讓大家能夠在不麻煩、不複雜的情況下，簡單輕鬆攝取相關「健腦營養素」，活絡大家的大腦，讓大腦不生鏽。

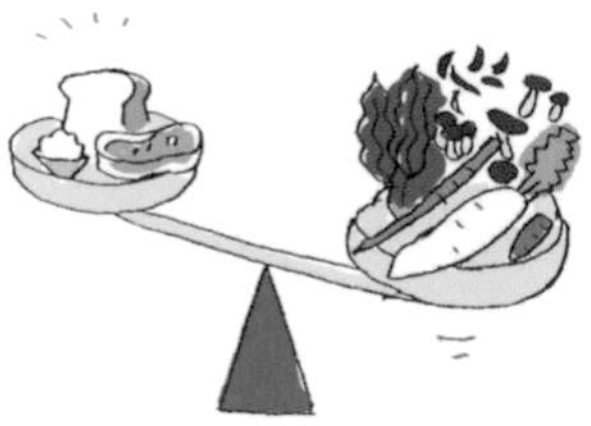

參考資料：
*Ruthirakuhan M, Luedke AC, Tam A, et al. Use of physical and intellectual activities and socialization in the management of cognitive decline of aging and in dementia: a review. J Aging Res. Published online 2012 Dec 31. doi: 10.1155/2012/384875.

預防失智症的飲食原則

針對不同的生活習慣與預防腦力退化的需求，在飲食方面有不同的方案，而每一個病症也有不同的關鍵目標要達成。例如：

1 阿茲海默症：防自由基（高抗氧化食物）

2 血管型失智症：防三高（低壞油、低鹽、低糖）

3 壓力大記性差：抗壓飲食

目前公認有三種飲食法，在預防失智症有異曲同工之妙，提供給讀者們作為參考。

地中海飲食（Mediterranean Diet）
針對心臟血管方面的飲食

最早是由美國的一位生理學家Ancel Keys所提出，他在研究飲食與心臟病的過程中，發現希臘南部克里特（crete）島上的居民特別健康，島民平均壽命高且心臟血管疾病十分少見。深入調查後現這些地中海沿岸居民普遍以蔬菜、全穀類為主食，也吃富含膳食纖維的食物，食用適量乳酪和酸奶，調味上常使用橄欖油、大蒜、洋蔥、番茄、堅果與迷迭香等各式新鮮香草。每週偶爾食用適量魚肉、家禽和蛋，每月食用幾次紅肉，並以新鮮水果取代飯後甜食，精緻甜食偶爾吃，且常飲用紅酒。這樣的飲食富含抗氧化物、維生素和纖維，以及能夠保護身體免於慢性疾病的多酚類化合物，加上地中海飲食的熱量大多來自於單元及多元不飽和脂肪酸，因而對身心都有所助益。

地中海飲食並不強調低脂肪，而是強調多吃好油，建議的油脂以冷壓初榨橄欖油及堅果種子類為主，這些含有較多的單元不飽和脂肪酸，有助於降低LDL（俗稱壞膽固醇），提高HDL（俗稱好膽固醇）。另外每天攝取的發酵乳製品，如優格或起司，富含對腸道有益的益生菌。

● 攝取大量蔬菜和適量的水果

蔬菜水果含有豐富的維生素、礦物質及膳食纖維可以幫助腸道的蠕動，促進腸道健康；膳食纖維亦有降低血中膽固醇及血糖的生理作用。另外，不同顏色的蔬菜和水果含有不同的植物營養素，例如深綠色的葉菜類含有葉綠素、黃色的木瓜、柑橘、芒果含有葉黃素與玉米黃素、紅色的番茄、紅蘿蔔含有茄紅素或辣椒素、紫色的葡萄、藍莓含有花青素，而這些植物營養素可以幫助身體抗氧化、抗發炎、增強免疫力。

● 全穀類的攝取

以未精製的全穀類做為主食，例如以全麥製作的麵包和麵食，礦物質含量高，會比白麵粉製成的食物健康。而以米食為主的臺灣人可選擇糙米、五穀米等，這些未精緻穀類，有豐富維生素B群、維生素E、礦物質及纖維質，可幫助人體降低血壓、預防便祕等功效。

● 以橄欖油為主要食用油

橄欖油為地中海飲食的核心，它具有高單元不飽和脂肪酸，可降低LDL，常用於涼拌、清炒，避免用於油煎、油炸。建議選擇冷壓初榨橄欖油，才能獲得豐富的植物營養素與微量營養素，具有預防失智症的功效[*]。

● 以海鮮和豆類為主要蛋白質來源

選擇油脂含量豐富的魚類，例如鮪魚、鮭魚、鮫魚等深海魚。魚油內有較高的EPA（Eicosapentaenoic acid）及DHA（Docosahexaenoic acid），其中EPA被研究證實具有降低血脂的效果，而DHA與腦神經的發展及訊息傳遞有相關。

建議每週食用2次以上，若擔心常食用大型魚類，生物體內累積較高的重金屬汙染，也可以多選擇同樣擁有豐富omega-3不飽和脂肪酸的秋刀魚，價格上也較經濟實惠，並可減少重金屬汙染的風險。

另外黃豆製品，包含豆腐、豆漿、豆干等可以每天適量食用。黃豆富含卵磷脂和膳食纖維，有助於降低血中總膽固醇並穩定血糖。

● 適量攝取乳製品

每日攝取適量的乳製品，例如鮮乳、奶粉、優格、乳酪，作為身體鈣質的主要來源。建議選擇低脂或脫脂製品，以避免攝取過多的飽和脂肪酸。

● 攝取適當的家禽

雞肉、鴨肉或魚肉等白肉，其所含的飽和脂肪酸較紅肉低，用白肉取代紅肉可減少心血管的負擔。每週建議食用3～4次。

● 少量的紅肉與甜食

紅肉與甜食占地中海飲食很小一部分，其飽和脂肪酸與糖分，都是會增加罹患心血管疾病的風險。因此建議每週不超過1～2次。

● 堅果攝取

堅果類含有單元不飽和脂肪酸、維生素E、葉酸及維生素B群，具有抗氧化、抗發炎、減少自由基的產生，而這些都有益於大腦健康也可保護心血管。

● 適當的紅酒

紅酒含有白藜蘆醇、單寧等抗癌成分，也含有兒茶素等抗氧化成分，能保護人體免受自由基的傷害，有助預防失智症的發生。

研究顯示葡萄內含有多酚物質（Polyphenolics），可降低大腦產生「乙型樣澱粉蛋白」（amyloid β-peptide），避免阿茲海默症患者認知能力持續下降**。每天一杯150 cc的紅葡萄酒亦對心臟血管有好處，適當的飲用有助健康。

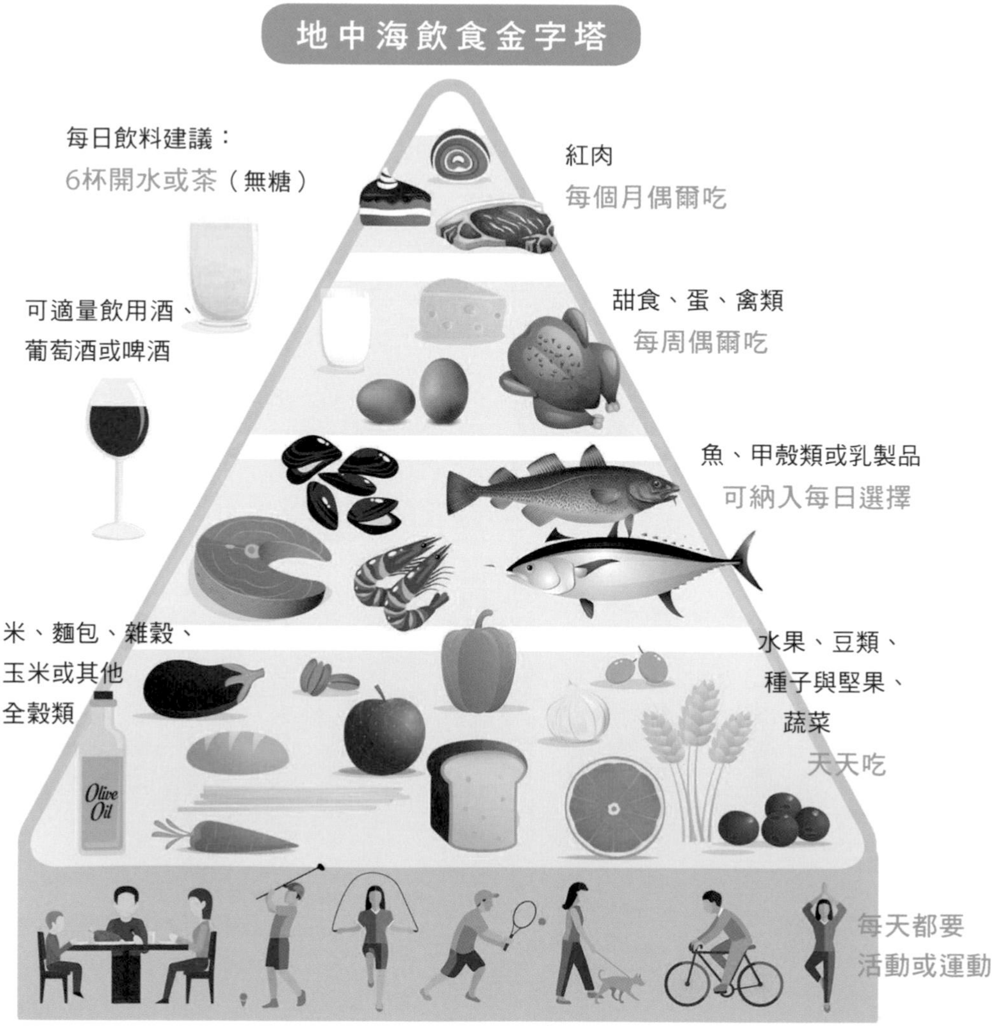
地中海飲食金字塔
每日飲料建議：
6杯開水或茶（無糖）
紅肉
每個月偶爾吃
可適量飲用酒、
葡萄酒或啤酒
甜食、蛋、禽類
每周偶爾吃
魚、甲殼類或乳製品
可納入每日選擇
米、麵包、雜穀、
玉米或其他
全穀類
水果、豆類、
種子與堅果、
蔬菜
天天吃
Olive Oil
每天都要
活動或運動

參考資料：
*Qosa H, Mohamed LA, Batarseh YS, et al. Extra-virgin olive oil attenuates amyloid-β and tau pathologies in the brains of TgSwDI mice. J Nutr Biochem. 2015 Dec; 26(12): 1479-90.
**Wang J, Ho L, Zhao W, et al. Grape-derived polyphenolics prevent Abeta oligomerization and attenuate cognitive deterioration in a mouse model of Alzheimer's disease. J Neurosci. 2008 Jun 18;28(25): 6388-92.

得舒飲食（DASH，dietary approaches to stop hypertension）降壓飲食，以高鉀、高鎂、高鈣及增加膳食纖維和不飽和脂肪酸為主的飲食型態

在預防血管型失智症方面，以預防三高為主。血壓太高，血管內皮會受傷，易形成脂肪塊，導致血管阻塞。而得舒飲食，簡稱DASH（dietary approaches to stop hypertension）是一九七七年在美國進行的一項針對「預防高血壓的飲食計畫」研究，目的在比較三種不同的飲食方式對於降血壓效果的影響。

結果發現DASH飲食與其他兩種飲食相比，一種是符合美國飲食指南的飲食，另一種是符合美國飲食指南再增加蔬果攝取量的飲食，並發現原本高血壓的患者在攝取DASH飲食之後，其收縮壓可平均降低6到11mmHg，且總膽固醇及低密度膽固醇（LDL-C）也有下降，甚至原本血壓正常者若攝取DASH飲食之後，也有助於預防高血壓的發生率。

● 兩倍水果和蔬菜的飲食療法

這種增加相當於兩倍水果和蔬菜的飲食療法，對典型的美國飲食來說，是一種明顯的改變，包括減少飽和脂肪（紅肉類及加工肉品）與甜食和含糖飲料的攝取，並儘量以白肉（魚肉）來取代紅肉，奶類或奶製品也儘量選擇低脂或脫脂的，有助於避免肥胖及降低心血管疾病的產生。

● 得舒飲食的運用原理

DASH飲食的原理在於，運用高鉀、高鎂、高鈣及增加膳食纖維和不飽和脂肪酸，並降低飽和脂肪的飲食搭配，來達到降血壓的成效。不是一味地強調限制鹽分的攝取，而是藉由增加飲食中有利於降壓的營養素攝取，來幫助改善血壓偏高的症狀。

DASH飲食若能同時搭配低鈉飲食（1500mg／天，約4公克鹽）其降壓的效果會更好。

得舒飲食的飲食原則（DASH Diet）

男性以總熱量2000大卡／天．女性以總熱量：1600大卡／天

食物種類	食物選擇範例	每份份量說明（1份的份量）	有益降壓的營養素	女性每日建議量	男性每日建議量
全穀根莖類（主食儘量選用2/3以上全穀根莖類）	燕麥、全麥麵包、糙米飯、地瓜、山藥	飯1/4碗，薄吐司1片（25g），稀飯或麵半碗，地瓜55g，山藥110g	膳食纖維	6	7-8
蔬菜類	大番茄、小黃瓜、香菇、地瓜葉。（建議多選用高鉀的蔬菜，菠菜、金針菇、竹筍、莧菜）	生蔬菜（未煮熟）100g，煮熟（收縮率較高，地瓜葉）青菜半碗，收縮率較低（青花菜、竹筍）2/3 碗	鉀、鎂、膳食纖維	5	5
水果類	各種水果、葡萄乾、黑棗、新鮮果汁	中型橘子1顆，葡萄13顆，小顆蘋果1顆，西瓜2/3碗	鉀、鎂、膳食纖維	5	5
低脂或脫脂乳品	脫脂或低脂奶粉（鮮奶）	脫脂（低脂）奶粉25g（3平匙），脫脂或低脂鮮奶240cc	鈣、蛋白質	1.5	1.5
堅果種子類	腰果、花生、葵瓜子	腰果5顆，花生18顆，開心果15顆，核桃2顆，芝麻2茶匙，葵瓜子1湯匙	鉀、鎂、膳食纖維、蛋白質	2-3	2-3
油脂類	各種植物油（橄欖油、苦茶油、大豆油），（不建議動物油）	橄欖油1茶匙（5g）、葵花油1茶匙、酪梨油1茶匙		4	4
豆魚肉蛋類	魚肉、家禽類（雞、鴨）、蛋、黃豆及黃豆製品（豆腐、豆干）	雞胸肉30g（約1兩），魚肉35g，五香豆干1片，豆漿250CC，傳統豆腐2小格，全蛋1顆	鎂、蛋白質	4-5	5-6

麥得飲食（MIND diet）又稱「心智飲食」

2015年的《阿茲海默症與失智症的研究》期刊*及2014年國外的研究*中明確指出，遵循「心智飲食（MIND）」、「得舒飲食（DASH）」與「地中海飲食（MedDiet）」這三種飲食皆與減輕認知功能退化相關，這些證據顯示飲食的結構調整皆可能會降低罹患老年失智症風險。

研究結果顯示，高度遵循這「心智飲食」、「得舒飲食」和「地中海飲食」這三種飲食，皆可能降低罹患阿茲海默症風險；但只要中度遵循「心智飲食」者，即可能會降低罹患的風險。

基於人口老化且失智症發生率日益增加，研究認為若能將「地中海飲食」或「得舒飲食」調整為較能長時間遵循的「心智飲食」，包括：每天至少2份蔬菜（其中1份為綠葉蔬菜）、每週至少2份莓果類、5份堅果類及1餐的魚類，在人口老化且失智症發生率逐漸上升的現代，有助於預防及延緩失智症的發生。

● 護心益智的「心智飲食」

「地中海飲食」結合「得舒飲食」即為「心智飲食」（MIND Diet，Mediterranean-DASH Intervention for Neurodegenerative Delay），「心智飲食」在2015年被正式提出，研究****證實「心智飲食」能降低阿茲海默症的發生率、減緩年齡相關的記憶力衰退；研究中也發現，遵循「心智飲食」的程度越高，認知功能退化的狀況越少，包含短期記憶、工作記憶、語意記憶、感知速度等；「心智飲食」遵循最高的族群和最低的比起來，認知能力差距達7.5歲，也代表「心智飲食」能讓大腦年輕7.5歲。

根據國外研究*也發現「心智飲食」（MIND Diet）對於改善認知功能、延緩老年癡呆症有助益。而「地中海飲食」與「得舒飲食」目前對於糖尿病之預防及營養治療皆有好的臨床結果報告，「得舒飲食」本身也是一種幫助血壓控制的飲食型態。

國內義守大學曾有針對平均年齡72歲的老人研究**發現，無運動習慣者或有高血壓及糖尿病病史的老人較易罹患失智症；且已經罹患失智症的老人在膳食纖維及礦物質鉀的攝取上略顯不足，也較有營養不良的風險。

***「得舒飲食」建議飲食中增加鉀、鎂、鈣及膳食纖維等營養素的攝取，減少飽和脂肪酸以達到預防或控制高血壓之效果；因此在食物的選擇上宜多選用蔬菜和水果、低脂乳品、全穀類、家禽肉、魚及堅果，並減少紅肉、甜食及含糖飲料，同時限制鈉的攝取量應小於2.3公克／天（約6公克鹽／天），有關「得舒飲食」的詳細介紹及食譜可參考書籍《高血壓症的飲食與治療》。「地中海飲食」特色是攝取大量的「單元不飽和脂肪酸」，在飲食建議上多攝取豆類、全穀類、堅果及種子、水果和蔬菜，適量的魚、橄欖油及乳製品（起司和優格）及適量紅酒，儘量減少紅肉及加工製品，蛋每週不超過4顆。

「地中海飲食」和「得舒飲食」兩種飲食型態的共同之處皆建議多選用蔬菜類、水果類、全穀類及堅果類，蛋白質來源建議以魚類、家禽類及低脂乳品類為主。

「心智飲食」則提出10種有益腦部健康之食物，分別為綠葉蔬菜、其他蔬菜、堅果、莓果類、豆類、全穀類、魚、家禽、橄欖油及少量紅酒；而紅肉、奶油及人造奶油、起司、糕點和糖果、油炸物及速食則是對於腦部健康不利的食物，需減少攝取量及頻率。

「心智飲食」在飲食建議上也鼓勵多攝取植物性食物，減少動物性食物及飽和脂肪酸（saturated fatty acid）的攝取；和其他兩種飲食不同之處在於，「心智飲食」強調莓果與綠葉蔬菜的攝取，不要求攝取大量的水果（「地中海飲食」和「得舒飲食」建議每天3～4份水果），一週吃一份魚（「地中海飲食」建議每週大於六份），排除奶油、起司、乳瑪琳（人造奶油）以及糕餅和糖果的攝取。

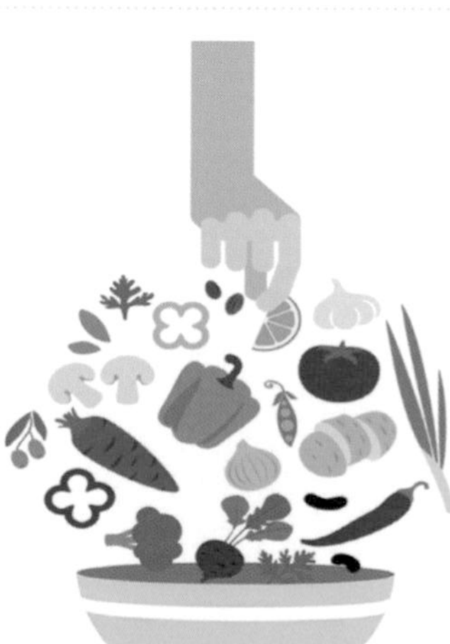

* Marcason W. What Are the Components to the MIND Diet? J Acad Nutr Diet 2015; 115: 1744.

** Exploring the Relationships of Nutrient Intakes among Normal Cognitive Function, Mild Cognitive Impairment and Dementia. 義守大學醫務管理學系學位論文：2017年（2017 / 01 / 01），P1-74，鄭貴月碩士，指導教授：高月慈。

*** 護心益智飲食（MIND Diet），許碧惠，社團法人中華民國糖尿病衛教學會2017年9月會訊，P39-42。

**** Morris MC, Tangney CC, Wang Y, Sacks FM, Bennett DA, Aggarwal NT. MIND diet associated with reduced incidence of Alzheimer's disease. 2015 Sep, 11(9): 1007-14.

「心智飲食」指數量表

食物種類	份量（一份為吃飯碗半碗份量）	攝取頻率週期	得分（有達到：1分，無達到：0分）
全穀雜糧類	≧ 3	每天	
綠葉蔬菜	≧ 6	每週	
其他非綠葉蔬菜	≧ 1	每天	
豆類	> 3	每週	
堅果類	≧ 5	每週	
莓果類	≧ 2	每週	
紅肉及加工肉品	< 4	每週	
魚類	≧ 1	每週	
家禽肉類（雞、鴨、鵝）	≧ 2	每週	
速食或油炸食物	< 1	每週	
初榨橄欖油	> 0（為主要用油）	每天	
奶油或人造奶油（乳瑪琳）	<1	每天	
起司	<1	每週	
糕餅或甜點	<5	每週	
紅酒或其他酒類	1	每天	
「心智飲食」指數		總計	

★計分標準：

低度「心智飲食」：0~4分；

中度「心智飲食」：7~8分；

高度「心智飲食」：9~15分

2015年【歐洲靜脈暨腸道營養醫學會】有關失智症的營養指引

- 不建議為了預防或改善認知功能變差而額外補充omega 3 脂肪酸、維生素E、維生素D、硒和銅等營養素。
- 不建議在無缺乏的情況下，為了預防或改善認知功能變差而額外補充維生素B1、B6、B12和葉酸等。
- 不建議使用口服營養補充品（ONS）、特殊醫療食品改善或預防認知功能變差。
- 建議使用口服營養補充品（ONS）改善營養狀態。

心智飲食的健腦食材：

1全穀類食物：一天至少三份，如糙米、雜糧、全麥饅頭等
2橄欖油：日常烹調用油
3除了綠色葉菜類以外的其他種類蔬菜：一天至少一份
4綠色葉菜類蔬菜：一週至少六份
5堅果：一週至少五份，一份堅果約一湯匙
6豆類：一週至少三份，如黃豆與黃豆製品
7家禽類：一週至少兩份
8莓果類食物：一週至少兩份，如草莓、櫻桃、藍莓、桑椹等
9魚：一週至少一份
10適當紅酒：一天一杯

心智飲食的損腦食材：

1奶油與人造奶油：一天不超過一湯匙
2糕餅與甜食：一週不超過五份
3紅肉：一週不超過四份
4乳酪：一週不超過一份
5油炸物或速食：一週不超過一份

下面的章節將由針對活化腦力的飲食原則為各位讀者做更深入的探討與介紹。

結語

失智症是導致老年人失能及無法獨立生活的主要原因，不但對病患本身，也對照顧者及社會造成嚴重的衝擊。有越來越多的證據顯示，失智症與生活型態危險因子之間有密切的關係，這些危險因子包括缺乏運動、肥胖、不當飲食、抽菸及飲酒過量、高血壓及糖尿病等。因此除了失智症的藥物治療之外，戒除不好的習慣，控制這些危險因子，乃是預防之道。平時多動腦、多運動、多從事休閒活動、保持愉悅心情以及攝取足夠的營養，才能使大腦永保活力與健康。

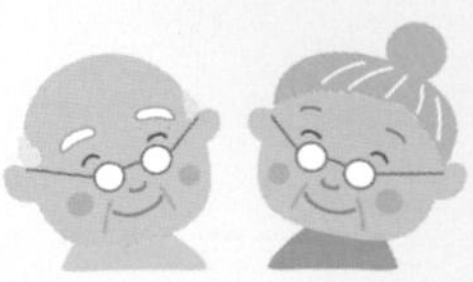

PART 2

你一定要知道的健腦營養素

補腦靠什麼好？
天然的食材總是比保健食品或偏方來得好，
遵循「心智飲食（MIND）」、「得舒飲食（DASH）」
與「地中海飲食（MedDiet）」
對減輕認知功能退化就有很大的助益。
讓營養師來告訴大家：
正確吃、吃得好，更能補到腦。

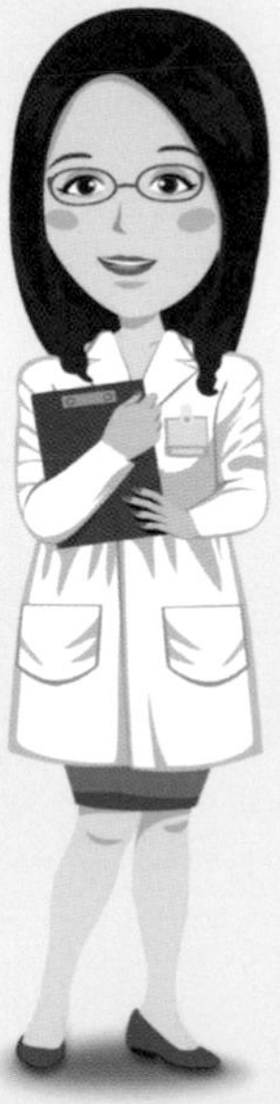

利用飲食打造健康的身體

人活著一定得吃東西。40歲以前，每個人的年齡與身體狀況感覺差異不大，到了50幾歲或60幾歲，就會開始出現很大的差異，這種差異性就跟日常的生活飲食有關。

我們以攝取食物、消化、吸收、營養代謝轉作能量，來建構身體組織，排除老舊廢物，這一連串的過程，正是我們維持生命的運作。

而食物裡的營養素，透過我們的胃腸消化道消化吸收，分解、合成等複雜的化學反應（代謝），才能成為熱量來源，或有助於身體的維持與成長。

人體所需要的營養素中，一般可提供熱量的是醣類（碳水化合物）、脂肪（脂質）與蛋白質，這三種營養素稱為「三大營養素」。

如果將三大營養素加上維生素和礦物質，就稱為「五大營養素」。維生素和礦物質可調整身體的狀態，也有像鈣質這類可構成骨骼或牙齒的基本營養素。

除此之外，有些營養素雖不含在這些範圍內，但以抗氧化作用或提升免疫力等功效深受矚目的膳食纖維或多酚化合物等植化素，甚至是水分，都是非常重要的成分。

營養素必須互相合作才能發揮作用。即使只有一種營養素攝取不足，也會影響健康。就像蛋白質攝取不足，會導致營養失調。而過剩的熱量，會轉為脂肪加以儲存，導致肥胖問題。即使是維生素或礦物質需求很小，但若攝取不足，一樣會引發各種疾病，損害身體正常的功能。

腦部營養不足
可能是引發失智的原因

失智症的起因雖然尚未明確，但可以確定的是，如果未攝取足夠的營養，腦部就無法獲得必要的能量，若再加上維生素或胺基酸等養分攝取不足，就有可能會引發大腦功能性的障礙。所以了解食物的營養價值，正確攝取就很重要。

可預防失智症的營養與飲食

糖尿病、高血壓或動脈硬化會增加罹患腦血管障礙型失智症的風險，糖尿病還會增加罹患阿茲海默型失智症的風險。所以對於碳水化合物的攝取量，就要特別注意。

因為攝取太多的碳水化合物，會讓血糖持續升高，因此在預防失智症的飲食上，我們通常會建議以「心智飲食」為主。

●抗氧化的營養素

過多的活性氧會危害神經細胞或腦血管，因此應多攝取具抗氧化作用的維生素C、E或β-胡蘿蔔素、類黃酮等。

●補充維生素B群

但在針對阿茲海默型失智症，有研究指出補充維生素B_6、B_{12}與葉酸可以減緩腦部的萎縮速度。

●攝取多元不飽和脂肪

另外，多元不飽和脂肪酸裡的ε-6（花生四烯酸）或ε-3（EPA、DHA）可作為神經細胞的細胞膜成分，應多攝取。

●近來流行以酮體為熱量來源

我們的腦部是以葡萄糖為能量來源。因此，當葡萄糖不足時，則透會過肝臟以脂肪酸所製造的酮體來替代熱量。所以可減少糖分攝取，改以脂肪多一點為主。這是這幾年很流行的生酮飲食，也有許多研究相關資料顯示，在治療失智症方面有一定的效果。

近年來也有研究還發現，椰子油內含的中鏈脂肪酸可製造大量的酮體，可以改善腦部營養不足的問題。但為避免食用過多引發酮酸中毒，建議讀者們還事先請營養師評估個人狀況在施行，會比較安全。

飲食比藥物更能解決健康問題
想想吃藥前，
請先從飲食下功夫吧！

接著簡單介紹幾個健腦營養素，供讀者們做為日常生活飲食參考。

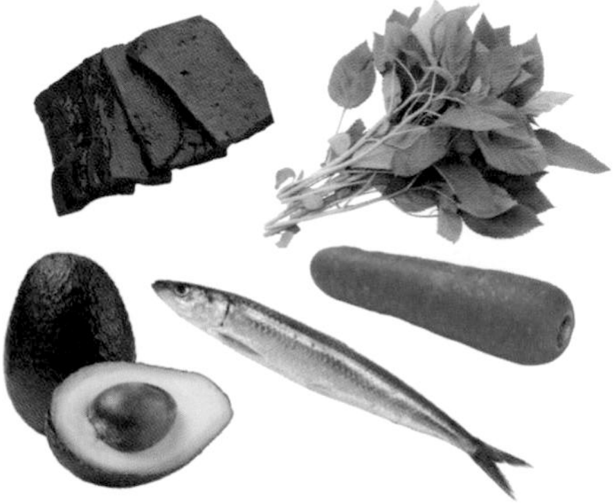

健腦營養素：蝦紅素

活化腦力與其借助琳琅滿目、不知該如何選擇的保健食品，食物中的營養素扮演十分重要的角色，只要吃對食物，就能保護我們的大腦，提升我們的注意力和記憶力。

主要食物來源：蝦子、龍蝦、鮭魚（紅鮭）、鱒魚、鯛魚、藻類。

*蝦紅素又稱藻紅素（Astaxanthin）或蝦青素，大多存在於鮭魚、蝦子和龍蝦等水生動物中，為一種類胡蘿蔔素，目前蝦紅素已被證實具有抗氧化活性、抗發炎活性、抗紫外線特性、抗腫瘤活性和神經保護作用等。

**2011 年 Kidd 根據相關文獻試驗報告指出蝦紅素可以改善老鼠的記憶力，有效保護神經細胞免於受到過氧化氫的傷害，而且 Kidd 回顧的文獻報告中更提到每天使用蝦紅素 12 mg 治療 10 名 50 到 69 歲的健康健忘男性，療程為 12 週，結果顯示他們的反應時間、注意力和工作記憶大有改善，此試驗證實蝦紅素具有保護大腦的作用，可以應用於改善阿茲海默氏症的認知功能。所以，蝦紅素應用在阿茲海默氏症和其他神經性疾病裡是一個極為優秀的抗氧化劑與神經保護劑。

實際上蝦紅素是來自於紅球藻類的植物，在正常環境下會呈現綠色，可是當遇到紫外線的強力照射或是營養不足時，會呈現紅色來保護自己，而海裡動物則

牛磺酸

種胺基酸，可維持血管健康與血壓穩定，減少壞膽固醇，增加好膽固醇。此外，還能改善血液的循環效果。

膠原蛋白

存在於所有細胞與細胞間的蛋白質，可讓細胞彼此結合。一旦匱乏常會引起肌膚乾裂、關節疼痛等問題。魚或肉類多含有這種脂肪酸。

蝦青素

常見於魚貝類的紅色色素，屬於多酚化合物。擁有良好的抗氧化效果，可防老化。「一經加熱就變紅」為此色素的特徵。

*張嘉麟，蝦紅素神經保護與阿茲海默氏症，健康生活與成功老化學刊 2015, Vol.7, No.1。
**Kidd, P. M. (2011). Astaxanthin, cell membrane nutrient with diverse clinical benefits and anti-aging potential. Alternative Medicine Review, 16, 355-364. Kim

漂亮的紅色為抗氧化元素
可補充活力＆改善記憶力

蝦子

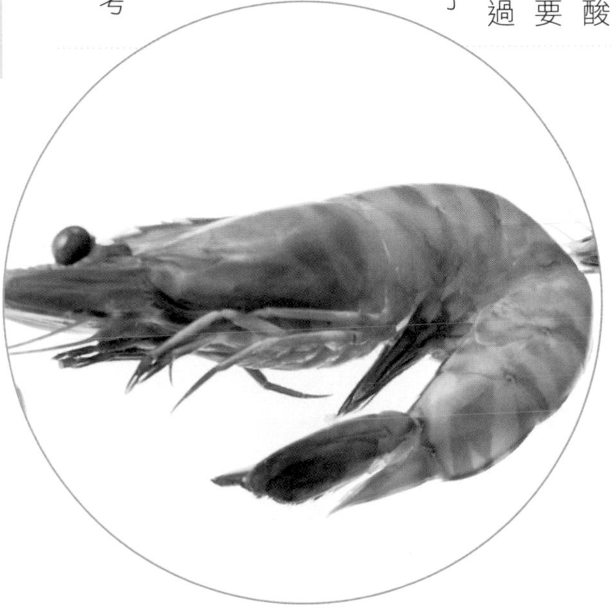

因為食用了藻類，所以將蝦紅素積存於體內，因此蝦紅素主要來源是由於藻類，即便是素食者也可以經由攝取藻類食物如紅藻、髮菜、海帶、裙帶菜、紫菜、石花菜等吸收到蝦紅素。

●怎麼選？怎麼吃？

選購蝦子應注意蝦頭如果過於鮮紅和表面黏滑，有可能是加了亞硫酸鹽來防止蝦頭變黑；蝦頭呈現快要脫落，表示較不新鮮；蝦殼如果過黑，可能是儲存過久。健康蝦子的蝦身透明較有光澤，蝦鬚較長，表示蝦子的活動空間大。市場裡活跳跳的蝦子，可能是業者添加不明藥物或是使用氧氣筒來加壓來保持蝦子的生命力，消費者可以確認若只是使用氧氣筒來保鮮較安全，否則不妨考慮「急速冷凍」有產銷履歷或ISO認證的蝦子。

雖然蝦紅素的主要來源為海藻類植物，但我們平日飲食較不容易攝取到海藻類，因此可經由攝取海裡動物來間接攝取，若是素食者可多食用海藻類食物或是含蝦紅素萃取物，或有健康食品認證的藻類健康食品。

蝦子的烹調重點

蝦子跟很多食材都很搭，無論中西餐均可入菜。平常可選擇喜歡或想攝取養分的食材跟蝦子一起烹煮，但要注意不能煮過頭，以免蝦肉老掉，影響口感。雖説帶殼的蝦子甜度較高，但蝦仁也有其適合的料理。可配合調理方式或用途使用。

選購方法＆保存祕訣

帶殼的蝦子整體要呈現透明感才新鮮。若是已去殼的蝦仁，以體型完整肥厚者為首選，但要小心有無添加劑。可以的話，選擇帶殼的蝦子較好保存，營養價值也比較高。新鮮的蝦子最好2天內食用完畢，帶殼的蝦子可先洗淨除泥腸，擦乾後冷凍保存。

健腦營養素：Omega-3脂肪酸

主要食物來源：魚類和堅果類（核桃和胡桃），亞麻仁籽（油）、芥花油、紫蘇油。

2016年國際知名的《神經學》（Neurology）期刊的論文指出，富含Omega-3脂肪酸的食物，包括深海魚與堅果類等，確實和阿茲海默症發生的機會有負向的關連。

臨床研究也證實富含Omega-3脂肪酸及橄欖多酚的「地中海飲食」型態，能預防輕度認知障礙及阿茲海默症，且有助於降低心血管疾病風險。阿茲海默症可能是因為腦中慢性發炎引起腦細胞毀損所造成，體內缺乏Omega-3脂肪酸及攝取過多Omega-6脂肪酸也是引起發炎的原因之一。

●怎麼選？怎麼吃？

食物中的α-亞麻油酸（α-linolenic acid，ALA）在體內可轉化成DHA和EPA，組成神經髓鞘以及細胞膜，具抗發炎特性。*眾多學會組織建議一般民眾飲食中脂肪約可占每日總熱量之20～35%，並建議多攝取Omega-3多元不飽和脂肪酸（n-3 PUFA），α-亞麻油酸、EPA及DHA皆屬Omega-3多元不飽和脂肪酸家族，因此在飲食上建議可食用含富含α-亞麻油酸的芥花油、紫蘇油或亞麻仁油來取代動物油脂，並以含油脂較多的魚類（EPA+DHA）取代肉類及家禽肉；建議每週可吃兩次含油脂較高的魚類，如秋刀魚、鮭魚、鯛魚、鱈魚或土魠魚等，以補充EPA及DHA。

1到3歲兒童建議每週至少攝取2份（約70公克）的各種魚類，4到6歲兒童每週則建議攝取3份，孕婦及育齡婦女則建議每週宜攝取7到9份各種魚類，一般成人每日建議攝取3份以上的豆魚蛋肉類（蛋白質），一份魚類的大小約成人三指併攏的大小及厚度（35克）；素食者亦可適量食用堅果（核桃和胡桃含Omega-3脂肪酸較高）來增加飲食中α-亞麻油酸的攝取量，依照今年（2018年）最新的每日飲食指南針對19歲以上成人的建議量，每日油脂攝取量為3到7茶匙，堅果為1份（堅果1份＝核桃2顆，其他堅果類約免洗湯匙1平匙）。

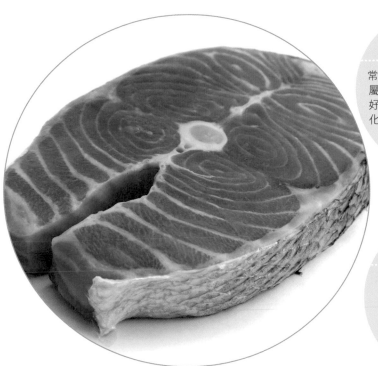

蝦青素

常見於魚貝類的紅色色素，屬於多酚化合物。擁有良好的抗氧化效果，可防老化。「一經加熱就變紅」為此色素的特徵。

蛋白質

構成肌肉、皮膚或毛髮等組織的營養素，也是能量的來源且維持生命活動不可欠缺。一旦缺乏體力會下降，也會導致免疫力降低。

漂亮的粉紅色魚肉
富含可防止老化的多酚

鮭魚

維生素B群

維生素B1可代謝醣分有利瘦身；維生素B2可改善乾燥膚質；維生素B6可舒緩經痛或孕吐不適感，均是很適合女性攝取的營養。

選購方法＆保存祕訣

魚皮閃著銀色光澤、魚肉白、脂肪紋理清晰的鮭魚，才是新鮮的保證。若魚身的粉紅色色濃，肌理紋路又平行的鮭魚更是美味。若剖面凌亂、魚腹轉黃，則表示這塊鮭魚已經不新鮮了。可一一包上保鮮膜冷藏2～3天，若放冷凍庫可保存1個月。

鮭魚的烹調重點

無論是煎、煮或做成生魚片以及握壽司，鮭魚都是人氣料理王。因鮭魚內含的維生素D可促進鈣質吸收率，故鮭魚很適合搭配牛奶或其他乳製品入菜。尤其鮭魚的脂肪含有可降膽固醇的EPA，以及可增強腦力的DHA，應該多多攝取。

*護心益智飲食（MIND Diet），許碧惠，社團法人中華民國糖尿病衛教學會2017年9月會訊，P39-42。

健腦營養素：薑黃素

主要食物來源：
咖哩、薑黃（粉）

在東南亞和中亞平日飲食當中較常會食用到的咖哩，其主要成分即為薑黃。薑黃為薑科薑黃屬植物，薑黃素（Curcumin）即存在於薑黃中。

薑黃在中藥稱為「鬱金」，曾有*中國的醫院在臨床研究發現薑黃素有助於憂鬱症的改善，因薑黃能增進海馬迴神經再生，提高神經的可塑性。薑黃除了有抗發炎的功效以外，在改善認知功能方面也有**研究發現，連續補充四週後，工作記憶力及情緒狀態（平靜感、滿足感和不疲勞）都有較好的表現，且補充時有立即的顯著效果。

另外也有***澳洲針對社區老人的研究發現，每天補充1.5公克薑黃素的比較起沒有補充薑黃素的（只有補充安慰劑），經過半年後發現，沒有補充薑黃素的有明顯的認知退化，這可能是因為薑黃素能與β類澱粉蛋白質結合，避免代謝出錯，達到神經保護和預防失智的效果。

●怎麼選？怎麼吃？

薑黃要怎麼食用效果較好又不會對身體健康造成危害呢？根據世界衛生組織（WHO）建議，一般成人每日薑黃素建議的安全攝取量為每公斤體重 0～3毫克，換算成一般成年人建議量約在200毫克以內，孕婦及哺乳婦女因安全性的考量目前並不建議食用。

因薑黃會促進膽囊收縮，且富含草酸，食用太多可能會引發腎結石，因此建議平日若要以薑黃保健身體或入菜，每日以不超過一茶匙（5ml）為限；且薑黃素是由薑黃萃取而來，平日的飲食中除非大量攝取薑黃萃取物（保健食品）或薑黃粉，才可能會超過安全攝取量。

印度的咖哩粉因含有黑胡椒，因此和薑黃同時食用之後會抑制薑黃的排出，使體內薑黃素濃度上升，增加薑黃素的生體可利用率；煮過的薑黃有較高的DNA保護力，因薑黃為油溶性物質，添加油脂一起入菜的吸收效果會更佳。

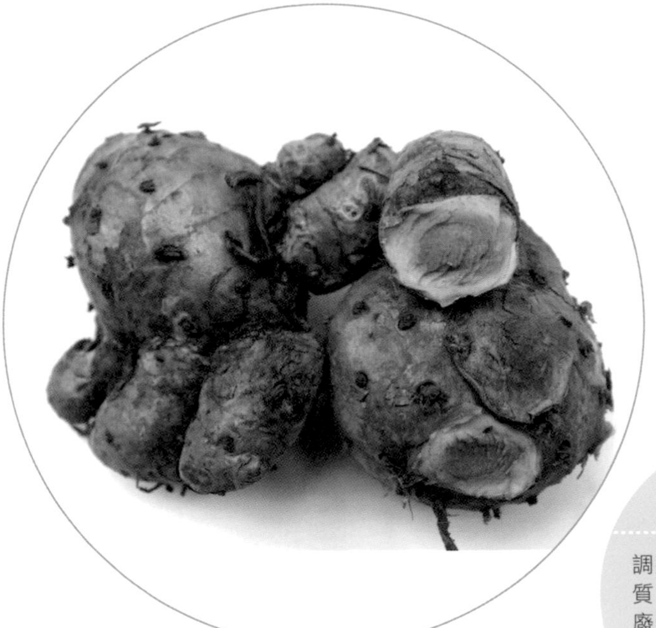

維生素B_6

胺基酸合成蛋白質所必需的維生素。可促進腎上腺素或血清素等神經傳導物質的作用，改善經前症候群等不適症狀。

鉀

調整體液平衡必備的礦物質，可幫助身體排除老舊廢物。若因流汗等因素缺鉀，會導致身體浮腫或腳部出現抽筋情形。

可降低發炎作用
保護DNA、細胞免受氧化傷害

薑黃

薑黃的準備與料理重點

薑黃通常是鮮蒸過後烘乾，再研磨成粉。料理薑黃時要小心不要沾到手與衣服，因為清洗不易。研磨的薑黃粉可以用在悶燉、湯類、米飯、魚肉等料理中，可以增添風味與色彩。

選購方法＆保存祕訣

以新鮮、芳香、結實並帶有辣味的根塊。薑味削皮的薑黃緊緊包好，置於冰箱冷藏，可以保存三個星期以上。如買薑黃粉以小包裝較佳，並放入密封袋或罐裝包存。

*Benefits in cognitive function, blood pressure, and insulin resistance through cocoa flavanol consumption in elderly subjects with mild cognitive impairment: the Cocoa, Cognition, and Aging (CoCoA) study. Hypertension. 2012 Sep; 60(3): 794-801.
**Chamomile (Matricaria recutita) may provide antidepressant activity in anxious, depressed humans: an exploratory study. Altern Ther Health Med. 2012 Sep-Oct;18(5): 44-9.
***Effects of an intervention with drinking chamomile tea on sleep quality and depression in sleep disturbed postnatal women: a randomized controlled trial. J Adv Nurs. 2016 Feb; 72(2): 306-15.

健腦營養素：益生菌（Probiotics）

對人體有益的微生物，都可以稱之為益生菌。只是菌種經由攝取進入人體，要到達其他部位並不容易，俗稱的益生菌主要指的是在腸胃道及其附近，對人體健康有益的好菌。它同時扮演著預防與治療的雙重角色。

目前比較常聽到的益生菌，是乳酸桿菌（即是一般所說的L菌），其中最有名的就是嗜酸性乳酸桿菌（即一般所說的A菌）、副乳酪乳酸桿菌（一般稱為LP菌）等；另一種也非常有名的，是比菲德氏菌（即一般所說的B菌），例如雷特氏B菌、龍根氏B菌等。

益生菌通常具有抑制壞菌生長、調整腸胃道免疫功能、及幫助消化乳糖和寡醣等優點。當腸道菌相失衡導致壞菌佔優勢時，人體將會出現許多疾病，如抵抗力減弱，過敏、衰老等症狀，解決之道在如何恢復以益生菌為優勢的菌相。

主要食物來源：

優格、優酪乳、泡菜、味噌、市售益生菌膠囊或粉末。

一般民眾對於益生菌的印象大多是改善腸胃道不適症狀或是改善過敏有幫助，但近年來越來越多研究發現，腸內菌對於大腦和腸道健康的相關性有直接的相關性即稱為「腸-腦連結」（Gut-brain axis），2014年科學界頂尖的《細胞》（Cell）期刊報導，腸內菌影響到精神狀態已被證實；*2016年《細胞》（Cell）文章也指出，腸內菌影響了腸道功能、免疫狀態、神經新生作用等，腸內菌細胞壁上的多醣體，可以直接調節神經傳導，以及產生神經傳導物質。

若腸內菌失調會導致認知缺損、焦慮或憂鬱等症狀；相反地，若能維持腸道健康有好的菌相，即可保護大腦與自律神經功能，幫助身體維持良好的精神狀態以及避免許多慢性疾病的產生。

●怎麼選？怎麼吃？

若要從我們平日的飲食當中攝取到益生菌，建議可多食用從奶類發酵產生的優格或優酪乳（不建議乳酸飲料），若有乳糖不耐的人可以先少量食用，之後慢慢增加食用的量來提升腸道對乳糖的耐受程度；或是可從黃豆發酵後的味噌或泡菜，攝取到天然的益生菌。

若是外食族群或是平日飲食較無法攝取到足夠的益生菌，也可考慮購買市售有健康食品認證的益生菌，建議劑量為每天50到300億CFU（CFU，菌落形成單位），建議避免長期只攝取單一益生菌種，應該以多樣化菌種來做補充會較佳。

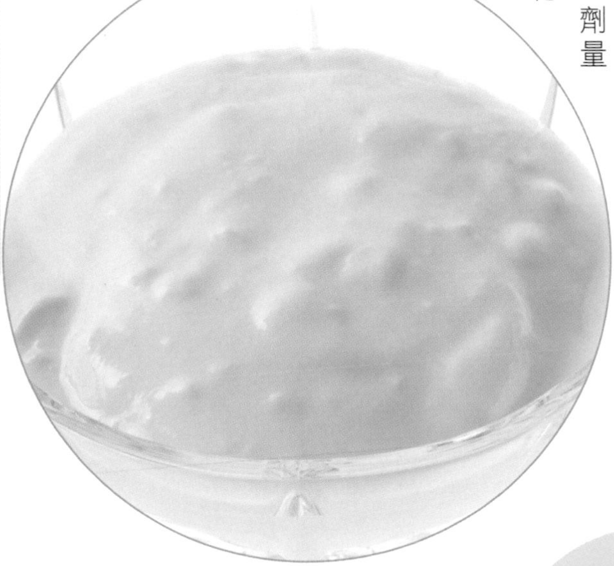

可整腸美肌，提升免疫力
眾所周知的健康食品

優格

維生素B_2

抑制皮脂分泌不可或缺的美容維生素。現代人容易缺乏，要多從飲食中補充，有促進能量代謝的效果。

鈣質

為強化骨骼與牙齒的礦物質，可預防骨質疏鬆。鈣質有減壓的效果，一旦缺乏會引起自律神經失調。

酪蛋白

來自乳製品的一種蛋白質，於消化吸收時可轉變為CPP（酪蛋白磷酸肽）這種物質，促進人體吸收鐵或鈣質等礦物質。

選購方法＆保存祕訣

近來市面上出現各種利用乳酸菌所製作的優格食品。因每種乳酸菌與腸內環境的屬性不一，購買前最好先試吃，選擇吃了不會感到不舒服，或自己喜愛的口味。優格置於室溫下會持續發酵，故買回家一定要放冰箱冷藏，尤其是開封後，務必儘早食用完畢。

*The Central Nervous System and the Gut Microbiome. Cell. 2016 Nov 3; 167(4): 915-932. Sharon G, Sampson TR, Geschwind DH, Mazmanian SK.

健腦營養素：膳食纖維

主要食物來源：各種蔬菜（含菇類）、水果、未精緻全穀雜糧類（糙米、胚芽米、燕麥、蕎麥、地瓜、南瓜、玉米等）、各種豆類（黃豆、黑豆、毛豆等）。

在之前提到的對預防腦力退化有益的三種飲食，包含「心智飲食」（MIND Diet）、「地中海飲食」以及「得舒飲食」，其中「得舒飲食」和「地中海飲食」都是強調要多攝取蔬菜水果和未精緻的全穀類，「心智飲食」雖然沒有特別建議攝取大量的水果，但也建議多攝取蔬菜、莓果類和豆類。

*2003年Willett和Stampfer所建議的健康金字塔食物指南建議，增加全穀類以及植物性食物如蔬菜類、水果類與豆類包括黃豆的攝取，以增加從飲食中攝取到抗氧化物營養素含維生素C和E、植物化合物（植醇）、類胡蘿蔔素。

為何這些對健腦有益的飲食方式都會特別著重要多攝取蔬菜和全穀雜糧呢？因為蔬菜、豆類和未精緻的全穀雜糧除了含有各種有益於大腦的營養素以外，膳食纖維和礦物質鉀的含量也較多；在一個針對國內南部某醫學中心的病患**研究也發現到，已經罹患失智症患者的病患，平日飲食中的膳食纖維和鉀的攝取量是略顯不足的。

膳食纖維中的水溶性膳食纖維（果膠、植物性黏膠等）和可發酵纖維（Fermentable fibers，包含果寡糖、抗性澱粉、菊芋糖和糖醇類等），在腸道中經細菌發酵分解成短鏈脂肪酸後，除了可提供腸黏膜上皮細胞能量來源，也能促進腸道有益菌的生長，因此是幫助腸道益生菌生長的重要營養成分，所以也被稱為「益菌生」或「益生源」（Prebiotics），而在本書中也有提到益生菌對於「腸-腦連結」以及維持身心健康的重要性，因此顯示多攝取富含膳食纖維的植物性食物，對於預防失智症是相當重要的。

●怎麼選？怎麼吃？

因現代人的活動量不像以前的人高，在飲食習慣上也較西化和精緻，因此膳食纖維的攝取量普遍有不足的情形，根據今年（2018年）國人每日飲食指南的建議，成人每天最好能攝取到一碗的未精緻全穀雜糧（碗的大小為一般家庭吃飯的飯碗），煮熟的蔬菜至少一碗半至兩碗，建議選擇當季的蔬菜較佳，也可以食用大番茄來當作蔬菜的來源；若是選擇生菜，因生菜的水分含量較多，因此食用的量要更多（約100克）。

在蛋白質食物的挑選上也建議先選擇豆類，然後才是魚類，其次才是蛋和肉類，顯示植物性蛋白質對健康的重要性，在近年來也發現是大於動物性蛋白質。

水果除了建議以當季盛產的為主，許多深色水果的果皮（如葡萄）的抗氧化營養素含量較多，建議洗淨後可以連皮一起食用，一天建議的水果量為2平碗，有血糖過高或懷孕的婦女建議水果應酌量食用，或請教營養師。

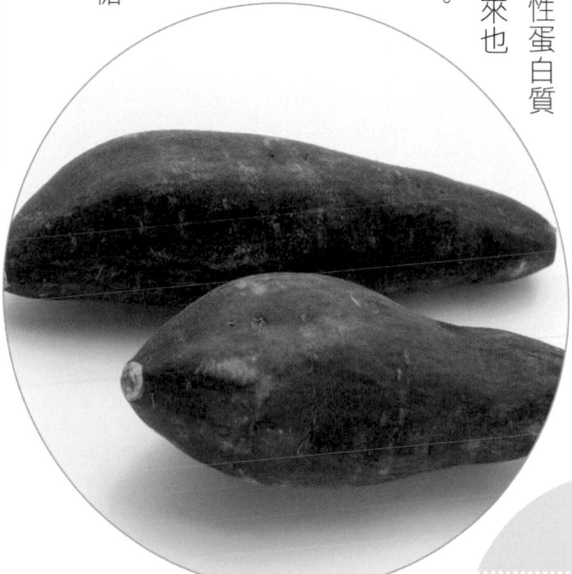

富含膳食纖維
淨化腸胃能力一流！

地瓜

β胡蘿蔔素

為身體所需的維生素A。可強化免疫力，修補眼、鼻黏膜或肌肉。還能維持滋潤感，呈現肌膚的光澤度。

鉀

調整體液平衡必備的礦物質，可幫助身體排除老舊廢物。若因流汗等因素缺鉀，會導致身體浮腫或腳部出現抽筋情形。

維生素C

有良好的抗氧化能力，可抗老化。與蛋白質結合，可生成膠原蛋白；還能抑制黑色素形成，具有美白效果。

選購方法＆保存祕訣

平民化的地瓜現在是熱門的養生健康食材。表皮光亮，色澤鮮潤才是新鮮的象徵，若表皮帶有硬鬚或是表面纖維已硬化，就應該避免選購。地瓜一般可放在室溫陰涼處，不需要放冰箱。

* Dementia and Diet/Nutrition，長期照護雜誌9卷1期 （2005 / 03 / 01） P5 -31，蘭淑貞。** Exploring the Relationships of Nutrient Intakes among Normal Cognitive Function, Mild Cognitive Impairment and Dementia. 義守大學醫務管理學系學位論文；2017年（2017 / 01 / 01），P1- 74，鄭貴月碩士，指導教授：高月慈。

健腦營養素：維生素E

主要食物來源：堅果類（杏仁、榛果、花生等），小麥胚芽（油）、葵花油、大豆油、酪梨、紅甜椒、各種魚類。

維生素E具有多種生物活性脂溶性維生素，也是一種能幫助人體清除有毒自由基的強抗氧化劑。因自由基會產生對認知功能的傷害已經在研究上被證實，所以對於有輕度認知障礙（MCI，mild cognitive impairment）和阿茲海默症患者，補充維生素E來延緩病情是近年來研究比較有興趣的方向。

*一篇2017年最新的回顧文獻，在一個單一研究發現，補充α-tocopherol（生育酚）形式的維生素E，有中等程度證據顯示有助於延緩阿茲海默症的進展。

**加拿大在2017年發表一項對於老年人為期十一年的追蹤研究也發現，有補充維生素E補充劑（或加上維生素C）的老人和沒有補充的比較，出現認知缺損、阿茲海默症和失智症的機率分別下降了23%、40%和38%，這樣的改善比起沒有補充的人是相當有差距的，因此研究建議老年人應固定補充維生素E和維生素C。

在***2015年的一項統合分析研究也發現，維生素E、維生素C、葉酸和咖啡是四種對於阿茲海默症，證據性最高等級的保護因子；且許多研究都顯示維生素E對於預防腦力退化，以及延緩阿茲海默症是有效的。

●怎麼選？怎麼吃？

許多天然的食物當中即存在維生素E，因維生素E是油溶性的維生素，故多存在一些富含油脂的食物如堅果類（杏仁、榛果、花生等），小麥胚芽（油）、葵花油、大豆油、酪梨、紅甜椒等；魚類如鯛魚、鰻魚或香魚等也都富含維生素E，建議在料理這些富含維生素E的食物時可添加油脂，以增加維生素E的吸收利用率；堅果類建議選擇無調味的原味堅果，避免食用時反而增加更多鹽分或糖分的攝取，保存時也應注意避免放置過久，而導致油脂氧化產生油耗味或變質，或是少量購買，未食用完的以密封袋（罐）裝好存放。

*Vitamin E for Alzheimer's dementia and mildcognitive impairment. CochraneDatabaseof SystematicReviews 2017, Issue 4. Art. No.: CD002854. Farina N, Llewellyn D, Isaac MGEKN, Tabet N
**Use of Vitamin E and C Supplements for the Prevention of Cognitive Decline. Ann Pharmacother. 2017 Feb; 51(2): 118-124. Basambombo LL, Carmichael PH, Côté S, Laurin D

若平日飲食當中較無法攝取到這些食物，也可以補充α-tocopherol（生育酚）形式的維生素E，建議每天補充200~400 IU（國際單位），以不超過400 IU／天為標準，以避免增加罹患肺癌的風險（國人膳食營養素建議成年人的攝取量為12 毫克α-T.E.，懷孕為14 毫克α-T.E.，哺乳期為15毫克α-T.E.）。

****在許多預防失智症的研究上可得知，補充富含維生素E和C的食物，比起補充維生素E和C的補充劑的有效證據是較多的；表示從天然食物來補充維生素E，比起從非天然食物的補充劑，食物來源是目前比較建議的。

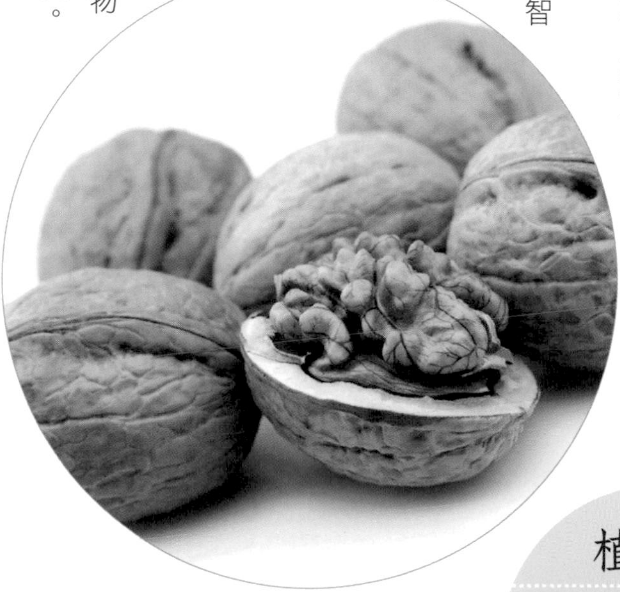

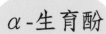

含有豐富的維生素與植化素 可預防細胞老化

核桃

α-生育酚

富含抗氧化力強的維生素E—α-生育酚，對於預防腦力退化，以及延緩阿茲海默症是有幫助。

植化素

核桃裡獨有的核桃多酚化合物—長梗馬兜鈴素、新唢呐素，可提升肝功能，預防動脈硬化或糖尿病，甚至有美白的效果。

礦物質

含豐富的鋅、鈣等礦物質，尤其裡面的鉀或鎂可清除體內囤積的老舊廢物。加上α-亞麻油酸的雙重效果，可消除浮腫。

選購方法&保存祕訣

建議選擇無調味的原味堅果，避免食用時反而增加更多鹽分或糖分的攝取，保存時也應注意避免放置過久，而導致油脂氧化產生油耗味或變質。核桃烤過風味與香氣會更好，只要短時間加熱不要超過140℃，不管是單吃或壓碎撒在沙拉拌食，只要一小匙就十分美味。

***Meta-analysis of modifiable risk factors for Alzheimer's disease. Journal of Neurology, Neurosurgery & Psychiatry 2015.

****阿茲海默失智症的食療科學證據，台灣醫界2009，Vol.52. No11，孫 瑜，邱銘章，李明濱

健腦營養素：維生素C

維生素C因可預防壞血病而被發現，意味著可抗（anti）壞血病（scorbutic）的酸（acid），故其化學名被稱為抗壞血酸。維生素C雖然容易被吸收，但即使過量攝取也會被排出體外，且無法於體內合成，所以每天都要補充維生素C。

主要食物來源：（紅心）芭樂、釋迦、奇異果、木瓜、草莓等水果。

維生素C和E一樣都是對人體來說重要的抗氧化劑，有助於降低大腦神經氧化壓力，預防神經發炎，是阿茲海默症的保護因子。維生素C為水溶性，雖然在體內比較不會累積產生毒性，*但2013年美國醫學會的論文研究顯示，或長期一天吃了「每天建議劑量的15-20倍」的維生素C時（國人膳食營養素建議成年人的攝取量為100毫克），會使得草酸容易堆積在體內而增加腎結石的風險。因此建議有腎結石病史或是家族遺傳的人，每天從天然食物和營養補充品所攝取的維生素C，最好不要超過1.5克。

●怎麼選？怎麼吃？

一般人可能都以為柑橘類水果，如柳丁、橙子的維生素C含量較高，殊不知水果裡維生素C含量最高的冠軍其實是芭樂！紅心芭樂的維生C含量更將近白肉芭樂的2倍，每100克紅心芭樂的含量高達214毫克，其他水果例如釋迦、奇異果、木瓜、草莓等，維生素C的含量也都不低於甜橙。

建議平時可多挑選這些當季的高維生素C水果來補充，儘量直接食用不要打成果汁，以避免維生素C氧化後反而營養流失了。

維生素C和其他的維生素或礦物質一併攝取，更能促進健康。比如鐵質。跟動物性食品裡的血紅素鐵相比，植物性食品裡的非血紅素鐵不易被吸收。而維生素C正可以增加腸道之非血紅素鐵的吸收率。

除此之外，維生素C若跟鈣質一併攝取，可提升骨質密度，跟膠原蛋白一併攝取，有養顏美容的效果。若是跟葉酸或維生素B_{12}，更有預防貧血的效果。

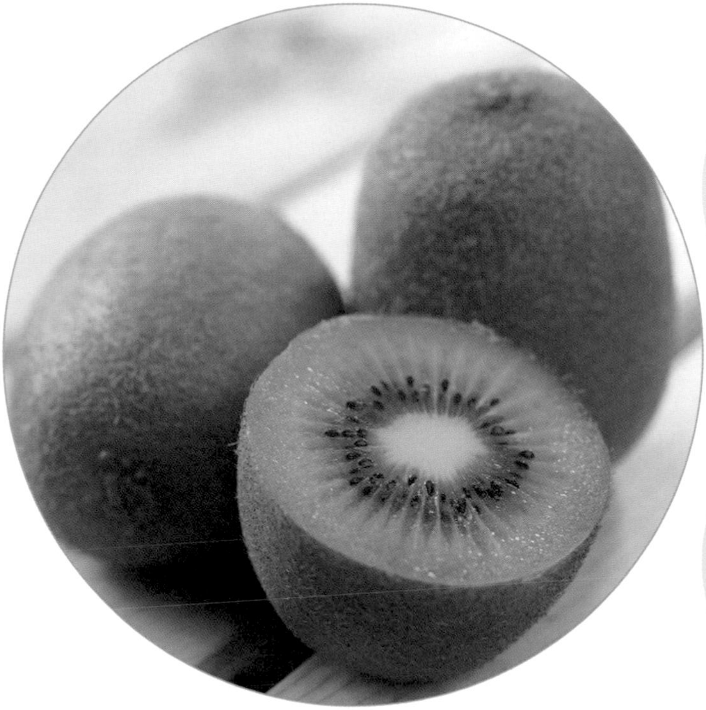

維生素C

具有良好的抗氧化作用，可抗老化。跟蛋白質結合，可生成膠原蛋白；還能抑制黑色素形成，具有美白效果。

膳食纖維

可活絡大腸功能，增加益生菌，清理腸道環境。身體若欠缺膳食纖維，腸道易囤積老舊廢物，引發便祕、肌膚乾澀或疾病。

檸檬酸

可分解因運動累積於體內的疲勞物質，消除疲憊感，並排除體內的老舊廢物。梅干等酸味感強的食材富含這類養分。

綠色果肉擁有
超群的維生素力量

奇異果

選購方法＆保存祕訣

奇異果要變軟熟透才好吃。買回家的奇異果若是硬硬的，要先放在室溫下催熟。直立拿時稍微壓一下，若表面帶有彈性的軟度，表示差不多熟了。跟香蕉或蘋果放在一起，可加快熟成速度。軟熟的奇異果在吃之前2～3小時先放入冰箱冷藏，更能釋出果肉的甜味。

奇異果的飲食重點

因為溶於水又不耐光或熱，保存或調理時容易流失，有時光是水洗就會流失一半以上的養分。所以攝取的重點是趁新鮮時，儘快吃掉。

*Ascorbic acid supplements and kidney stone incidence among men： a prospective study. JAMA Intern Med. 2013 Mar 11；173(5)：386-8.,Thomas LD, Elinder CG, Tiselius HG, Wolk A, Akesson A.

健腦營養素：維生素A（β-胡蘿蔔素）

維生素A是視黃醇或類胡蘿蔔素等，可於體內轉換成維生素A發揮作用之營養素總稱，屬於脂溶性維生素，能維護眼睛或皮膚、喉嚨或鼻子等器官，是保護其黏膜健康所不可欠缺的營養素。

主要食物來源：

豬肝、雞肝、魚肝油、鮪魚、黃紅綠色蔬菜水果（胡蘿蔔、南瓜、地瓜、玉米、青江菜、韭菜、菠菜、西瓜、橘子、枸杞等。

一般民眾較熟悉的β-胡蘿蔔素這個營養素，其實從植物來源的β-胡蘿蔔素進入身體之後能經由肝臟轉變成維生素A，維生素A和我們熟悉的維生素E和維生素C一樣，都是一種很強的抗氧化劑，有助於減輕細胞氧化壓力、減少神經損害，預防阿茲海默症或其他神經退化的疾病。

*2012年德國的一項研究發現，輕度失智症患者體內血中的β-胡蘿蔔素和維生素C濃度，和健康老人相比，明顯較低。

但因為維生素A維脂溶性維生素，攝取過多可能會在體內累積產生負擔，因此建議除了可從富含維生素A的動物性食品攝取，也可從許多富含β-胡蘿蔔素的天然植物性食品攝取來獲得維生素A。

●怎麼選？怎麼吃？

動物性肝臟，如豬肝、魚肝（油），或是蛋黃通常富含維生素A，但這類動物性食物的膽固醇含量也較高，建議如果是高血脂症的患者或膽固醇偏高的民眾，應避免食用過多，內臟類建議一週攝取的次數最多兩次，一次約一兩左右，而蛋黃一天不超過一顆為宜。

若是擔心動物性食品攝取過多對身體產生負擔，平日可多選擇顏色較鮮豔的黃色、紅色或綠色蔬菜水果，大多都含有較高的維生素A，建議可以和油脂一起烹調攝取，可增加脂溶性維生素A的吸收利用率。

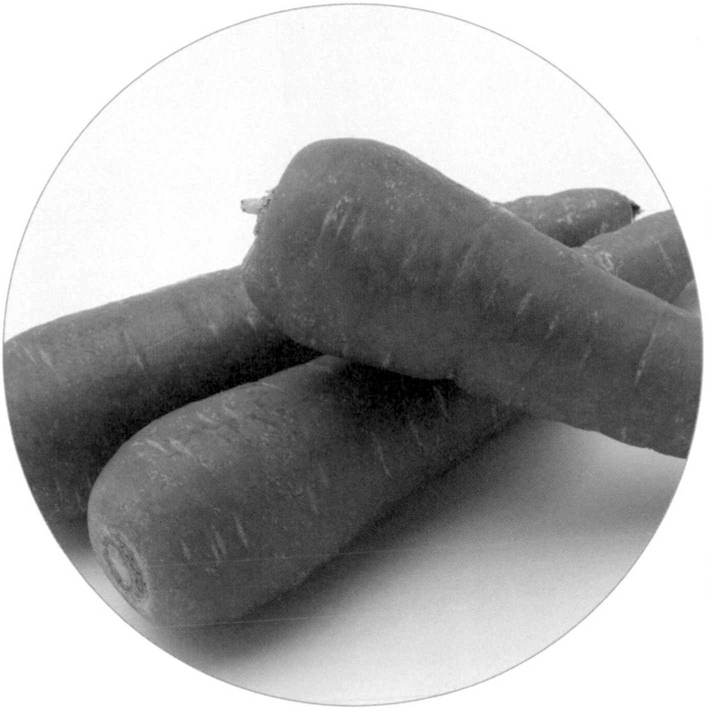

β胡蘿蔔素

為身體所需的維生素A。可強化免疫力，修補眼、鼻黏膜或肌肉。還能維持滋潤感，呈現肌膚的光澤度。

維生素B_6

胺基酸合成蛋白質所必需的維生素。可促進腎上腺素或血清素等神經傳導物質的作用，改善經前症候群等不適症狀。

膳食纖維

可活絡大腸功能，增加益生菌，清理腸道環境。身體若欠缺膳食纖維，腸道易囤積老舊廢物，引發便祕、肌膚乾澀或疾病。

富含β胡蘿蔔素
可養顏美容的常見食材

胡蘿蔔

選購方法＆保存祕訣

以表皮具有光澤，且呈鮮橘色、質地密實的胡蘿蔔為首選，葉子切口較小者，比較好吃；若切口泛黑，則代表不新鮮。保存時，記得先擦乾表面水氣再冷藏，以免腐爛；或用報紙或紙巾包好，直立式放入冰箱冷藏。

胡蘿蔔的烹調重點

維生素C含量不多，即使燉煮也不用擔心流失，很適合蒸煮料理或做成湯品，用小火慢燉風味最佳。若用油炒過，可增加β胡蘿蔔素的吸收率，也很適合熱炒或做成沙拉醬汁。胡蘿蔔富含女性需要的營養素，可說是廚房必備的家常食材。

*Dietary antioxidants and dementia in a population-based case-control study among older people in South Germany. J Alzheimers Dis. 2012; 31(4): 717-24.

健腦營養素：原花青素（Proanthocyandin，PACs）

主要食物來源：葡萄籽和皮、藍莓、黑莓、小紅莓、櫻桃、草莓、蔓越莓、紅石榴、茄子、紫高麗菜等。（紫色和紅色蔬果）

原花青素是屬於植化素裡多酚（Bioflavonoids）類的類黃酮類（Polyphenolics），最早是從花生皮中發現，在自然界的植物中，果皮、莖、葉及種子，尤其是紅色和紫色的蔬果當中，如紫（褐色）葡萄籽和皮、藍莓、黑莓、小紅莓、櫻桃、草莓、蔓越莓、紅石榴、茄子、紫高麗菜、松樹皮及夏威夷果葉都含有原花青素；學者更發現，葡萄籽及松樹皮的原花青素含量為所有植物之冠。

原花青素是一種水溶性抗氧化劑，在許多方面都對人體有幫助，例如，能清除人體自由基，預防衰老及降低癌症發生；減少動脈硬化、靜脈曲張的情形；能降低血液中壞膽固醇(LDL)的含量，提升好膽固醇(HDL)的含量，預防肥胖及心血管疾病；能抑制發炎反應，減輕關節炎症狀；保護肝臟，避免過多膠原蛋白累積於肝臟，導致肝臟纖維化；具有維持視力健康，改善視力及預防眼部退化等症狀；還能增加肌膚光澤與彈性，消除皺、修護肌膚傷口，維持肌膚健康與美白等效果。

而在一些*研究中也發現，原花青素能增加神經突觸的可塑性，有助於改善學習與記憶能力，對失智症狀有預防效果。

●怎麼選？怎麼吃？

如果要達到改善或預防大腦產生退化症狀，成年女性建議的是每天攝取七份蔬菜和水果，成年男性則是九份，一份約一個女生拳頭大的水果，蔬菜則是煮熟後約半碗飯碗為一份，洗淨生食或避免高溫烹調比較不會使營養成分流失太多；不同顏色的蔬菜水果含有不同成分的植化素營養，最好能多樣化攝取到紅、綠、黃、白、紫色的彩虹蔬果，最好能連果皮都洗淨一起食用，儘量不要只食用同一種顏色的蔬果或只單一攝取同一樣水果。

* Brain-targeted proanthocyanidin metabolites for Alzheimer's disease treatment. J Neurosci. 2012 Apr 11; 32(15): 5144-50.

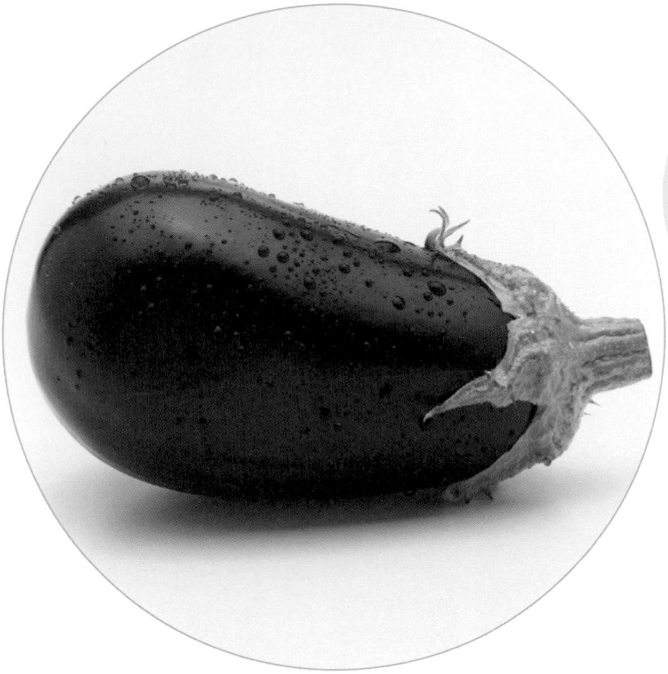

鉀

調整體液平衡必備的礦物質，可幫助身體排除老舊廢物。若因流汗等因素缺鉀，會導致身體浮腫或腳部出現抽筋情形。

葉酸

也被稱為「女性的營養素」。除了可預防貧血、強化黏膜外，還是生成新細胞不可或缺的營養成分，對懷孕期間胎兒或嬰幼兒的成長都非常重要。

紫色的色素成分——花青素
可預防動脈硬化或癌症

茄子

鎂

體內生成血清素不可欠缺的營養素。活動時血清素可活絡神經，安靜時則有放鬆效果；另含有1/3～1/2的鈣質量，可幫忙骨骼生成。

選購方法＆保存祕訣

以表皮有光澤，呈深紫色沒有斑點的為首選。蒂頭的刺要直挺。可放陰涼處。若要放冰箱，要用報紙包起來再放入塑膠袋。

茄子的料理重點

茄子外皮的深紫色來自，多酚化合物之一種的花青素。除了抑制活性氧，預防老化或癌症，還能降膽固醇，預防動脈硬化或高血壓、糖尿病等疾病。而會讓切口變成褐色的綠原酸，則有抗氧化的效果。
要帶皮吃才能有效攝取花青素。若搭配富含維生素C的食材調理，花青素的效果會更好。若要泡水除澀感，時間要短些，以免養分流失。

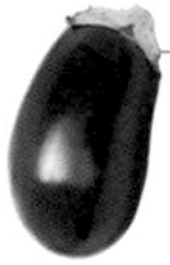

紫圓茄子

來自中國，於美國進行改良再來到日本。綠色蒂頭為其特色。味道清淡，帶點奶味。肉質較硬不易煮爛，適合加熱。

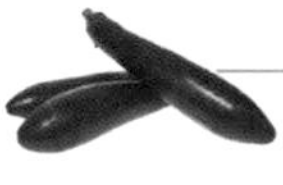

紫長茄子

一般常見的茄子，長約17～30cm。表皮雖硬，但肉質細軟，做成紅燒茄子十分美味。

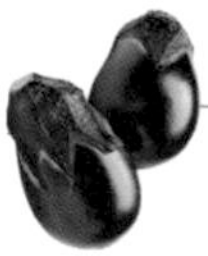

小茄子

長約3cm的小型茄子。適合醃漬入菜，或加入炊飯裡，或做成炸物。

健腦營養素：咖啡因、綠原酸

咖啡因主要食物來源：咖啡、紅茶、烏龍茶、綠茶、可可（巧克力）等。

綠原酸主要食物來源：咖啡、酪梨、胡蘿蔔、蔓越莓、櫻桃、藍莓、蘋果等。

咖啡是我們現代人許多人喜好的飲料，殊不知這個微苦且帶有特殊香氣的豆子，居然也含有許多對我們大腦有幫助的營養素。咖啡豆裡面含有的營養素「綠原酸」，能夠幫助調節調節大腦的GABA受體，幫助抗焦慮；也能清除自由基，有神經保護的效果，在動物模型中顯示，有助於改善缺血型腦中風與阿茲海默症。

咖啡豆裡所含的「咖啡因」成分，因能夠抑制腺苷受體，減少神經細胞吞食β類澱粉前驅蛋白（APP），防止β類澱粉的形成，因而有助於預防阿茲海默症的發生。

在法國一項追蹤四年的2007年的研究*也發現，每天喝三杯咖啡的老年女性和只喝一杯或是一杯不到的女性相比，喝超過三杯的有較不明顯的認知衰退。至於喝多少量的咖啡是對於增進短期記憶和幫助學習是有明顯的幫助呢？

根據美國約翰霍普金斯研究團隊一項2014的年研究**顯示，200毫克的咖啡因是對於促進學習最有效的攝取量，若只有100毫克咖啡因的效果和沒有喝是差不多的，但若喝到300毫克的咖啡因，效果並沒有比200毫克佳，更反而多了頭痛、噁心等過量攝取的副作用產生。芬蘭的一項針對中年人的為期二十一年的大型追蹤研究***也發現，每天喝三到五杯咖啡有助於降低阿茲海默症或其他失智症風險達六成五。

●怎麼選？怎麼吃？

根據許多研究的結果可以得知，每天攝取200毫克的咖啡因，約3杯即溶咖啡，或2杯180cc的美式濾泡咖啡或2小份義式濃縮咖啡（Espresso），另外在紅茶、烏龍茶、可可（巧克力）和可樂等食物裡也含有咖啡因成分，只是含量較少而已。建議每天不要攝取超過300毫克的咖啡因；若是血壓偏高或是心血管疾病的患者，則建議每日不要攝取超過200毫克的咖啡因。

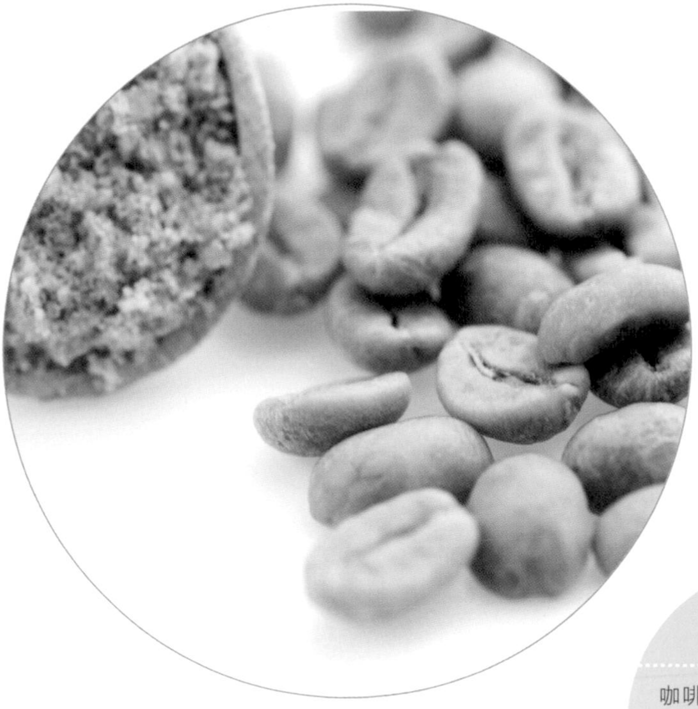

咖啡因

調能夠抑制腺苷受體，減少神經細胞吞食β類澱粉前驅蛋白，防止β類澱粉的形成，有助於預防阿茲海默症的發生。

植化素

咖啡含有的「綠原酸」等植化素，能夠幫助調節調節大腦的GABA受體，幫助抗焦慮；也能清除自由基，有神經保護的效果。

維護心血管健康、保護肝臟
提升記憶力、預防第二類型糖尿病。

咖啡

選購方法＆保存祕訣

新鮮的咖啡豆香濃郁，完整沒有缺角，選購時要確保剛烘焙的咖啡豆最佳。顏色愈黑的咖啡豆，味道就愈濃與苦澀。咖啡買回最好放密封罐，置於陰涼處保存。研磨咖啡粉若放在冰箱冷藏，可以保存一個 星期以上。但別將咖啡冷凍，因為會造成濕氣凝結，以及吸收其他怪味。

*The neuroprotective effects of caffeine: a prospective population study (the Three City Study). Neurology. 2007 Aug 7; 69(6) : 536-45.

**Post-study caffeine administration enhances memory consolidation in humans.Nat Neurosci. 2014 Feb; 17(2): 201-3.

***Midlife coffee and tea drinking and the risk of late-life dementia: a population-based CAIDE study. J Alzheimers Dis. 2009; 16(1): 85-91.

健腦營養素‧兒茶素

EGCG（epigallocatechin gallate）

主要食物來源：綠茶。

兒茶素是一種黃烷醇類的植化素，綠茶是含有兒茶素成分最多的一種茶飲，特別是其中的一種兒茶素成分EGCG（epigallocatechin gallate），其抗氧化能力是維生素C及維生素E的25~100倍。EGCG兒茶素能從血流中穿越血腦障壁進入大腦，發揮神經保護與再生的功能以及抑制β澱粉的製造與堆積。

綠茶是目前有較多醫學根據可預防認知功能退化以及改善大腦症狀的一種茶類，2006年日本東北大學一項針對七十歲以上老人的研究*發現，每天喝一杯或一杯以上綠茶的人，出現認知功能退化或失智症的機率降低38~54%，而在這項研究中，咖啡或紅茶豆沒有出現這種對於認知功能有益的效果。

另外，綠茶當中所含的維生素C含量也較高，其他成分像是「楊梅黃酮」（Myricetin）、「茶胺酸」（L-theanine）以及咖啡因都是綠茶當中能發揮神經保護特性的營養素。

綠茶中的茶鹼和咖啡因，能活化分解蛋白質激酶和三酸甘油，減少體內脂肪堆積。兒茶素可降低血液中的膽固醇含量，抑制血小板凝集，減少動脈硬化發生機率。黃酮醇類具有抗氧化作用，可防止血液凝塊、血小板成團，保護血液系統，不易產生病變，有效降低心血管疾病的發生。

如果你不愛喝咖啡或是喝咖啡容易心悸的話，不妨喝綠茶吧！

●怎麼選？怎麼吃？

綠茶因為未經發酵，保有大量的葉綠素、維生素與酯類，容易和空氣產生氧化，沖泡出的茶湯色深，營養價值就會變低，所以每次開封後都務必要再次密封，以防空氣進入與茶葉發生氧化反應。

如果不想破壞綠茶中的維生素C，建議可以冷泡的方式來飲用；如果您較容易有胃發炎或胃潰瘍的情況，建議不要空腹飲用茶飲，以避免太濃的茶對腸胃產生的刺激性較大。

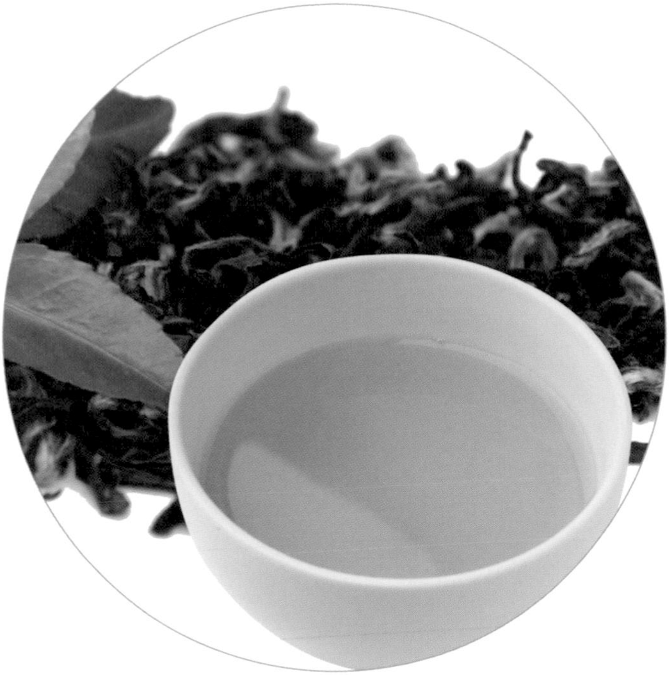

兒茶素

是活性最強的天然抗氧化劑，能清除體內過多的自由基，延緩細胞老化，還可以抑制血壓、膽固醇以及血糖值的上升，減少脂肪的攝取。

單寧酸

茶葉中的單寧酸可預防氧化、促進脂肪酵素分解、降低心血管疾病的發生率。

具有良好的抗氧化力，可增強免疫力，達到防癌效果。

綠茶

葉綠素

對受損的胃黏膜具有保護與修護的作用，能去除胃腸障礙引起的口臭，維持血中脂質的正常，預防動脈硬化，促進解毒作用。

選購方法＆保存祕訣

以色澤鮮艷有光澤，充分乾燥且氣味佳的為首選。綠茶具有很強的吸水性，因此要放入密閉容器壁面濕氣，在置於陰涼處保存。

*Green tea consumption and cognitive function: a cross-sectional study from the Tsurugaya Project 1. Am J Clin Nutr. 2006 Feb; 83(2): 355-61.

健腦營養素：黃烷醇（Flavanols）

主要食物來源：可可／黑巧克力

可可與巧克力含有礦物質鎂、鈣、鐵、鋅、銅、鉀與錳。也含有維生素A、B_1、B_2、B_3、C、E與泛酸(pantothenic acid)。比任何食物，包括綠茶、紅茶、紅酒與藍莓都含有更多的酚酸類植化素。

巧克力含類黃酮素，包括黃烷醇(flavnonols)、游離型的兒茶素(epicatechin)、兒茶素(catechin)與前花青素(proanthocyanidins)。同時它也是抗氧化劑可可鹼(theobromine)一個豐富的來源。

吃起來苦中帶甜的巧克力是很多人喜愛的甜點，無論是做成巧克力蛋糕或是可直接飲用的熱可可，都是讓人感到心裡可以得到滿足感，心情會變好的食物。

科學文獻上也證實，巧克力中富含的「黃烷醇」（Flavanols）多酚類營養素，的確有抗憂鬱的效果，難怪許多女生在生理期時會特別想要吃巧克力或是來杯熱巧克力牛奶。近年來的一些研究*也發現，「黃烷醇」對於改善輕度認知障礙、工作記憶等認知功能，甚至減輕胰島素阻抗作用來幫助改善代謝症候群相關的症狀（如高血壓、高血糖）。

●怎麼選？怎麼吃？

市面上許多含有可可（巧克力）的產品，為了增加風味通常會添加許多額外的糖分或香料，建議若要選購含有可可成分的食品，最好是選擇純度高、糖分低的黑巧克力或無糖的可可粉。

無糖可可粉可添加適量的鮮奶搭配飲用。攝取足夠的奶類和蛋白質，也有助於降低認知功能異常的風險。

不過，許多黑巧力製品標榜含有高百分比的可可含量(70%)，這種黑巧克力可能就會含有多種抗氧化劑，但不是保證每一種都有。

因為在製作可可的過程中，也會造成可可的許多營養成分流失，因此選購儘量以宣稱含有酚酸成分的製品。

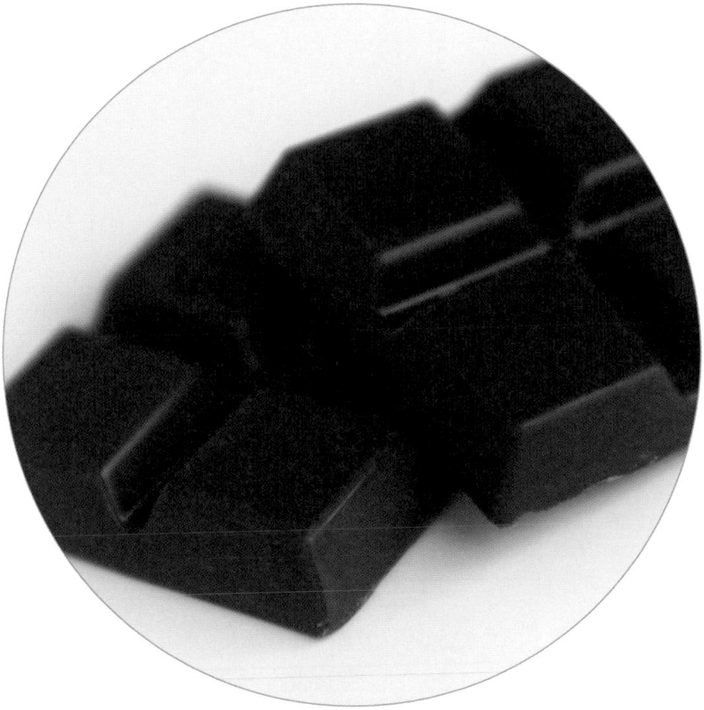

可可鹼

一種興奮劑，會使心跳加速，血管擴張，進而降低血壓，能增加好的膽固醇避免堆積，還能緩和氣喘，幫助放鬆肺部平滑肌。

多酚化合物

植物的苦味、色素或澀感等都含有多酚化合物。黃烷醇就是其中之一，可調節血管內皮細胞，改善血管壁彈性，促進血液循環。

泛酸

維生素B群的一種，可於體內合成，但若腸道環境不佳即無法製造。被喻為製造新細胞的補充酵素，也跟體內的代謝有關。

可調節血管內皮細胞一氧化氮的產生，促進血液循環、改善記憶力

巧克力

選購方法＆保存祕訣

巧克力製品有多種形式，例如可可粉、黑巧克力、牛奶巧克力、烘烤用的巧克力。避免購買表面呈灰色、有白點或有小洞的巧克力。將巧克力至在室溫或冷藏、冷凍，可以保存好幾個月。

巧克力的料理重點

溶化巧克力溫度要保持在攝氏50度以下，溫度過高會改變巧克力的味道。在西班牙或墨西哥料理中，巧克力常被用來作為海鮮與家禽肉類的沾醬。

*Benefits in cognitive function, blood pressure, and insulin resistance through cocoa flavanol consumption in elderly subjects with mild cognitive impairment: the Cocoa, Cognition, and Aging (CoCoA) study. Hypertension. 2012 Sep; 60(3): 794-801.

健腦營養素：蛋白質

主要食物來源：奶類、豆類、海鮮、魚類、蛋類、肉類。

由於現代人生活型態改變，勞力工作的型態已慢慢減少，加上養生風潮盛行，很多人以為少吃肉會比較健康，殊不知飲食中的「總蛋白質」若攝取不足，除了會造成年紀大的人肌肉量不足，即所謂的「肌少症」發生，也可能會增加老年人認知功能異常的風險。

在國內「台灣老年醫學暨老年學雜誌」2017年的一篇針對65歲以上老人的調查研究*報導發現，奶類蛋白質攝取分數愈高者，認知功能異常的風險顯著較低；意思就是，當老年人攝取越多的奶類時，產生認知功能異常的風險就越低。其中的調查也發現，會產生認知功能障礙的通常在總蛋白質的攝取量，也低於認知功能正常的人。因此飲食中的奶類和蛋白質攝取量，要達到國人「每日飲食指南」建議量是很重要的。

● **蛋白質食物（豆魚蛋肉類）**

每日建議食用份量：女性每日約4份，男性每日約5~6份。

每份份量說明：

豆魚蛋肉類1份（重量為可食部分生重）
＝黃豆（20公克）或毛豆（50公克）或黑豆（25公克）
＝無糖豆漿1杯（240毫升）
＝傳統豆腐3格（80公克）或嫩豆腐半盒（140公克）或小方豆干1又1/4片（40公克）
＝魚（35公克）或蝦仁（50公克）
＝牡蠣（65公克）或文蛤（160公克）或白海蔘（100公克）
＝去皮雞胸肉（30公克）或鴨肉、豬小里肌肉、羊肉、牛腱（35公克）
＝雞蛋1個。

● **蛋白質食物(乳品類)一人**

每日建議量為1.5杯（360毫升）：若因乳糖不耐或其他因素無法食用乳品類，可以無糖豆漿或其他蛋白質食物來取代。

● **乳品1杯＝240毫升全脂、脫脂或低脂奶**
＝鮮奶、保久奶、優酪乳1杯（240毫升）
＝全脂奶粉4湯匙（30公克）
＝低脂或脫脂奶粉3湯匙（25公克）
＝乳酪（起司）2片＝優格210公克。

* The Correlation between Dietary Protein Intake and Cognitive Function in the Elderly. 台灣老年醫學暨老年學雜誌；12卷3期（2017 / 08 / 01），P178–190。

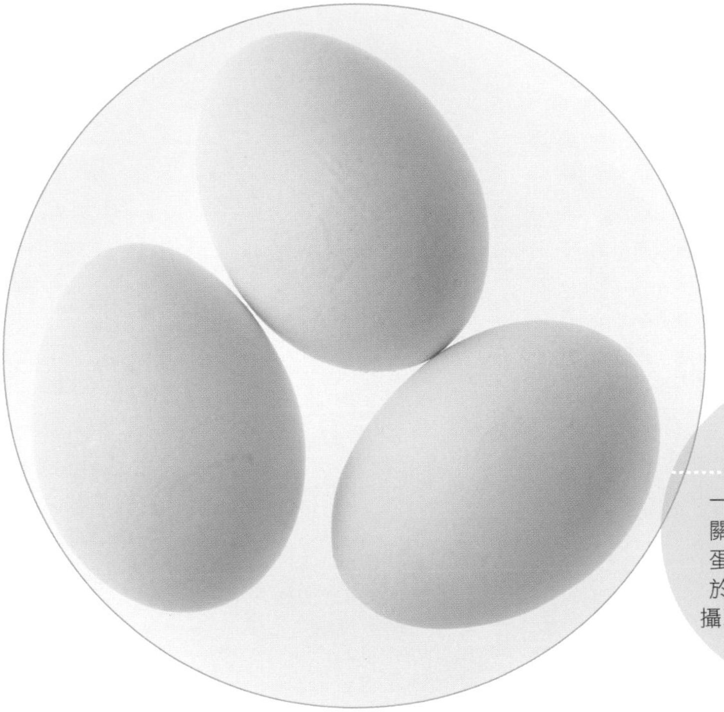

卵磷脂

除了有清除膽固醇的效果，還能維持人類細胞的年輕化，能活絡大腦及神經系統的運作。

膽鹼

一種跟記憶或和學習有關的神經傳導物質，以蛋白質為原料，可自行於體內合成。如果積極攝取，能預防腦部老化，提升學習力。

蛋白質

構成肌肉、皮膚或毛髮等組織的營養素，也是能量的來源且維持生命活動不可欠缺。一旦缺乏體力會下降，也會導致免疫力降低。

含有卵磷脂可構成人體細胞膜
是營養均衡的優質蛋白質

雞蛋

選購方法＆保存祕訣

蛋殼光滑、帶有光澤感的雞蛋最新鮮。放進水裡會沉下去是新產的蛋，反之浮上來的是舊雞蛋。若打蛋時，蛋黃完整，蛋白透明清亮更是新鮮。存放雞蛋時，記得蛋尖朝下放，雞蛋需要適當的濕度，冷藏時最好連包裝一起放進冰箱。

雞蛋的烹調重點

雞蛋是具有高度營養價值的重要食材，故只要跟蔬菜以及米飯搭配，即可提供全方位的營養。雞蛋的調理方式很多，半熟蛋具有溫潤的黏稠感，生蛋或煎熟的荷包蛋也都各具風味與特色。

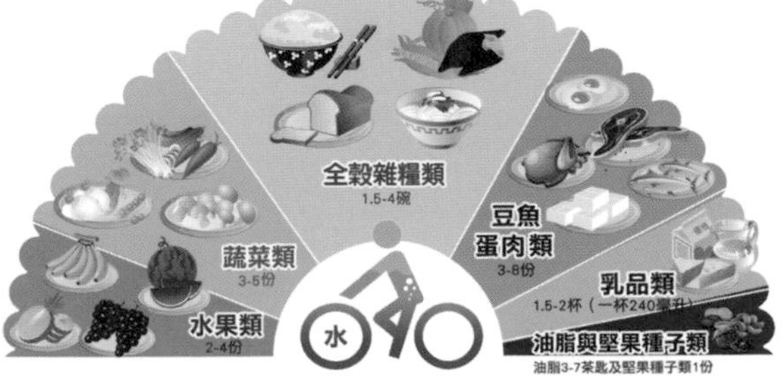

＊資料參考來源：國民健康署網站-每日飲食指南手冊。

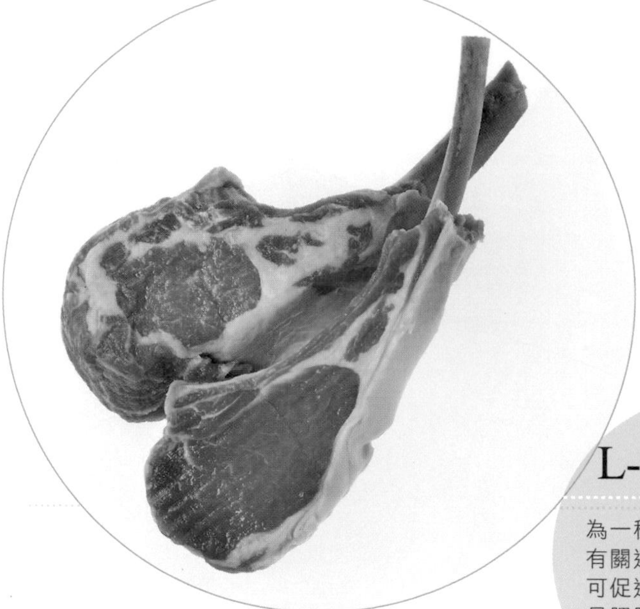

L-左旋肉鹼

為一種胺基酸，跟代謝極有關連。據說這種營養素可促進脂肪燃燒，打造不易肥胖的體質，甚至被視為絕佳的減肥食材。

富含可燃燒脂肪的胺基酸
屬於溫補食材

羊肉

維生素B_{12}

和葉酸同時搭配，有造血功能的維生素。可調整血液濃度，維持腦部或神經組織正常運作，還能預防貧血，淨化血液。

選購方法＆保存祕訣

英文中羔羊寫成「lamb」，成羊則為「mutton」。羔羊肉為淡紅色，成羊肉則是鮮紅，脂肪雪白、肉質紋理細緻的羊肉才新鮮。保存時，最好仔細包裹好保鮮膜再冷藏，但為新鮮起見，買回家後宜儘早食用完畢或冷凍保存。

油酸

為不飽和脂肪酸，可防止身體老化、清血脂、降低膽固醇。雖然熱量比較高，還是要多多攝取。

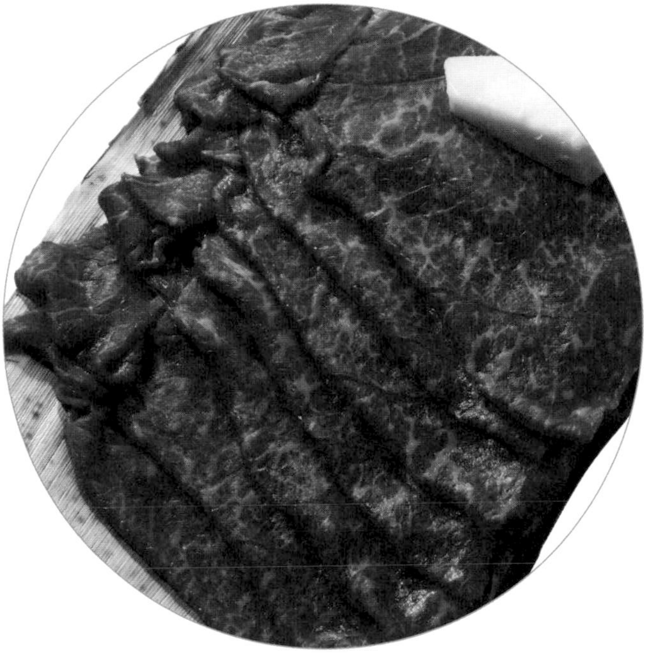

維生素B_2

抑制皮脂分泌不可或缺的美容維生素。現代人容易缺乏，要多從飲食中補充，有促進能量代謝的效果。

鐵質

鐵質是將氧氣送達血紅素內，打造好氣色不可或缺的礦物質。身體缺乏鐵質會導致貧血，是女性特別容易缺少的營養素。

鋅

體內製造新細胞時，幫助蛋白質合成的礦物質。一旦匱乏將引發味覺障礙，導致免疫力下降或肌膚乾裂。

瘦肉部位蛋白質含量豐富
維生素&礦物質的含量也多

牛肉

選購方法&保存祕訣

紅色部位脂肪含量少，對身體比較健康。通常紅色部分越深，表肉質越熟成，帶點反黑的紅更是美味的保證；含脂肪的部位最好帶有奶油色，比較新鮮。切成薄片的牛肉儘量不要重疊，一一攤開放置冷凍。退冰時要先拿到冷藏室，再慢慢解凍。

牛肉的烹調重點

牛肉依照部位有各種調理方式，如薄片不宜煮過頭，成塊的牛腱適合長時間燉煮等。牛肉富含人體容易吸收的鐵質，但其中的鋅若跟酒精一起攝取，則有礙吸收，要特別注意。

你一定要知道的脂肪酸知識

人體是約由60~100兆個細胞所構成。每天約有15兆個細胞死亡與再生，而這些細胞的產生都需要油。

人體的每個細胞都擁有油所組成的「細胞膜」，而構成細胞膜的成分，即俗稱「磷脂質」的複合式脂肪。此外，在這些磷脂質之間的物質就是膽固醇。所以，油是維繫生命不可或缺的物質。油的最大功能就是「代謝成能量」。經由我們口中攝取的油品，可於體內代謝成能量。其中脂質可以透過消化器官分解為脂肪酸，再藉由血液帶往全身細胞，作為能量使用。此外，它還能囤積於肝臟，必要時再分解成脂肪酸加以利用。所以，想要健康就不能不認識脂肪酸。

飽和脂肪酸與不飽和脂肪酸

脂肪酸由碳、氫、氧所構成。當脂肪酸分子中不含有不飽和鍵（雙鍵），稱為飽和脂肪酸，在室溫下常呈固態比較不易氧化變質。但它也比較不好消化，容易凝固於血管內，增加心血管疾病的風險。

不飽和脂肪酸是指至少含有一個不飽和鍵（雙鍵）的構造，在室溫下呈液態，容易氧化變質。它常被視為製造能量或細胞膜的材料，不易囤積於體內。有減少血液裡的多餘中性脂肪，預防血栓的效果。

單元不飽和脂肪酸與多元不飽和脂肪酸

不飽和脂肪酸是指，無法與氫原子結合的碳原子至少有一個呈雙鍵構造的脂肪酸。因無法和氫原子結合呈現不飽和狀態，容易與氧原子等結合，亦即，氧化變質的風險較高。含一個雙鍵的脂肪酸稱為單元不飽和脂肪酸，如Omega-9系與Omega-7系油品，均可於體內合成。而含兩個以上雙鍵的脂肪酸，稱為多元不飽和脂肪酸，如Omega-3系、Omega-5與Omega-6系油品，含有無法於體內合成的「必需脂肪酸」。

＊資料來源，美容油品達人YUKIE，健康用油事典，2017，晨星

Omega系脂肪酸

不飽和脂肪酸包含Omega系脂肪酸。Omega系脂肪酸可從最末端的碳原子（稱為ε端）開始數，根據第幾個碳原子出現雙鍵就分為第幾大類。例如，當第一個雙鍵出現在ε端數過來的第3個脂肪酸，就稱為「Omega-3系脂肪酸」。

不飽和脂肪酸的例子（Omega-3系脂肪酸）

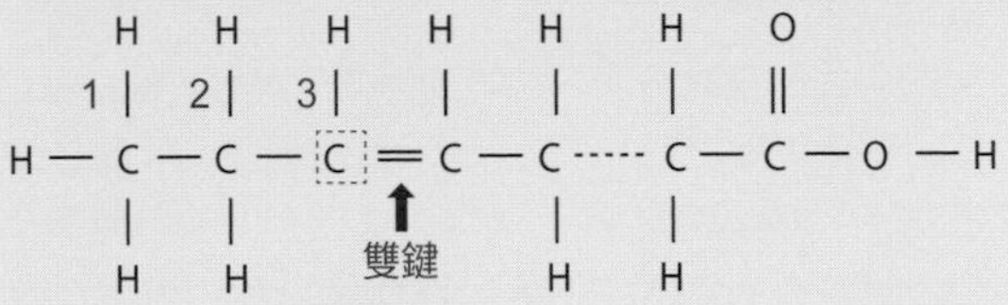

眼睛

構成眼睛表面之眼角膜的是俗稱「蠟酯」的脂質。可以保護眼睛的淚液則是由油脂層、水液層與黏蛋白層這3層所構成。其中位在油脂層裡的「瞼板腺」（又稱麥氏腺），可分泌脂質，也是淚液的供應來源。

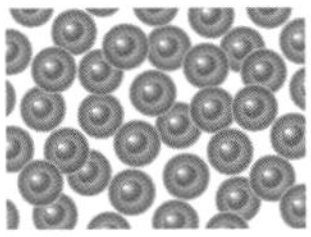

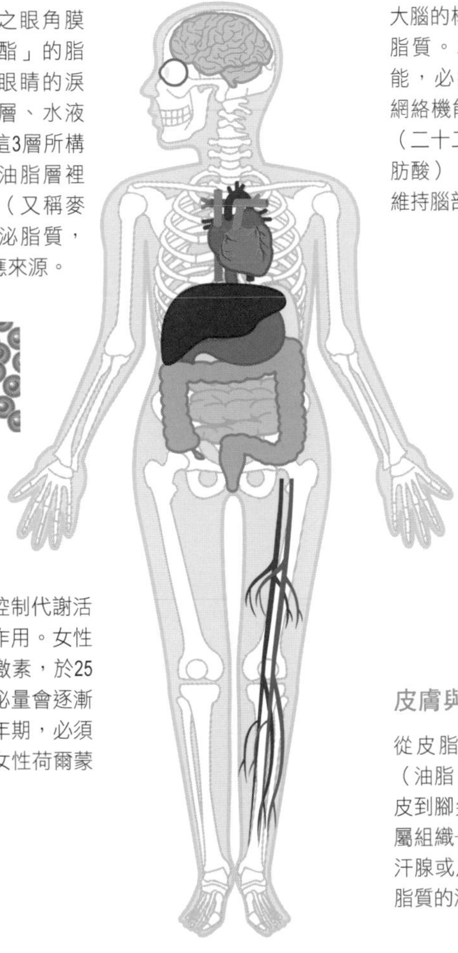

大腦

大腦的構成成分約有60%為脂質。為活化人體腦部功能，必須建立神經細胞的網絡機能。而脂肪酸與DHA（二十二碳六烯酸、必需脂肪酸），可保護神經細胞，維持腦部機能正常運作。

心臟・血管

動脈可將血液帶往全身。好的脂質，能讓動脈保持一定的柔軟與彈性，讓血流更順暢。此外，避免血管壁堵塞或破裂，也是脂質的重要功能。

荷爾蒙

脂質也有如同控制代謝活性之荷爾蒙的作用。女性荷爾蒙裡的雌激素，於25歲高峰期後分泌量會逐漸下滑。到了更年期，必須攝取可以調整女性荷爾蒙分泌的油品。

皮膚與附屬組織

從皮脂腺所分泌的皮脂（油脂），可緊緊保護頭皮到腳尖的皮膚，而其附屬組織──毛髮、指甲、汗腺或皮脂腺，也都需要脂質的滋養。

飽和脂肪酸

棕櫚酸

常見於動物性油脂裡的豬油或奶油，或植物油裡的可可脂或棕櫚油。屬於可將生成油酸的硬脂酸進行轉換的脂肪酸。棕櫚酸可活化細胞原有功能，促進維生素類吸收，但小心不能攝取過量，以免增加動脈硬化的風險。

肉豆蔻酸

常見於椰子油或棕櫚仁油等，也會出現在豬油或奶油等動物性油脂。肉豆蔻酸可刺激蛋白質，促進荷爾蒙分泌與保護細胞膜。若攝取過量，會引發心臟病或動脈硬化。因本身不易氧化，洗淨力又好，常用於肥皂或洗髮用品。

硬脂酸

為動物與植物性油脂中含量最多的飽和脂肪酸，像豬油或奶油等動物性油脂，可可脂或乳油木果脂（乳果油）等植物油含量都非常豐富。硬脂酸可藉由體內酵素，轉換成熔點較低的油酸。在食用方面，引發心血管疾病的風險較高，小心不能攝取過量。

月桂酸

為母乳主要成分，可提升免疫機能的脂肪酸。月桂酸可經門靜脈直接送往肝臟代謝，屬於可有效被分解與消化的中鏈脂肪酸。且在代謝過程中會產生酮體，可有效預防及改善阿茲海默型的失智症。像椰子油或棕櫚油因含有月桂酸，室溫下呈現固態。

辛酸／癸酸

為具有良好抗菌效果的中鏈脂肪酸，常被當成醫藥品原料。因可經門靜脈直接送往肝臟，能夠被有效地代謝，不會囤積成脂肪。近年來，加工合成的油品也富含這種被稱作「MCT油」的中鏈脂肪酸油，常用於飲食療法。

單元不飽和脂肪酸

Omega-7 棕櫚油酸

棕櫚油酸為人體皮脂裡含量約10%的脂肪酸，會隨著年齡增長而減少，適量攝取可促進肌膚再生。它能滲透血管壁強化血管，預防腦中風等疾病，也能刺激胰島素分泌，預防糖尿病或高血糖。像夏威夷果仁油等堅果類油品均富含棕櫚油酸。

Omega-9 油酸

油酸是不飽和脂肪酸裡，最不易氧化，人體可自行合成的脂肪酸。它可抑制血液裡的壞膽固醇，把胃酸的分泌量控制到最少以防消化不良。油酸也能促進腸子的蠕動，消除便祕。加上保濕力強，能幫助其他美容成分導入肌膚，自古即被視為美容保養油。

多元不飽和脂肪酸

Omega-3

α-亞麻油酸

無法於體內自行合成，一定要由食品攝取的必須脂肪酸。它可藉由體內酵素，轉換成EPA（二十碳五烯酸）或DHA（二十二碳六烯酸），抑制血液裡的中性脂肪防止血栓。它也是形成細胞膜的磷脂成分，因有預防癌症、高血壓或過敏的效果，是現代人應積極攝取的脂肪酸。

Omega-3

EPA（二十碳五烯酸）

也是無法於體內自行合成，只能由食品攝取的必須脂肪酸之一。主要出現在鯖魚、秋刀魚、鮪魚等青皮魚類，能透過攝取α-亞麻油酸於體內自行合成。EPA可淨化血液，具有預防血栓、抗發炎、調節免疫力、改善脂肪代謝、預防動脈硬化等效果。

Omega-3

DHA（二十二碳六烯酸）

一樣是無法於體內自行合成的必須脂肪酸，可以透過攝取α-亞麻油酸於體內自行合成。α-亞麻油酸經常出現在植物性浮游生物裡，故以此為食的魚貝類富含DHA。加上EPA的雙重效果，能有效淨化血液。DHA是腦部可以直接吸收的養分，能確保神經細胞的柔軟度，順利傳達各方的訊息。

Omega-6

亞油酸

雖是無法於體內合成的必須脂肪酸，但若攝取過量也會成為健康問題。它雖可暫時降低血液裡的膽固醇值與中性脂肪，但若攝取過量，反而會引發過敏、發炎症狀，增加罹癌風險。所以，以外食為主的飲食型態或攝取過多點心甜品，都會導致亞油酸攝取過量。

Omega-6

γ-亞麻油酸

也是無法於體內合成的必須脂肪酸，可藉由體內酵素，從亞油酸轉換而來。γ-亞麻油酸很少出現在天然食材裡，可以降血壓、血糖值，預防血栓。此外，還可舒緩更年期症狀或PMS（經前症候群）。所以，女性荷爾蒙減少，生活習慣病風險增加的更年期婦女，應多攝取這類脂肪酸。

Omega-6

花生四烯酸

一樣是無法於體內自行合成的必須脂肪酸，可從前驅物質二高γ-亞麻油酸轉換合成。花生四烯酸是幼兒腦部或身體發育不可欠缺的脂肪酸，可調整免疫機能，提升學習力與記憶力。但小心不要攝取過量，以免引起過敏、發炎，增加罹癌風險。

＊資料來源，美容油品達人 YUKIE，健康用油事典，2017，晨星

點心

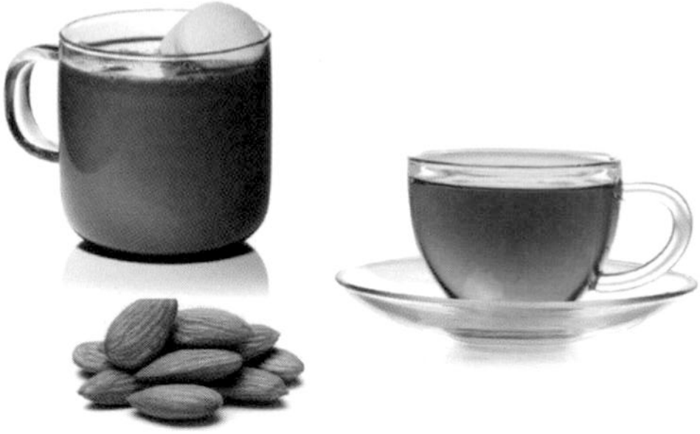

熱巧克力一杯

（或無糖綠茶、紅茶或烏龍茶）

+杏仁5顆

晚餐

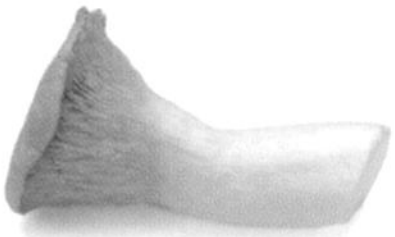

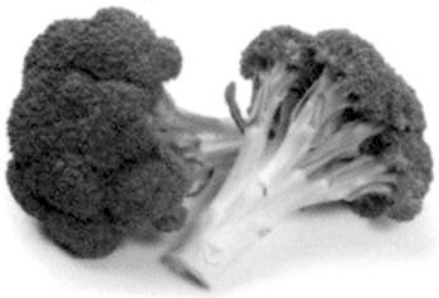

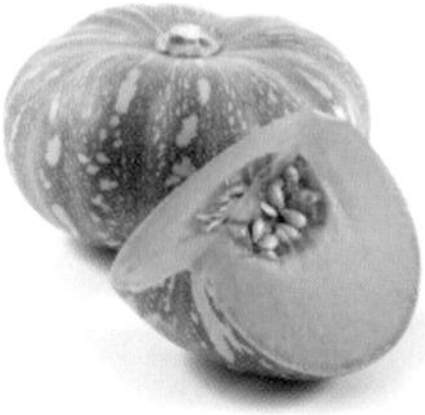

野菇南瓜咖哩飯

橄欖油烤時蔬

（杏鮑菇、玉米、綠花椰菜、茄子）

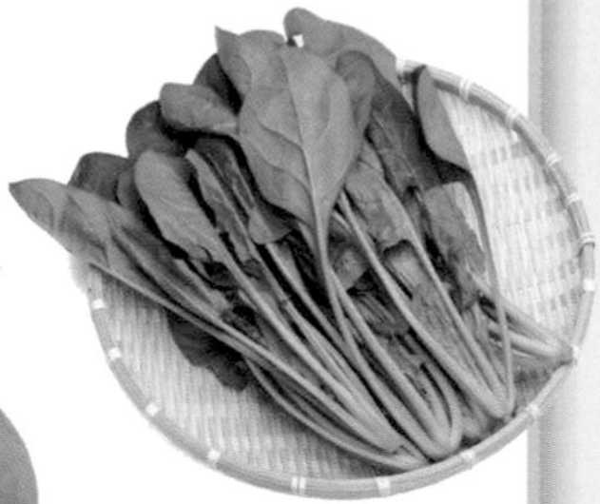

菠菜豬肝湯

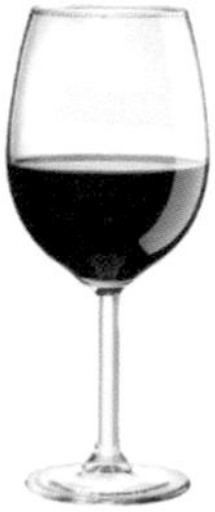

泰國芭樂半顆

紅酒一杯（120毫升）

無飲酒習慣者不用

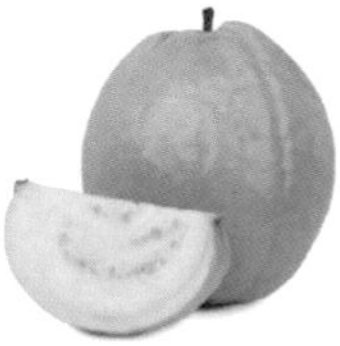

健腦食材

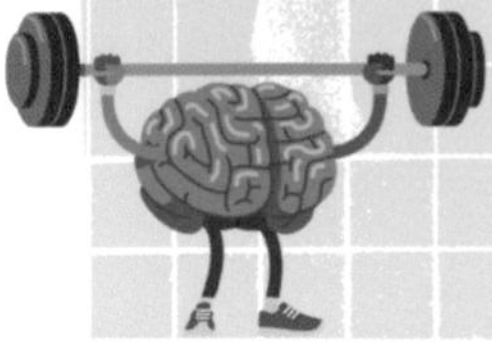

十穀飯、地瓜、糙米、全麥吐司（麵包）、鮪魚、雞肉、蝦仁、豬肝、豆漿、豆干、豆腐和味噌（黃豆製品）、紅椒或黃椒、玉米、咖哩、美白菇和杏鮑菇（菇類）、南瓜、茄子、地瓜葉和菠菜（深綠色蔬菜）、番茄、葡萄、可可（巧克力）、花生（堅果）、草莓（莓果類）、芭樂、紅酒、鮮奶、綠茶、紅茶、烏龍茶、咖啡、橄欖油。

特別企劃

增強記憶力的一日食譜

早餐

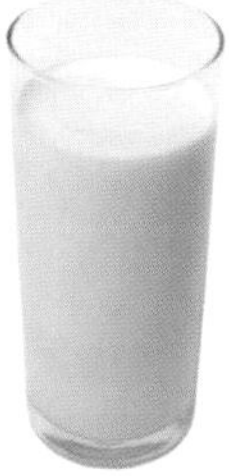

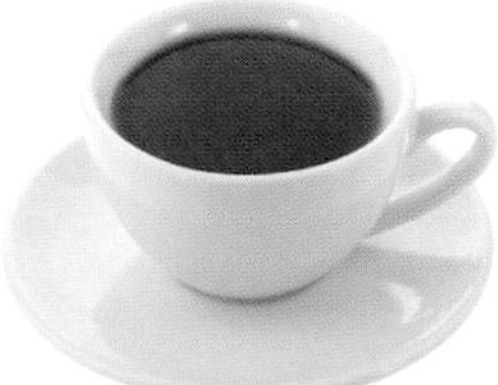

無糖黑咖啡一杯（約180毫升），
可加鮮奶或豆漿約240毫升

全麥鮪魚蔬菜三明治
（可夾大番茄、洋蔥等其他生菜）

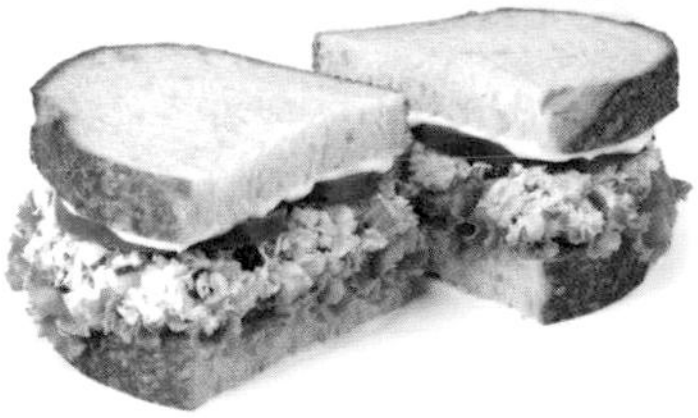

午餐

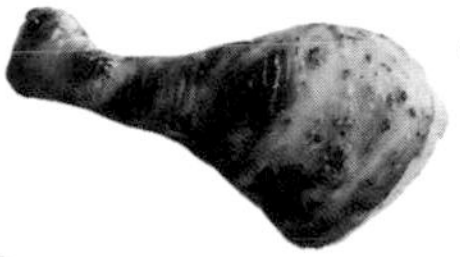

十穀飯或地瓜糙米飯（半碗或八分滿）

烤雞腿小隻1隻或香滷豆干2塊

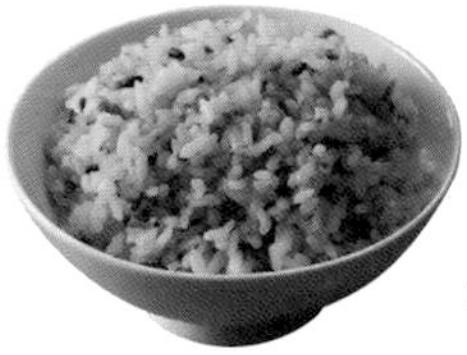

鳳梨彩椒蝦仁

美白菇炒地瓜葉

味噌豆腐湯

草莓7顆或葡萄10顆

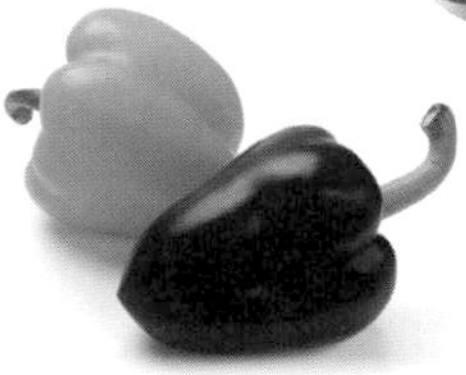

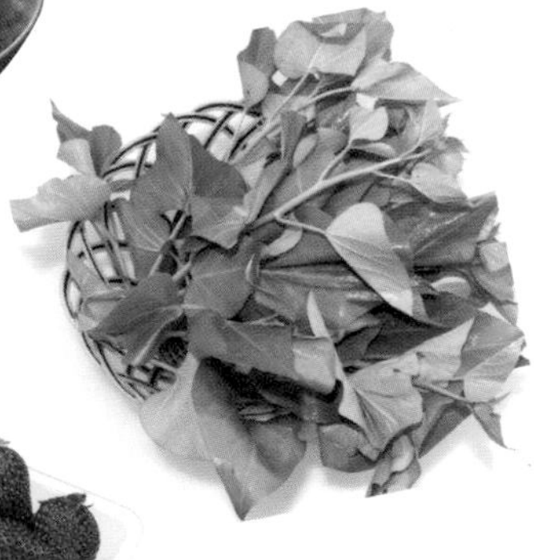

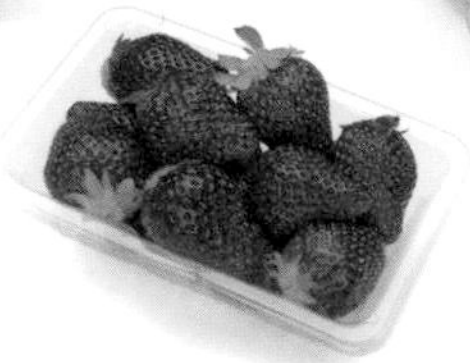

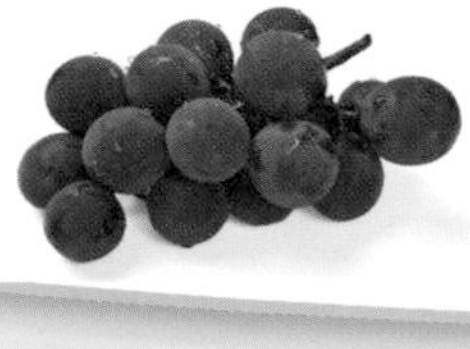

PART 3

餐桌時間：活化腦力的美味料理

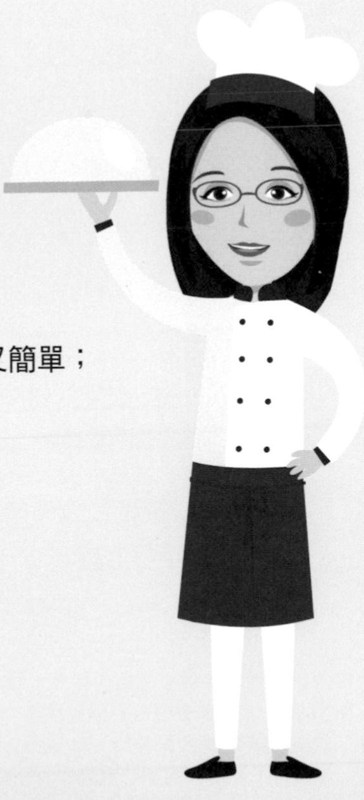

記憶力不好怎麼辦？

吃一堆保健食品，不如吃美味的食物；

自己煮太難？

料理師為大家示範，只要照著做，保證輕鬆又簡單；

健康的食物都不美味？

營養師親挑食材，每一樣都兼顧美味和營養。

營養師精挑
活化腦細胞的好食材

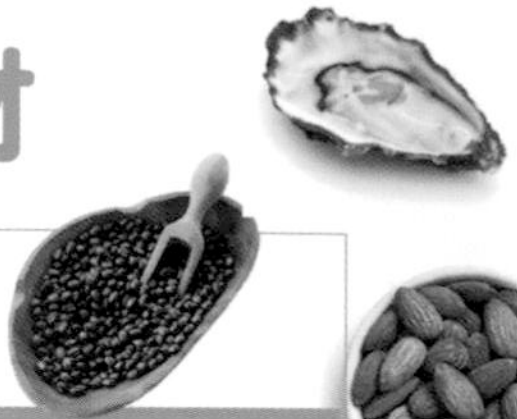

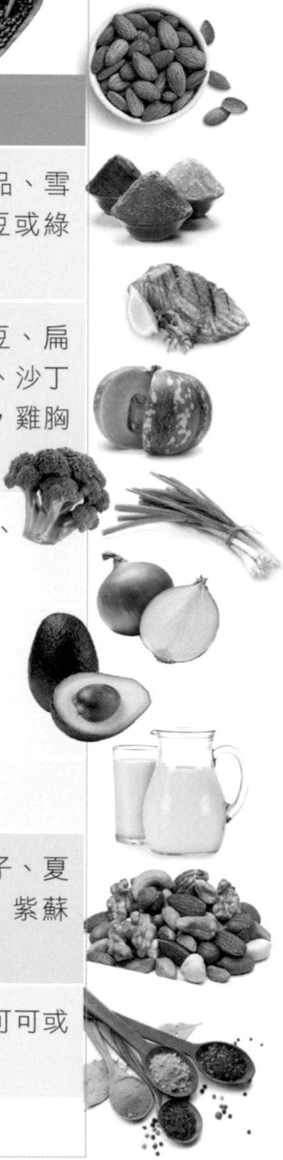

天然的「補腦」食物

食物類別	食材舉例
全穀雜糧類 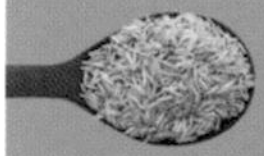	糙米、胚芽米、藜麥、蕎麥、全麥麵粉及其製品、雪蓮子、燕麥或燕麥片、小麥胚芽、豆類（紅豆或綠豆）、黃色根莖類（南瓜、地瓜、玉米等）
豆魚蛋肉類 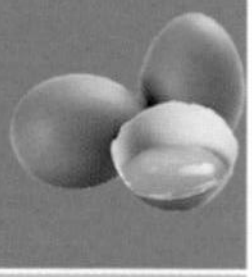	豆類（黃豆、黃豆製品或黑豆）、大豆、豌豆、扁豆，*魚類（小型青花魚、鮭魚、鱈魚、秋刀魚、沙丁魚等），牡蠣，蝦子，全蛋，低脂起司或乳酪，雞胸肉
蔬菜類	深綠色蔬菜、黃色蔬菜（大番茄、胡蘿蔔、黃椒、韭黃等）、紅椒、青花椰菜，海藻，洋蔥、蔥
水果類	黃色水果（木瓜、芒果、柑橘類、番茄等），莓果類（藍莓、蔓越莓、草莓、桑葚、枸杞、黃金果等），櫻桃，紫紅葡萄、酪梨
乳品類	鮮奶或奶粉、優格或優酪乳
油脂與堅果種子類	核桃、胡桃、杏仁、芝麻、榛果、花生、葵瓜子、夏威夷豆、橄欖油、芥花油、亞麻仁籽（油）、紫蘇油、苦茶油、小麥胚芽油
辛香料及其他	薑黃（或咖哩），味噌、紅麴，肉桂，大蒜，可可或黑巧克力，綠茶、咖啡

資料來源參考：邱銘章、湯麗玉，失智症照護指南，2009，原水文化。

＊根據研究顯示沙魚、旗魚、鮪魚、油魚等大型魚類，屬於海洋食物鏈頂端的魚類，含有毒重金屬物質「甲基汞」，證實會傷害到胎兒腦部發展，因此食藥署建議孕婦及育齡婦女應避免過量攝取鯊魚、旗魚、鮪魚及油魚等大型魚類，以避免重金屬超標，孕婦及育齡婦女如要攝取一天不宜超過一份(約35公克)，6歲以下兒童每月則不宜超過一份(35克)大型魚類，一份大小約成人三指併攏的大小及厚度。

無論你是跟我一樣菜多肉少的蔬食主義者，或你是無肉不歡的葷食愛好者，這裡我們提供由一位用心照護全家健康的料理師「真妮4」，針對有益大腦的食材，於書中設計50道簡單易上手的美味食譜，即使不是大廚的你也可以在家輕鬆料理。

如果你是忙碌的上班族，早上來份水果優格或藜麥綠拿鐵，搭配簡單的全麥三明治或紅豆燕麥粥。午餐可以自備堅果糙米飯，買個簡單的自助餐菜肉搭配，或自備鮮蔬一級棒沙拉，再買份外食主餐，便可以補足外食容易攝取不足的纖維。晚餐若想吃的清爽一點，可以來個鯖魚壽司，搭配味噌秋葵以及蛤蠣蔬菜湯，若是假日想吃得豐盛的西式料理，那麼彩椒鮮蝦義大利麵，搭配番茄節瓜乳酪以及南瓜濃湯，下午甜點可來個米布丁或是白木耳枸杞蓮子湯，即使不外食，只要有這本書你也可以讓家人吃得美味豐盛又健康。

即便你是個零廚藝的新手主婦(夫)，也可以任選一道自己喜愛的料理跟著作，你會發現原來健康料理可以這麼簡單又美味。

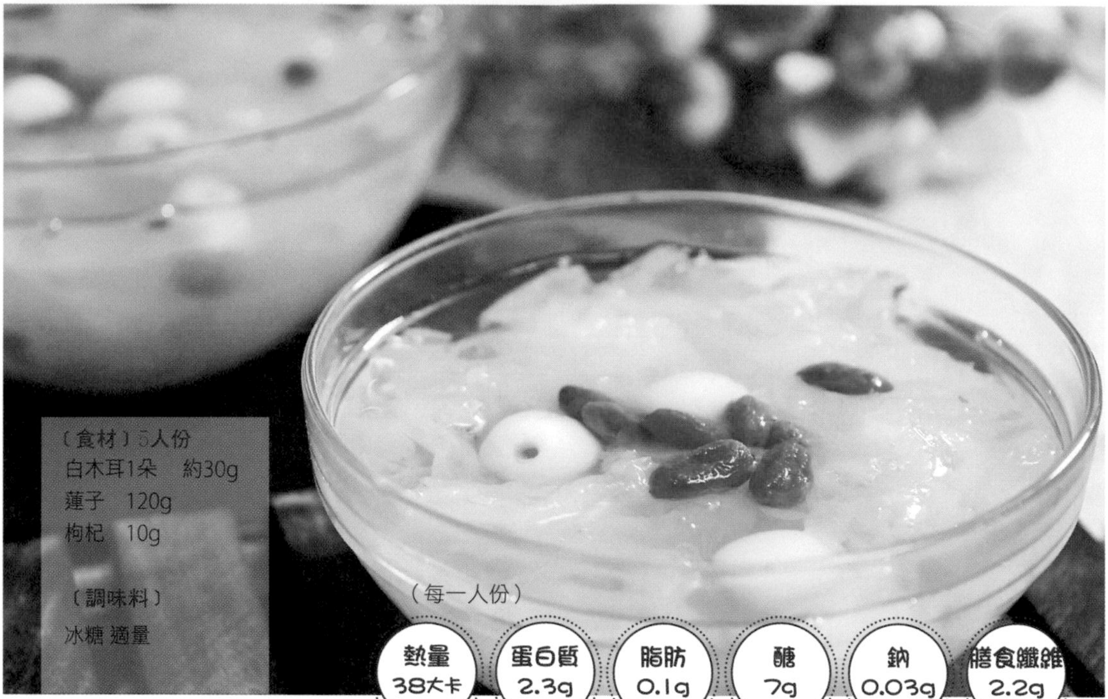

白木耳枸杞蓮子湯

〔食材〕5人份
白木耳1朵　約30g
蓮子　120g
枸杞　10g

〔調味料〕
冰糖 適量

（每一人份）

熱量	蛋白質	脂肪	醣	鈉	膳食纖維
38大卡	2.3g	0.1g	7g	0.03g	2.2g

枸杞子為中國醫學上的良藥，收錄在《神農本草經》中為上品，《食療本草》中亦記載其「堅筋耐勞，除風，補益筋骨，能益人，去虛勞」。

許多研究也發現枸杞子有抗衰老、抗氧化的作用及增強免疫機能等相關的生化機制，對腦部組織中海棉樣變性及脂褐質之關連性以及學習記憶行為表現可能也有相關聯性。

白木耳又稱「銀耳」，或稱為「窮人的燕窩」，富含膳食纖維，是幫助腸道益生菌生長的重要養分，腸內菌若失調會導致認知缺損、焦慮或憂鬱等症狀。

蓮子除了中醫說具有安神養心作用外，其富含礦物質鉀、鈣和鎂及蛋白質，食用上可取代白飯等做為澱粉、醣類的來源，也可提供部分植物性蛋白質的營養。以避免平日飲食中「總蛋白質」攝取不足，可能會增加老年人認知功能異常的風險。

〔作法〕

1.乾的白木耳買回來用乾淨的水浸泡到膨脹透明，剪去蒂頭較硬的部位後用手撕成小片。

2.把撕成小片的白木耳放進電鍋內鍋，內鍋加水2000CC，外鍋一杯水，按下開關。

3.蓮子、枸杞用水輕輕沖洗雜質。

4.第一次電鍋跳起放入枸杞和蓮子，外鍋一杯水再續蒸一次。

5.第二次電鍋再跳起，先不要掀蓋，燜到自然降溫後，再加入適量冰糖（依個人口味來放，可以一點一點加入，以免過甜）拌勻，冰的熱的都好吃。

〔提醒〕

1.白木耳要買淡黃色，太白小心漂過頭，太黃則要擔心是放太久了。

2.白木耳浸泡到軟化膨脹成3、4倍即可，泡的時間要看體積而定。

3.白木耳在發泡和蒸煮過程都會膨脹，使用的容器要大一點。

4.木耳蓮子湯屬性偏涼不能貪嘴吃太多，煮好的木耳甜湯放冰箱隔天再吃濃稠的膠質會更明顯，不能久放，要趁新鮮趕快吃。

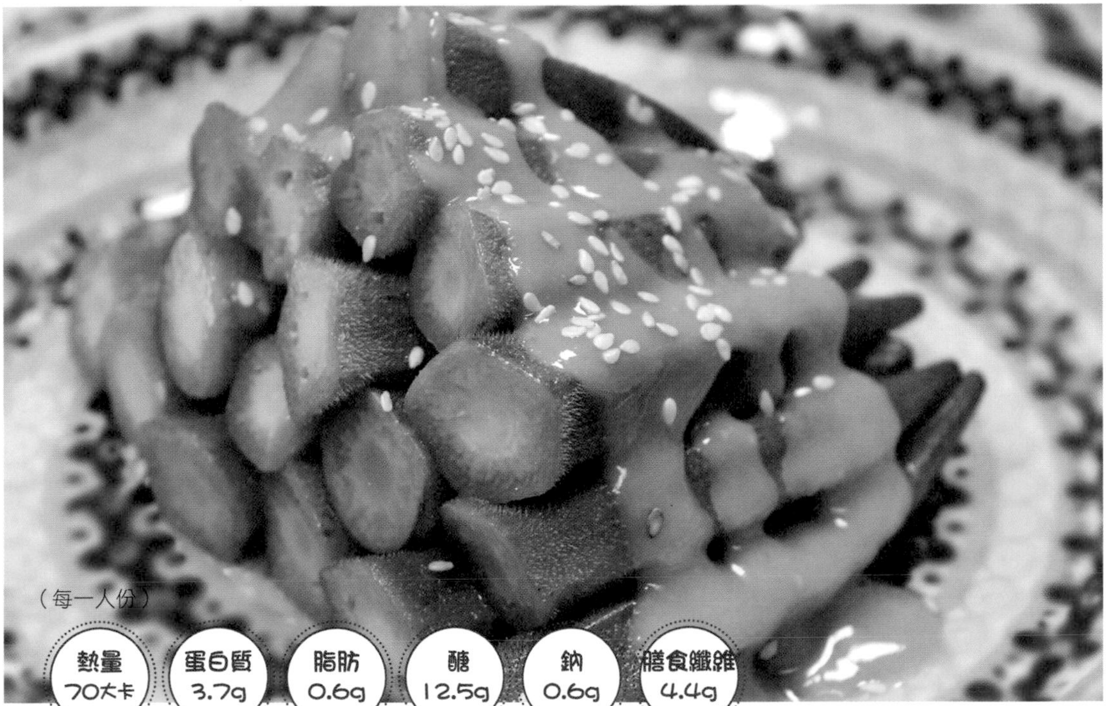

（每一人份）

熱量	蛋白質	脂肪	醣	鈉	膳食纖維
70大卡	3.7g	0.6g	12.5g	0.6g	4.4g

味噌秋葵

味噌由黃豆發酵而來，含大豆卵磷脂，是構成人體生物細胞膜的主要成分，能合成「磷脂醯膽鹼」維持大腦正常功能的營養物質。味噌鈉含量雖高，但有*研究發現，味噌湯一天喝兩碗以上的人，比只喝一碗以下的人，罹患高血壓的風險降低了五倍，可見味噌抗高血壓的功效高過鹽分可能帶來的風險。味噌含有益生菌最好不要高溫烹調以免好菌被破壞，建議煮湯時先將食材煮熟後，再將味噌拌入湯中，或以味噌醬方式來保留味噌的益生菌。

秋葵富含膳食纖維能保護胃黏膜黏性醣蛋白，每100克的秋葵含有226RE（視網醇當量）的維生素A及3.7公克的膳食纖維。有助於減輕細胞氧化壓力、減少神經損害，預防阿茲海默症等神經退化性疾病。如擔心從豬肝、魚肝或蛋黃這類動物攝取維生素A易造成血膽固醇上升，那麼秋葵和其他黃紅色蔬菜水果，例如胡蘿蔔、南瓜、地瓜、玉米或西瓜，也是不錯的選擇。

〔食材〕2人份

秋葵一盒（約200g）
味噌30g（2大匙）
白芝麻少許

〔調味料〕

味霖30CC（2大匙）
開水30CC（2大匙）
鹽15g（1大匙）（燙菜用）

〔作法〕

1.秋葵洗乾淨，放入燒滾的水中川燙，取出放入冰水冰鎮10分鐘後瀝乾再切掉蒂頭部位。

2.味噌與調味料充分攪拌均勻澆淋在擺盤上的秋葵。

〔提醒〕

1.川燙蔬菜的水加入1大匙鹽可保持蔬菜的翠綠色度。

2.味噌醬汁容易油水分離，上桌前再澆味噌醬汁才能保持好看的色相。

3.買秋葵時挑翠綠結實的外型，簡單清洗川燙再冰鎮三個步驟，沾醬油或美乃滋就很好吃了。

雞的里肌肉部位若去皮後，所含的總脂肪量和飽和脂肪量較低，富含蛋白質和菸鹼酸，菸鹼酸能幫助維持正常能量代謝以及消化道、皮膚和神經的健康，人體若缺乏菸鹼酸可能會產生食慾不振、失眠、健忘或衰弱等神經系統受損的症狀，嚴重長期缺乏則會產生3D症狀，腹瀉(diarrhea)、皮膚炎(dermatitis)、癡呆(dementia)而最終導致死亡。

要避免缺乏，我們可多從一些豆、魚、肉和蛋類等蛋白質食物或堅果、乳製品來攝取足夠的菸鹼酸，尤其年長的老人家，容易因食慾減低或食量減少，導致各種營養素攝取不均。青豆仁俗稱豌豆仁，可取代米飯作為主食，每100公克的青豆仁含有6公克的蛋白質，與8公克的膳食纖維，比一盤煮熟青菜的膳食纖維高，對老人家而言，有助於增加植物性蛋白質的攝取，牙口不好的老人將青豆仁用果汁機打碎做成濃湯，也是一種不錯的補充營養方式。

〔提醒〕

1.川燙雞肉的水量要蓋過食材才容易泡熟。

2.用竹籤或筷子穿刺不再滲出血水就熟了。

〔作法〕

1.燒滾半鍋水後再放入雞里肌，再滾後熄火加蓋燜2分鐘，取出泡冰水，冰鎮5分鐘後瀝乾切成1.5cm立方的丁塊狀。

2.原湯鍋再川燙青豆仁1分鐘，撈出移入冰水冰鎮後瀝乾備用。

3.火腿片切與雞丁相近的尺寸。

4.取一大碗放入所有材料和調味料混拌均勻即可上桌。

青豆火腿雞肉丁

〔食材〕3人份

雞里肌200g
青豆仁130g
火腿3片（約75g）

〔調味料〕

鹽5g（1小匙）
香油5g（1小匙）

熱量	蛋白質	脂肪	醣	鈉	膳食纖維
155大卡	23.2g	2.5g	9.8g	0.96g	3.2g

（每一人份）

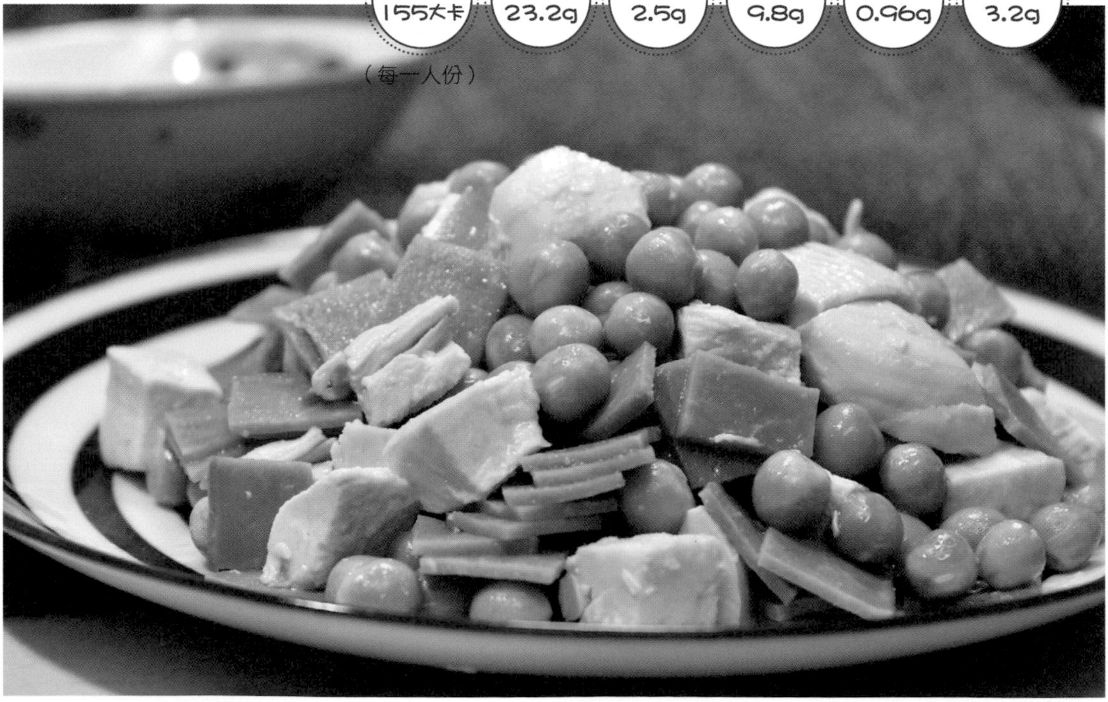

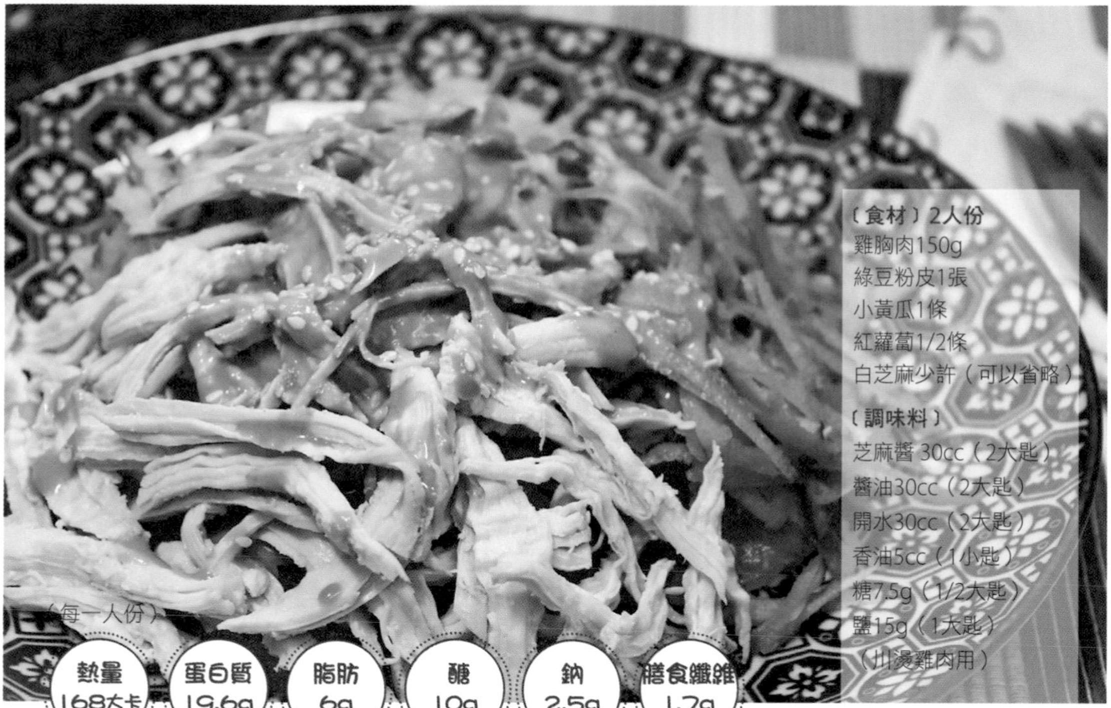

〔食材〕2人份
雞胸肉150g
綠豆粉皮1張
小黃瓜1條
紅蘿蔔1/2條
白芝麻少許（可以省略）

〔調味料〕
芝麻醬 30cc（2大匙）
醬油30cc（2大匙）
開水30cc（2大匙）
香油5cc（1小匙）
糖7.5g（1/2大匙）
鹽15g（1大匙）
（川燙雞肉用）

（每一人份）

熱量	蛋白質	脂肪	醣	鈉	膳食纖維
168大卡	19.6g	6g	10g	2.5g	1.7g

黃瓜雞絲拉皮

芝麻醬是很好的油脂來源。芝麻富含維生素E及芝麻酚（Sesamol）等營養素，研究發現，補充α-tocopherol（生育酚）形式的維生素E，有中等程度證據顯示能延緩阿茲海默症的進展。

國內也有針對芝麻酚的*研究，餵食老化促進小鼠（SAMP8，Senescence-accelerated mouse prone-8）十二週芝麻酚，發現對鞏固老化促進小鼠的恐懼記憶有顯著效果，也能促進空間的學習記憶能力。

紅蘿蔔富含β-胡蘿蔔素及維生素A，有助於減輕細胞氧化壓力、減少神經損害，預防阿茲海默症或其他神經退化疾病。

小黃瓜含有較豐富的維生素C，但高溫加熱容易導致維生素C的流失，建議此道料理小黃瓜直接洗淨後食用，可避免因高溫烹調而破壞維生素C的營養。

〔作法〕

1.在燒滾的水中加鹽後放入雞胸肉，煮滾後熄火加蓋續燜3分鐘，放涼後順雞肉紋路剝成細絲狀。

2.綠豆粉皮切成1*4cm的長條狀，裝在漏勺放進川燙雞肉的熱水中，呈半透明後撈出泡冷開水備用。

3. 小黃瓜和紅蘿蔔洗淨擦乾水分後用刨具或用刀切成粗絲。

4. 取大碗把所有調味料充分調勻。

5.依序擺好綠豆粉、雞絲、黃瓜絲、紅蘿蔔絲，淋上芝麻醬再隨意撒上白芝麻就可上桌。

〔提醒〕

1.雞胸肉比較厚第一次燜3分鐘後從中間橫切再泡1分鐘，不會再出血水就完全熟了。

2.綠豆粉皮先隔著塑膠袋切，比較不會互黏。

3.雞肉過度加熱纖維會緊縮，可以熱水燜泡的方式，類似現在流行的低溫舒肥，慢熟的雞肉纖維便可以又甜又嫩。

*芝麻酚與槀本內酯改善老化促進小鼠之學習記憶能力與阿滋海默症病理特徵之潛力，臺灣大學食品科技研究所學位論文; 2011年(2011/01/01)，P1 – 213。

紅椒的維生素A含量是青椒的6.8倍，黃皮甜椒的15倍，維生素C的含量則和黃皮甜椒差不多，青椒的含量則較少。維生素A和C皆是強抗氧化劑，維生素C有助於降低大腦神經氧化壓力，預防神經發炎，是阿茲海默症的保護因子。德國有研究發現，輕度失智症患者體內血中的β-胡蘿蔔素和維生素C濃度，和健康老人相比，明顯較低。

枸杞含有豐富的褪黑色素，以及可以讓玉米變黃的特殊抗氧化色素「玉米黃素」。玉米黃素含量是雞蛋的50倍，可預防黃斑部病變的發生。此外枸杞的抗衰老、抗氧化作用及增強免疫機能等相關生化機制，對延緩大腦老化學理上推論有助益，值得未來進一步研究證實。

豬肉屬紅肉類。紅肉的飽和脂肪含量較高，食用過多易造成血脂肪上升，但對牙口較不好老年人，偶爾食用較軟的豬絞肉，可增加蛋白質的攝取，只要不過量食用對預防失智症應該是利多於弊。

蠔油本身的鈉含量較高，若烹調已使用，則其他含鹽分的調味料建議減少，以免過多的鹽分攝取造成心血管的負擔，也可降低罹患血管型失智症的風險。

枸杞彩椒黃瓜盅

〔食材〕3人份

豬絞肉200g
大黃瓜一條（約900g）
枸杞10~15顆
紅椒丁1大匙
黃椒丁1大匙

〔調味料〕

A
素蠔油 30cc（2大匙）
蔥薑水45CC（3大匙）
糖2.5g（1/2茶匙）
B
鹽15g（1大匙）
香油少許
C
太白粉或地瓜粉1大匙

〔作法〕

1.豬絞肉加調味料A混拌均勻靜置入味的時候削大黃瓜的外皮。

2.枸杞用30cc（約2大匙）水泡開。

3.大黃瓜洗乾淨削外皮切成4CM高的圓段，留底，用湯匙挖掉中間的籽，內側輕抹太白粉後將絞肉餡填滿。

4.填好肉餡後的大黃瓜放入電鍋內，外鍋加一量米杯的水蒸熟。

5.泡枸杞的水加上蒸好的黃瓜湯汁重新再加熱調味後，淋在盤裡的黃瓜肉上灑上準備的紅黃椒丁，再澆一點香油就能上桌了。

〔提醒〕

1.大黃瓜要挑結實圓胖型，彎曲的口感不好也不適合拿來做盅。

2.絞肉要經過分次加水攪拌（俗稱打水），肉感才會彈脆好吃。

3.2片拇指大小的薑拍鬆，一根切大段的蔥，加少許水，混在一起抓捏就是蔥薑水。

4.在瓜肉表面撲粉是為了讓肉容易巴住瓜肉，成品才不會變成骨肉分離。

熱量	蛋白質	脂肪	醣	鈉	膳食纖維	
195大卡	15g	9.6g	12g	2.6g	1.5g	（每一人份）

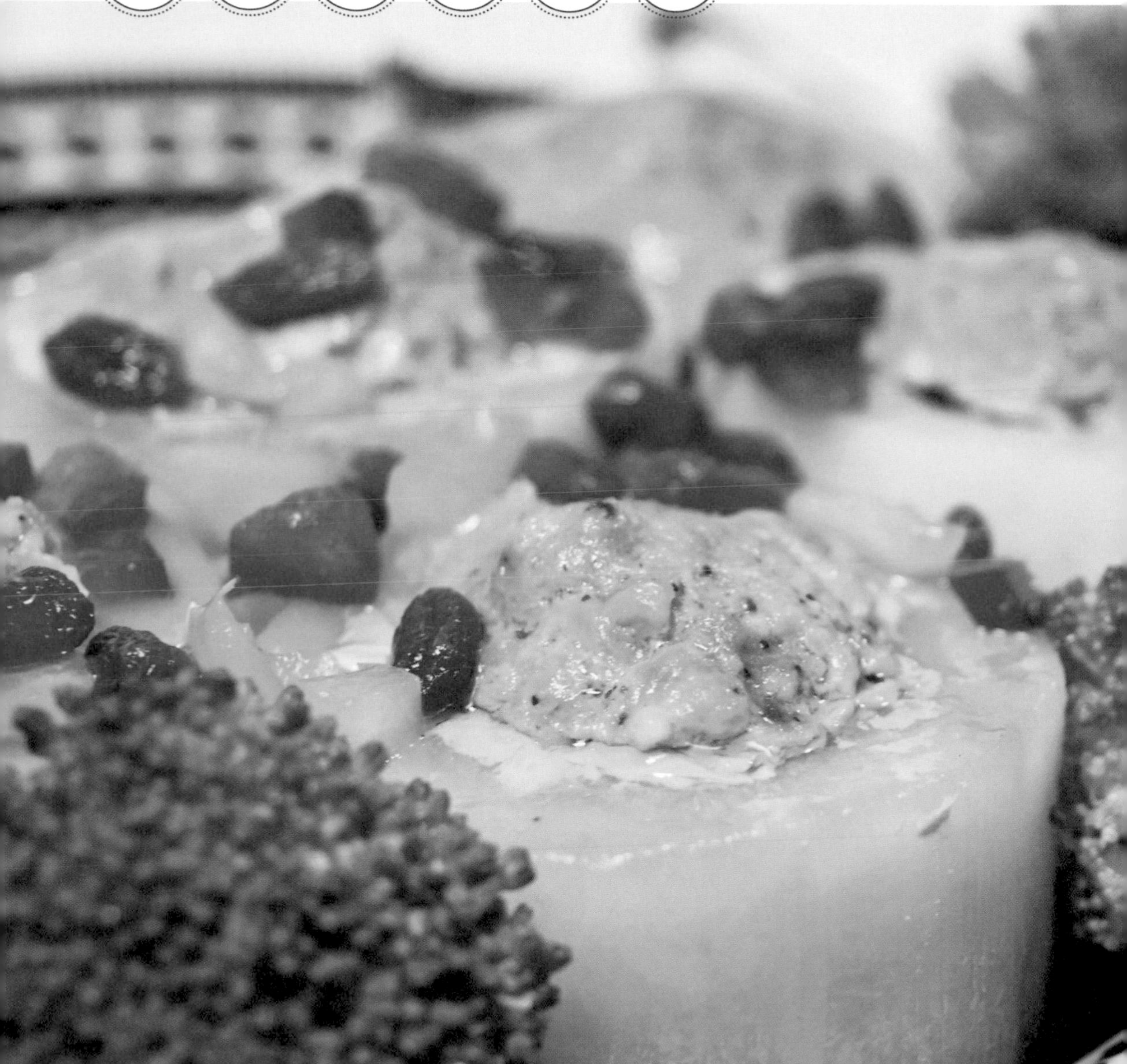

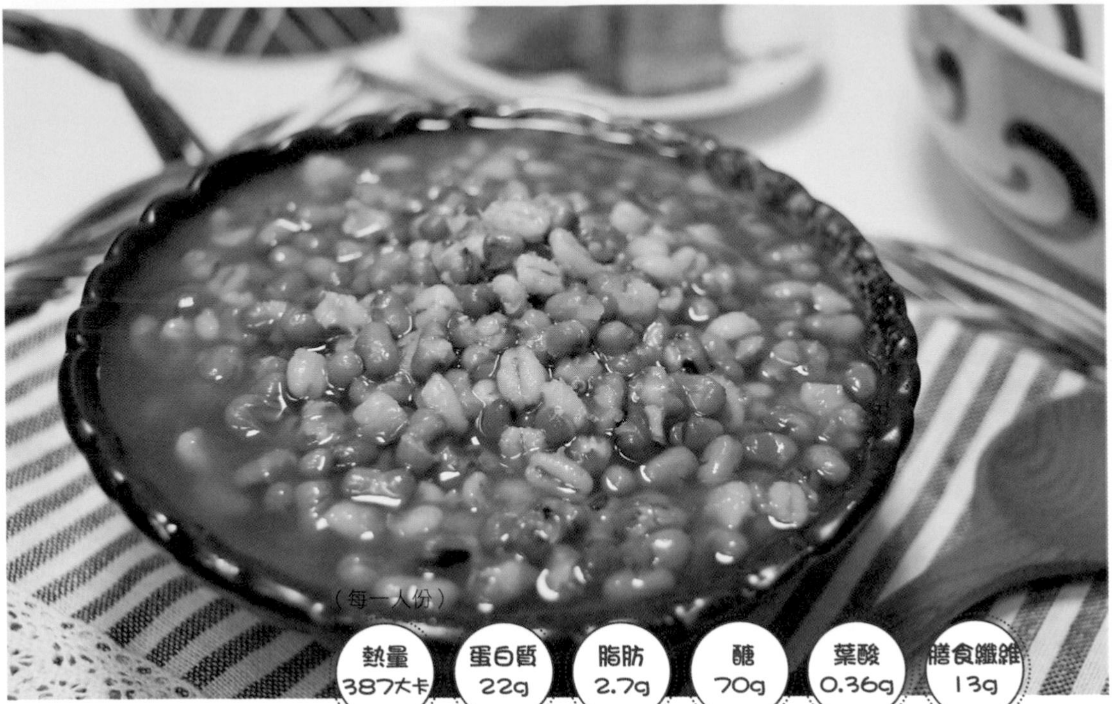
（每一人份）
熱量
387大卡
蛋白質
22g
脂肪
2.7g
醣
70g
葉酸
0.36g
膳食纖維
13g

綠豆薏仁湯

〔食材〕3人份
綠豆250g
小薏仁100g

〔調味料〕
黑糖 適量

〔作法〕
1. 綠豆連同小薏仁一起用清水沖洗瀝乾放入10人份內鍋。
2. 內鍋加2000CC水，外鍋2杯水，按下電鍋開關跳起來後，續燜10分鐘。
3. 趁熱拌入適量黑糖。

〔提醒〕
煮豆類的湯品要等豆子熟了才能加糖，二砂糖、黑糖、冰糖都可以。

綠豆含有較豐富蛋白質與葉酸，每100公克約含410微克的葉酸。

同型半胱胺酸是失智症的危險因子，平日飲食若能攝取足夠的葉酸、維生素B_6、B_{12}，能避免高同半胱胺酸血症，因而有助於降低罹患失智症的風險。許多豆類都含有豐富的蛋白質，而綠豆、紅豆、花豆、大紅豆等，雖含有較高比例的醣分，屬全穀雜糧類，其蛋白質含量比精緻白米高。

此道料理一人份綠豆所含的蛋白質，比兩顆全蛋還多，研究已證實，會產生認知功能障礙的老人，蛋白質的攝取通常偏低，因此素食者建議多食用各種不同種類的豆子，來增加蛋白質的攝取，預防失智症的發生。

在預防失智症的「心智飲食」中也建議每天最好能攝取大於三份的全穀雜糧類食物（每份份量約為家用飯碗四分之一碗至半碗）。

南瓜豬肉盅

熱量	蛋白質	脂肪	醣	鈉	膳食纖維
283大卡	18g	10.9g	41.7g	0.65g	5g

（每一人份）維生素A 752微克(ugRE)，葉酸119微克(ug)。

南瓜除了有豐富的維生素A和β-胡蘿蔔素，有助於預防失智症，更含有能幫助身體抗老化以及延緩大腦老化的葉黃素。

洋蔥含有一種黃酮類化合物「槲皮素」（Quercetin），具有抗氧化、保護心血管、保護腦部神經的作用，可維持腦部血流量，有助於促進記憶、學習與認知功能的能力。黃洋蔥與紫洋蔥的槲皮素含量較白洋蔥高。槲皮素含量最高的是洋蔥的外皮，因槲皮素對熱穩定且較溶於油脂，建議洋蔥可連皮一起熬湯或加油脂一起烹調或涼拌，可提高槲皮素吸收率。

豬肉屬於飽和脂肪酸含量較高的紅肉，建議此道料理的絞肉宜選用瘦肉比例較高的豬肉，可減少總脂肪的含量，以避免攝取過多的飽和脂肪，對心血管產生較不利的影響。

〔提醒〕

1.「打水」是讓絞肉口感更細緻的步驟，分次加水以同方向攪拌讓蛋白質吸飽水分後再加香油拌勻靜置入味。肉類不論要蒸或炒，經過打水的步驟口感才會滑嫩彈牙。

2.切南瓜的技巧，先把頭尾切平當底座，左右各擺一個相同高度的碗，拿刀順著碗的高度先劃一圈做記號切出的南瓜就會一樣高了。

〔作法〕

1.豬絞肉放入碗裡加入醬油、鹽、香油，以打水方式攪拌至黏稠。

2.南瓜剖成兩個半圓，籽挖掉，用廚房紙巾將內部水分沾掉，並輕撲薄薄的太白粉（當作黏著劑）。

3.取一深盤放入切平的半顆南瓜，再把醃好的絞肉餡填滿撲過粉的南瓜槽，移入電鍋外鍋，倒入一杯半的水按下開關即可。

〔食材〕4人份

南瓜半顆（約800g）
豬絞肉300g
洋蔥半顆（約120g）
蒜末15g（約1大匙）

〔調味料〕

醬油15CC（1大匙）
開水30CC（2大匙）
鹽5g（約1小匙）
香油少許
太白粉2大匙
（拍南瓜用）

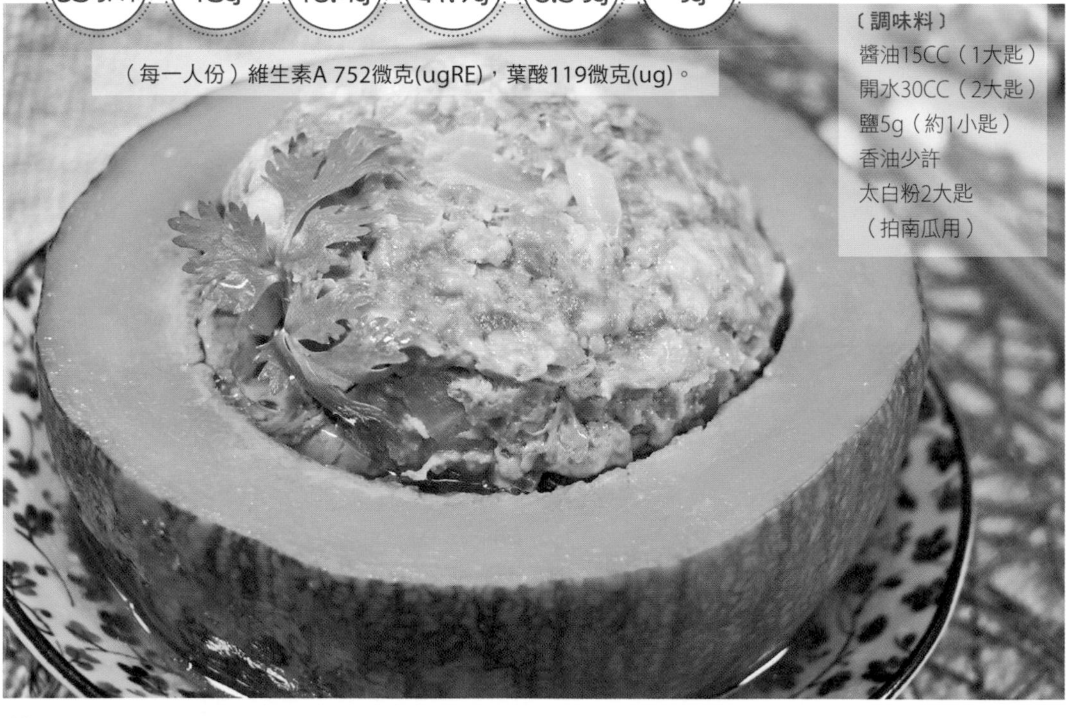

美國聖路易斯大學研究團隊針對認知功能衰退、老化的老鼠進行試驗，研究中發現老鼠食用迷迭香、綠薄荷萃取物後，體內氧化壓力指標有下降現象，這些氧化壓力指標被認為和大腦認知功能衰退有關，且對學習、記憶力都會產生影響。

近年也有研究發現，嗅聞迷迭香可提升記憶75%，對認知力、長期記憶力都有幫助，研究顯示桉油醇吸入量愈高者在完成「前瞻性記憶力」測試的表現較好，例如未來要做的事情如出門、關瓦斯等；迷迭香精油裡桉油醇（1.8-cineole）能促進多巴胺的釋放，作用機轉類似「乙醯膽鹼酶抑制劑」，有助於強化乙醯膽鹼的神經傳導作用，與注意力專注有關。

小番茄含有豐富的維生素A、維生素C和葉黃素，每100公克（約13顆）小番茄所含的維生素A可達成年人一天所需建議量的2倍，維生素C達建議量的一半。

葉黃素在延緩大腦老化方面也有動物研究證實，餵食小老鼠富含葉黃素的菠菜、藍莓或草莓後，可逆轉和老化相關的腦部缺失與行為。

目前有越來越多的研究支持葉黃素的抗老化功效。維生素A屬於脂溶性，添加油脂可增加吸收效果，此道菜添加橄欖油可幫助維生素A的吸收。

糖漬迷迭香小蕃茄

〔食材〕3人份

聖女蕃茄300g
新鮮迷迭香一支

〔調味料〕

橄欖油 30CC（2大匙）
鹽2.5g（1/2小匙）
砂糖 45g（3大匙）
黑胡椒粒 5~8顆

〔作法〕

1.準備一盆冰（塊）開水。

2.小蕃茄洗乾淨後先在皮上輕劃刀（皮會較好剝）。

3.將劃好刀的蕃茄放入滾水中川燙至茄皮爆裂熄火（過程大約3~5分鐘），隨即浸泡在預先準備好的冰開水中降溫剝皮。

4.取一保鮮盒放入剝好皮的小蕃茄、迷迭香以及所有調味料，搖拌均勻後送入冰箱冷藏最少3小時以上。

〔提醒〕

1.剝蕃茄皮時要注意不要捏破蕃茄，去皮動作可幫助入味，口感上也較佳。

熱量	蛋白質	脂肪	醣	鈉	膳食纖維
185大卡	0.9g	10.2g	22.3g	0.32g	1.7g

（每一人份） 維生素A 1163 微克(ugRE)，維生素C 43.5毫克。

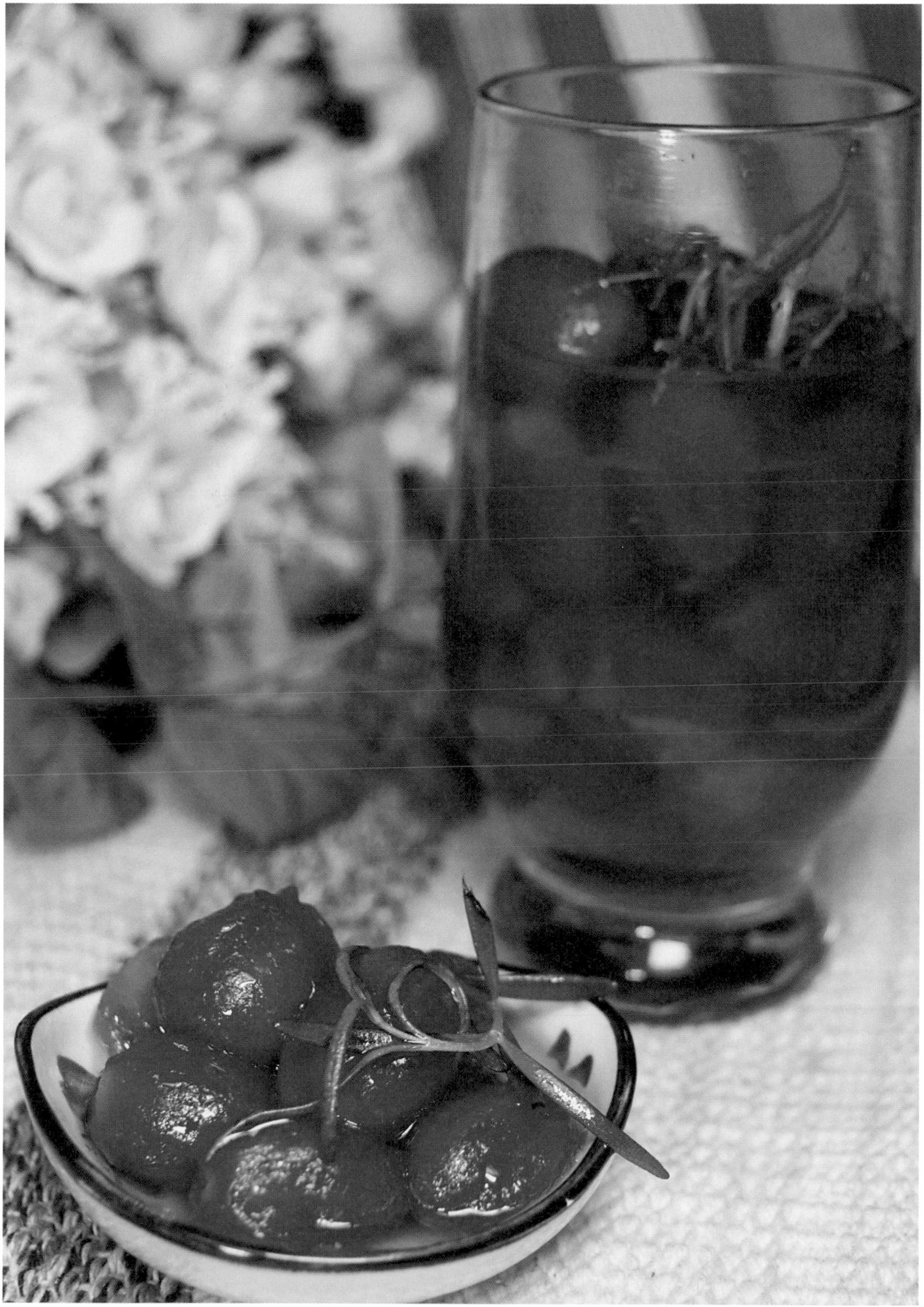

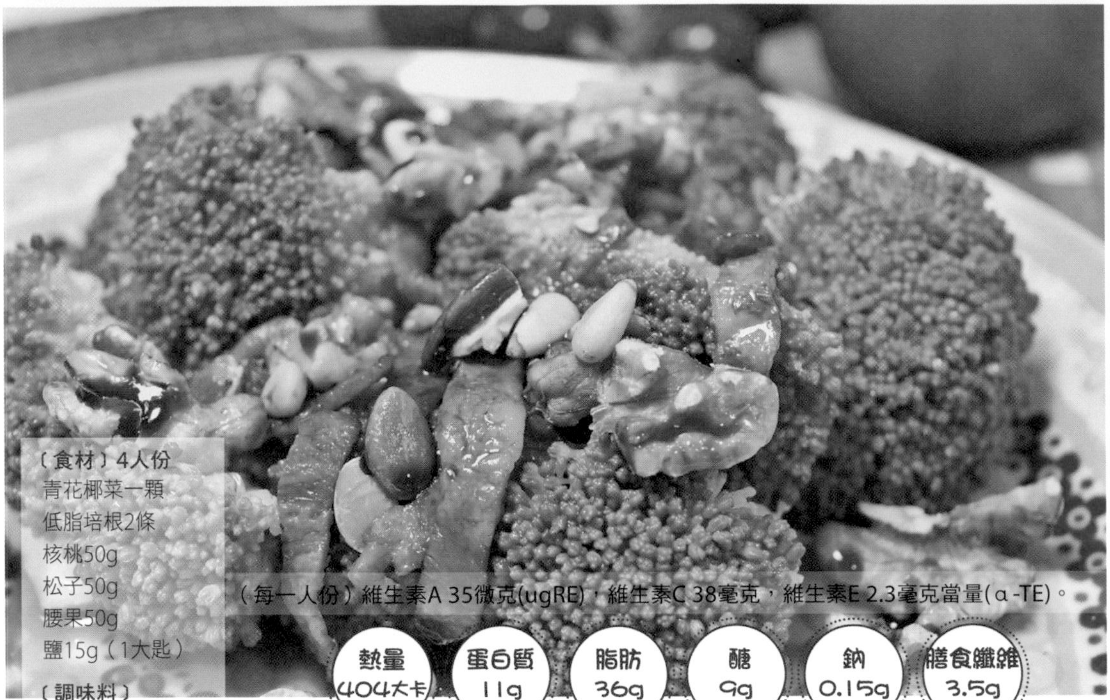

〔食材〕4人份
青花椰菜一顆
低脂培根2條
核桃50g
松子50g
腰果50g
鹽15g（1大匙）

〔調味料〕
橄欖油100cc
巴薩米克醋30cc
蜂蜜15g（1大匙）
黑胡椒和鹽少許

（每一人份）維生素A 35微克(ugRE)，維生素C 38毫克，維生素E 2.3毫克當量(α-TE)。

熱量	蛋白質	脂肪	醣	鈉	膳食纖維
404大卡	11g	36g	9g	0.15g	3.5g

青花培根堅果沙拉

橄欖油富含較高比例的單元不飽和脂肪酸及橄欖多酚，有利於減少心血管疾病的風險，預防血管型失智症的發生。

堅果中的核桃和胡桃omega-3脂肪酸的含量較高，研究證實與阿茲海默症發生的機會有負向關，建議每天可攝取2~4顆的核桃或一茶匙的亞麻籽油，或多吃魚類，補充omega-3脂肪酸。此外，核桃和松子也含有較多的維生素E，對預防腦力退化，延緩阿茲海默症是有效的。

綠色花椰菜含有較多的維生素A和β-胡蘿蔔素，以及豐富的維生素C，是預防失智症建議多攝取的抗氧化營養素，添加油脂有助於脂溶性維生素A和E的吸收。

培根是紅肉加工製品含有較多飽和脂肪及鹽分，因此有高血壓或心血管疾病的老人，不要經常食用。

〔作法〕

1.取一深鍋，放入8分滿的水，燒滾後加1大匙鹽。

2.青花上的粉塵以流水洗淨，分別把花朵切下，並去掉梗上的老皮。

3.將處理好的青花菜放入作法1中，燙約4~5分鐘後，撈出放入冷水漂涼。

4.低脂培根切粗段放入平鍋煎炒到熟後取出備用。

5.平盤上依序擺放涼的青花菜、堅果、培根，再把油醋醬汁調好淋上即可。

〔提醒〕

1.取綠色蔬菜以熱水川熟再泡冰水，除了保持好看的翠綠顏色外，口感也比較不澀。

2.如果是涼拌要燙到熟，要再過炒的燙3分熟就好，過熟回炒就不脆了。

蕃茄娃娃菜

熱量	蛋白質	脂肪	醣	鈉	膳食纖維
115大卡	2.6g	5g	15g	1g	2.3g

（每一人份）維生素A 360微克(ug RE)，維生素C 35毫克(mg)。

〔食材〕2人份

娃娃菜一包（約200克）

芹菜1支

小蕃茄4顆

〔調味料〕

沙拉油15cc（1大匙）

鹽7g（1/2大匙）

〔作法〕

1.把娃娃菜一葉一葉剝開沖洗，小蕃茄對切，芹菜梗切拇指大小的段落。

2.鍋中倒1大匙油燒熱，放入娃娃菜翻炒到軟後加蕃茄、芹菜以及1/4量米杯的水燜煮到水量變少，調味後即可起鍋。

〔提醒〕

不喜歡芹菜久煮顏色變黃口感不脆的朋友，可以在起鍋前才放下去翻炒，一樣會有香氣。

娃娃菜含有豐富的鈣和維生素C，有助降低大腦氧化壓力，避免神經發炎和預防阿茲海默症，研究顯示睡前服用鈣和鎂補充劑，可穩定自律神經，改善失眠症狀。芹菜本身鈣和維生素A含量較高，能保護粒線體，預防神經退化疾病。

番茄有豐富的維生素A、C和葉黃素，還含有「茄紅素」具有超強抗氧化力，可防止大腦皮質神經元受到神經毒性傷害，抑制氧化壓力。研究指出體內茄紅素濃度較高的成人，罹患阿茲海默症的機率較低，對於已經罹患阿茲海默症患者，若能提升體內茄紅素的濃度，則能降低死亡率。

小番茄的醣分比大番茄的高，屬於水果類。若血糖偏高的人，則建議食用大番茄，因大番茄的醣分含量較低，屬於蔬菜類，富含膳食纖維有助血糖的穩定，也較不容易造成血糖的上升。

番茄很適合入菜，維生素A或茄紅素都是脂溶性營養素，加油烹調有助於這些營養素的吸收和利用。

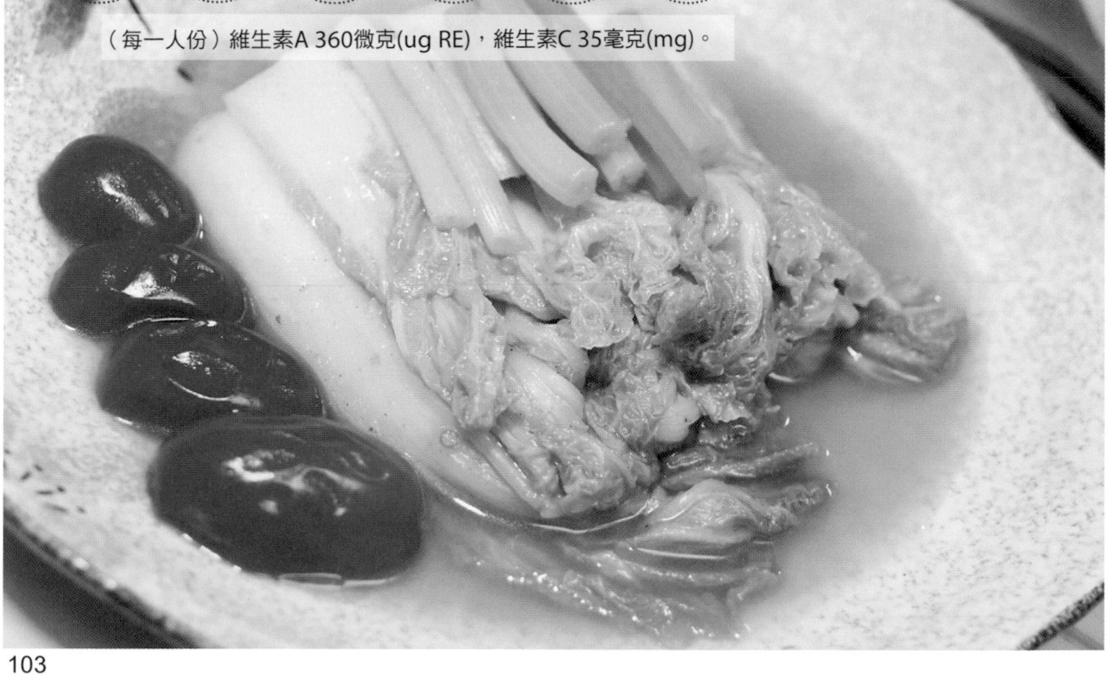

紅酒醋是葡萄發酵後的一種果醋，葡萄含有多酚類（polyphenols）強抗氧化物質，尤其是在紫紅色的葡萄，有保護腦神經的作用，體外實驗也證實多酚類可抑制造成阿茲海默症斑塊和腦神經纖維纏結的形成，除紫紅色葡萄，蔓越莓也富含這種多酚類抗氧化物質。

*有不少前瞻性的研究發現，65歲以上老人每日飲用3小杯紅酒（每杯約140cc），可降低阿茲海默症的風險。

飲酒有助於降低失智症及血管相關疾病的風險，根據許多研究結論一致，但研究也顯示若過量（4杯以上）反而會造成智力退化，因此建議有飲酒習慣的人，可適量飲用紅酒，但沒有喝酒習慣的人則不用特別增加飲酒的習慣。

櫛瓜富含水分適合涼拌、清炒等各種料理方式。黃櫛瓜含葉黃素有可幫助預防白內障和老年性黃斑部病變，有助於延緩大腦老化。玉米筍所含的醣分和熱量都比成熟的玉米低，其維生素A和葉酸也都是有助於預防失智的營養素。玉米筍口感爽脆又帶清甜，不僅適合夏日涼拌也適合清炒。

鮮蔬一級棒沙拉

〔食材〕3人份

黃綠櫛瓜各1條
紅蘿蔔1條
小黃瓜1條
西洋芹2瓣
四季豆5根
玉米筍3根

〔調味料〕

※油醋醬
洋蔥末10g
小蕃茄1顆（去籽切細丁）
橄欖油30cc
紅酒醋15cc
蜂蜜30g（2大匙）
黑胡椒和鹽少許

※塔塔醬
橄欖油30cc
洋蔥細末10g（2大匙）
水煮蛋1顆（切細丁）
檸檬汁15cc（1大匙）
糖15g（1大匙）
美乃滋60g

※塔塔芥末醬
塔塔醬45g（3大匙）
芥末醬15g（1大匙）

〔作法〕

1.西洋芹用刨刀刮掉粗纖維，玉米筍/四季豆除外的蔬菜洗乾淨擦乾水分去頭尾，切0.8cm厚的立方寬度，切出比容器高3~5cm的長度。

2.準備一鍋開水燙玉米筍和四季豆，再備一盆冰水冰鎮燙熟的蔬菜。

3.3項醬汁分別調製均勻，把上項蔬菜放入杯型或寬口長型容器裡，依喜歡沾調製好的醬汁食用。

〔提醒〕

1.醬汁材料沒有防腐劑，最好要吃前再調製，一次份量不要做太多。

2.因為是生食蔬菜，挑選時要注意新鮮度，要用開水川洗才不會讓細菌跟進胃。

熱量	蛋白質	脂肪	醣	鈉	膳食纖維
150大卡	<1g	10g	15g	<0.4g	13.5g

（每一人份）維生素A 241微克(ugRE)，葉酸13.5微克(ug)。

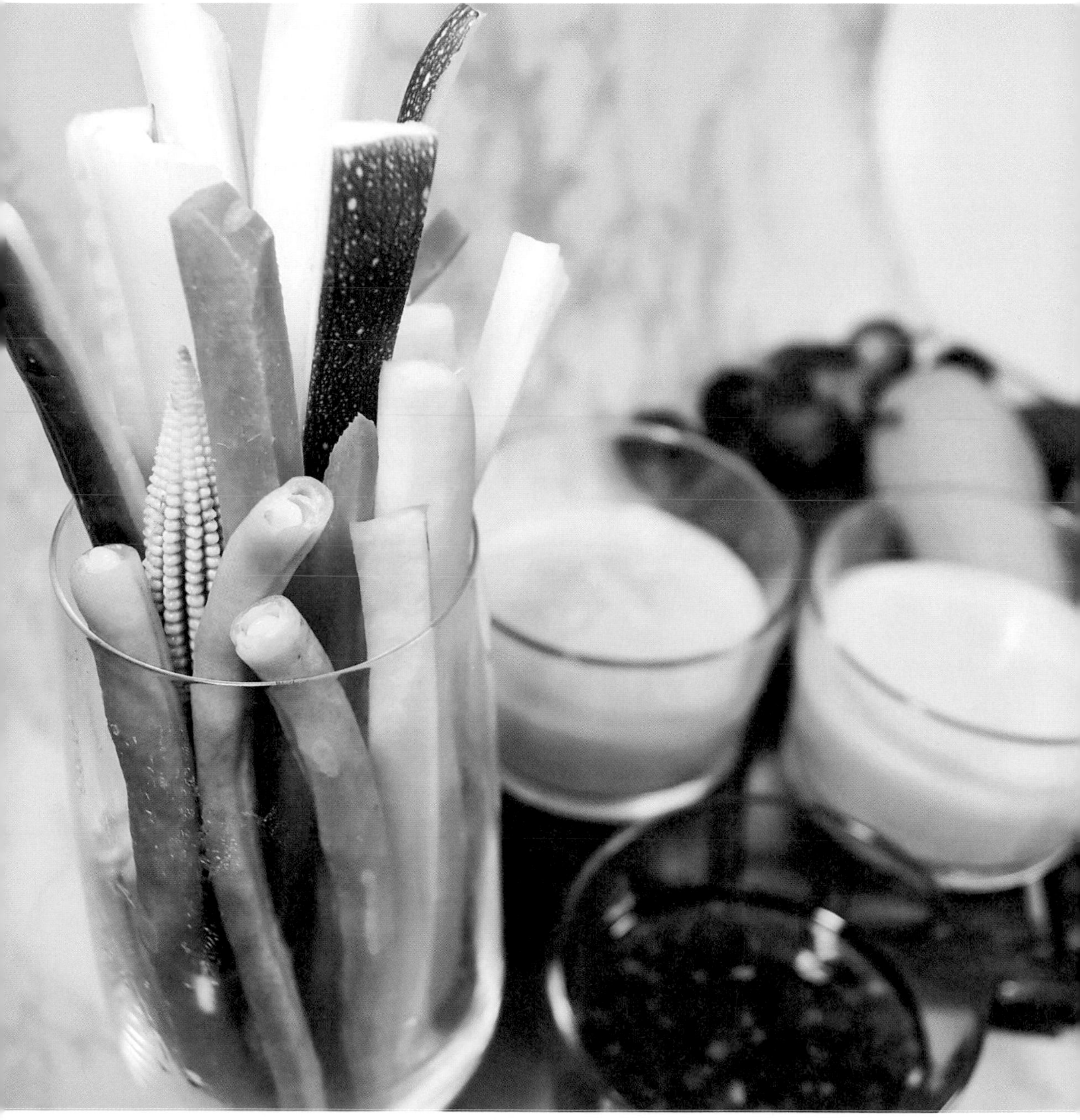

*阿茲海默失智症的食療科學證據，台灣醫界2009, Vol.52, No.11，文/孫瑜 邱銘章 李明濱。

大頭菜味噌湯

熱量	蛋白質	脂肪	醣	鈉	膳食纖維
145大卡	11g	5g	14g	1.9g	3.8g

（每一人份）

大頭菜又稱結頭菜，屬於十字花科，富含維生素C及各種植化素，如槲皮素能提升腦源神經生長因子，幫助抗氧化和抗發炎，達到抗憂鬱及抗壓力效果。亦含有「木犀草素」（Luteolin）是一種黃酮類化合物，有助於降低過敏反應、改善氣喘以及降低支氣管敏感度，臨床研究也發現，木犀草素可能具有抗氧化、抗炎、抗菌和抗癌等藥理作用。

學童常因為身體過敏導致鼻塞、皮膚癢、腦神經發炎症狀，導致學習能力受到影響，若能多食用此類有助於降低身體抗發炎及過敏的蔬菜，有助於改善過敏及減輕大腦症狀。

此道料理在調味部分，也可適量使用芹菜末來增添湯品的香氣和風味，因芹菜中所含的「芹菜素」，有抗發炎的特性，因此被認為有助於預防失智、緩解焦慮和失眠及抗憂鬱的潛力。

〔提醒〕

1.大頭菜儘量挑選外皮翠綠、有果粉、拿在手心沉一點的會比較好吃。

2.川燙油豆腐，先把殘留的炸油洗掉，豆腐皮燙過後，也比較不容易破。

〔作法〕

1.大頭菜用刀子小心切去外部粗糙皮層後，切0.5cm薄片；三角油豆腐先用熱水川燙後再切2cm立方的小丁。

2.取一深鍋放入大頭菜加水煮到滾後再放入豆腐丁。

3.轉小火，把味噌放在漏勺裡，漏勺放進滾水鍋緣邊，用大湯匙輾壓勺裡的味噌使其慢慢融入滾水裡。

4.用味醂調整鹹淡後再依個人喜歡放蔥花或芹菜末來提香氣。

〔食材〕3人份

大頭菜一顆（約一斤）

味噌1包（140g）

三角油豆腐5個

蔥花或芹菜末少許

清水或高湯2000cc

〔調味料〕味醂30g（2大匙）

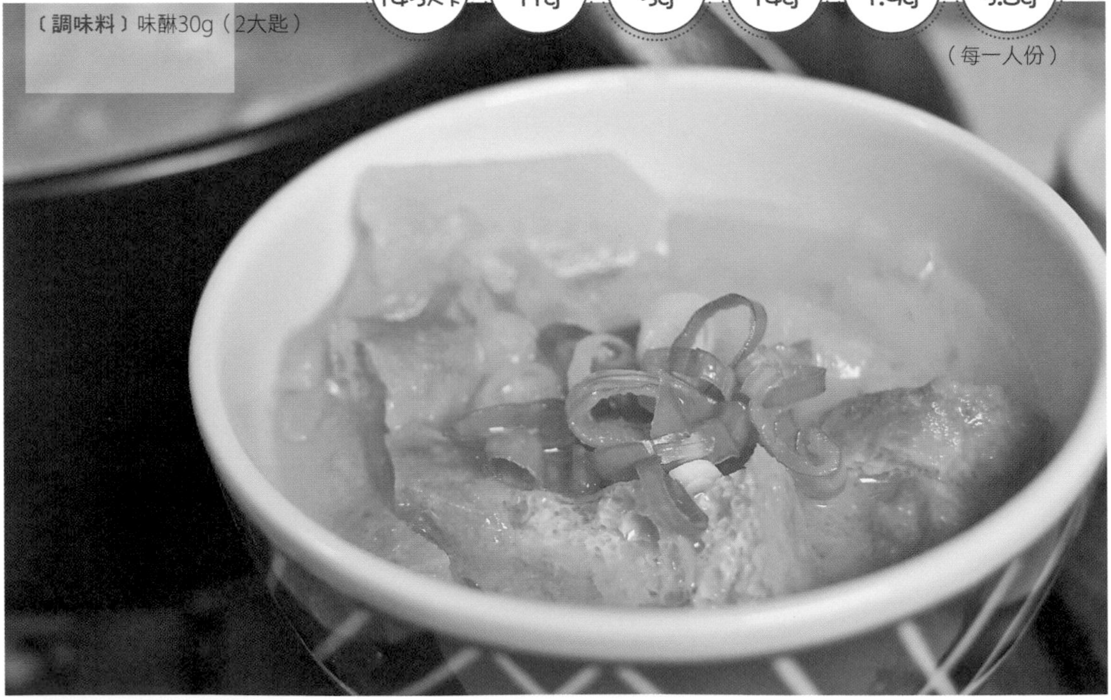

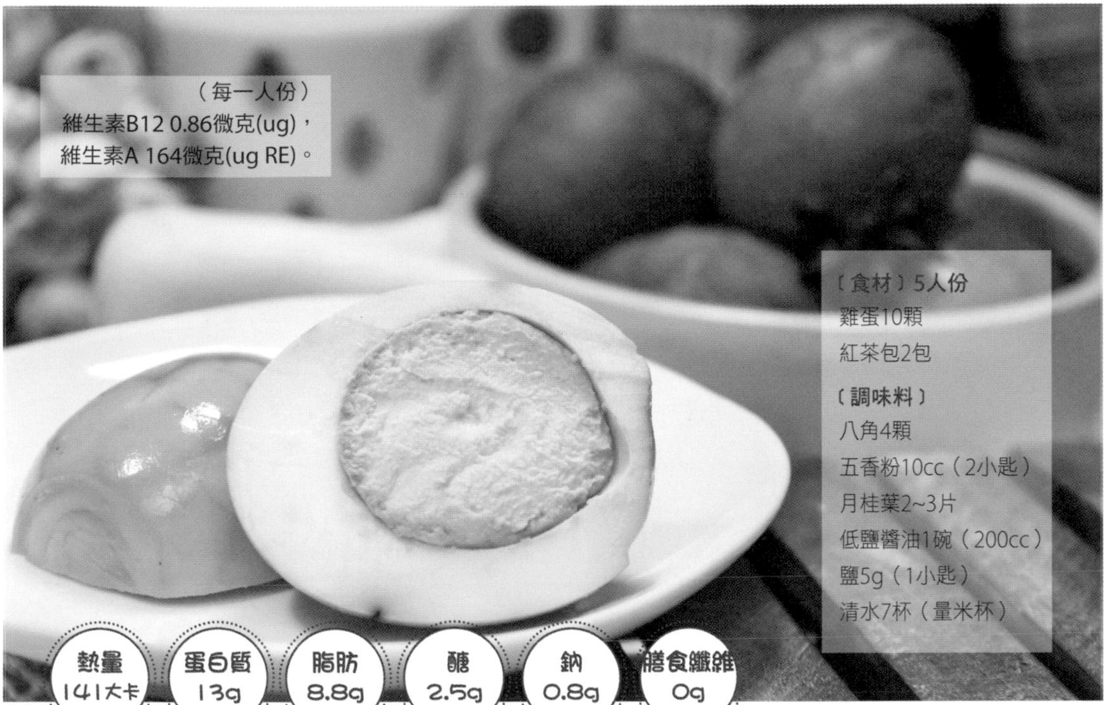

（每一人份）
維生素B12 0.86微克(ug)，
維生素A 164微克(ug RE)。

〔食材〕5人份

雞蛋10顆

紅茶包2包

〔調味料〕

八角4顆

五香粉10cc（2小匙）

月桂葉2~3片

低鹽醬油1碗（200cc）

鹽5g（1小匙）

清水7杯（量米杯）

熱量	蛋白質	脂肪	醣	鈉	膳食纖維
141大卡	13g	8.8g	2.5g	0.8g	0g

五香茶葉蛋

雞蛋富含健腦營養素，主要有豐富的蛋白質、卵磷脂與葉黃素。卵磷脂中的「腦磷脂」是腦神經細胞膜的重要成分。能增加腦細胞膜的流動性及腦細胞葡萄糖的濃度，所以能提升學習力。經研究證明能改善銀髮族認知功能與記憶力。此外，卵磷脂也含「磷脂醯膽鹼」是構成腦神經傳導物質「醯膽鹼」的重要成分，有助腦神經訊息的傳遞、記憶和專注力。但若針對已失智的人補充卵磷脂，效果就比較不明顯，建議在還沒有失智症狀，便應在日常飲食中做適量的補充。

日常生活中含卵磷脂的食物包括：黃豆、牛奶、花生和蛋黃等，若擔心攝取不足或有偏食者，也有卵磷脂保健食品可做補充。

此外，目前仍缺大型文獻證實卵磷脂中的「腦磷脂」對記憶退化與認知失能有幫助，若想食用「腦磷脂」來預防腦力退化，建議服用量為每次100毫克，一天三餐各服用一次。

〔作法〕

1.蛋先洗乾淨，用湯匙在鈍的那端（氣室）輕輕敲幾下。

2.取深鍋加水淹過雞蛋，用中火煮滾後轉小火再煮15分鐘，中間用筷子輕輕推動水流幫助蛋均勻受熱熟成。

3.蛋熟撈出放涼，一顆顆放桌面上用手輕壓滾動讓蛋殼產生裂紋。

4.把調味料全部倒入深鍋用中小火煮滾再放入剛滾出裂紋的蛋，小火煮1小時熄火加蓋燜泡2小時以上。

〔提醒〕

1.水煮蛋是蛋和冷水同步下鍋開火。

2.大賣場或雜貨店有賣現成滷包，但量少的話還是自己調比較方便。

3.蛋殼有會呼吸的氣孔和保護膜，沒這層保護膜蛋就容易被細菌入侵變質，放太久的蛋會變輕這是因為氣孔持續釋放水分自然就不新鮮了。

4.要避免蛋在溫度壓力下裂開，在鈍端氣室輕敲紓壓。

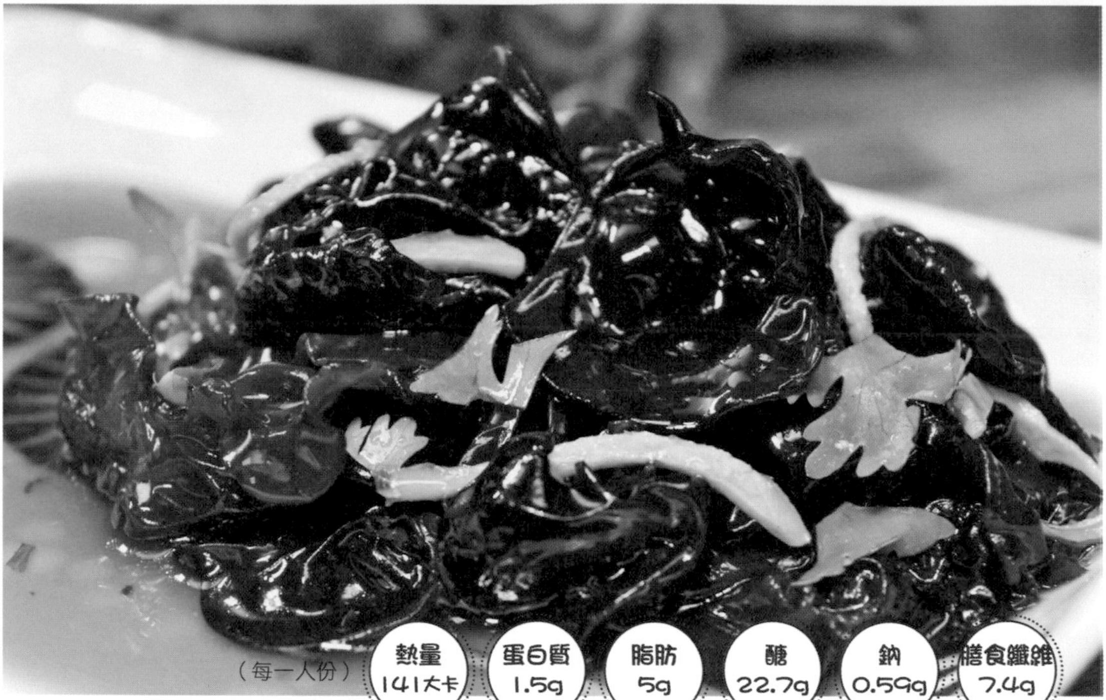

（每一人份）

熱量	蛋白質	脂肪	醣	鈉	膳食纖維
141大卡	1.5g	5g	22.7g	0.59g	7.4g

涼拌薑絲黑木耳

〔食材〕3人份

小朵黑木耳半斤（約300g）

嫩薑約拇指大小一塊

香菜1株

〔調味料〕

檸檬原汁30CC（2大匙）

素蠔油30CC（2大匙）

香油15CC（1大匙）

糖30g（2大匙

〔作法〕

1.黑木耳剪掉蒂頭沖洗擦乾，嫩薑順紋切細絲，香菜撿去老葉後切1cm長段。

2.取一大碗放入所有調味料調勻再放入木耳、香菜、薑絲混拌後放冰箱靜置半小時以上就可食用。

〔提醒〕

1.涼拌要選小而厚實的黑木耳口感才會清脆。

2.嫩薑也可用一般炒菜的薑取代，但要浸泡開水再使用可減低辛辣味。

黑木耳富含膳食纖維，每100公克濕黑木耳有高達7.4公克的膳食纖維，膳食纖維是益生菌的養分，有助於維持腸道健康的菌相。

β類澱粉蛋白沉澱在大腦，引起大腦神經元發炎，被認為是造成阿茲海默症的主因。因腸道菌感染後，會刺激體內免疫血球細胞移動，引發大腦大量產生促進發炎的細胞激素及氧化自由基，促使腦神經細胞死亡。進一步研究，發現這些免疫血球細胞的移動會因腸道菌感染而提升，且會受大腦氧化自由基所吸引，轉移到大腦加劇發炎反應。

黑木耳因具有特殊抑制血小板凝結的成分，也被稱為「食物界的阿司匹靈」，能降低血液的黏稠度、降低心血管疾病風險，有助於預防血管型失智症，如想加強活血作用，可跟薑一起食用。

但因黑木耳本身具有抗凝血特性，因此有出血性疾病的人、或正服用抗凝血劑藥物者，以及孕婦都不適大量食用。

起司富含鈣和蛋白質，兩片起司約一杯240cc的鮮奶，但因為是奶類再製品，所以兩片全脂起司的鈉含量約兩公克的鹽。低脂起司的鈉含量較低，約全脂起司的一半，脂肪和飽和脂肪含量也約全脂起司的一半，反式脂肪酸也較全脂的低。

美國早已禁用反式脂肪，台灣2018年7月起也規定食品中不得使用不完全氫化油，但反式脂肪標示為「零」不代表完全沒有。根據「市售包裝食品營養標示規範」：每100公克／毫升食品中，反式脂肪超過0.3公克就必須明確標示，未達0.3公克，或食品總脂肪不超過1公克就可標示為零。

「心智飲食」建議一周攝取不要超過兩次，但如果以一天只吃一至兩片的低脂起司片（市售一片起司大概含反式脂肪0.05~0.3公克），應該不至於攝取到過多的反式脂肪和飽和脂肪，建議選擇低脂或是Light的起司會較健康。反而是餅乾、糕餅、奶精、炸雞、甜甜圈、酥油、乳瑪琳等這些隱藏性反式脂肪含量高的食物，更需注意。

〔提醒〕

1.櫛瓜要烤出漂亮十字線的方法，下鍋後不要移動，從一角翻起來看到紋路再移角度續烤，要注意烤盤溫度高小心燙。

2.櫛瓜不能烤太熟容易出水，只要線條出來就可以離鍋了。

3.櫛瓜生吃沒有蔬菜的青澀味，熱炒的話就要快速翻動快快起鍋才會脆喔。

〔作法〕

1.小蕃茄、櫛瓜洗乾淨去蒂頭，櫛瓜切0.8cm厚的圓片蕃茄對切兩半。

2.大火加熱條紋烤盤，烤盤刷橄欖油，鋪擺圓片櫛瓜烤10秒烙紋出現後再移動90度續烤10秒；同樣步驟翻面再烤一次。

3.把烤好的櫛瓜和對剖的小蕃茄放在平盤上，灑下手撕塊狀的低脂起司和胡椒鹽，最後淋上少許橄欖油和香菜就可以上桌了。

蕃茄櫛瓜拌乳酪

熱量	蛋白質	脂肪	醣	鈉	膳食纖維
145大卡	6.5g	12.6g	5.7g	1.12g	1.4g

（每一人份）維生素A 456微克(ug RE)，維生素E 2.6 毫克(mg α-TE)，維生素C 38毫克(mg)。

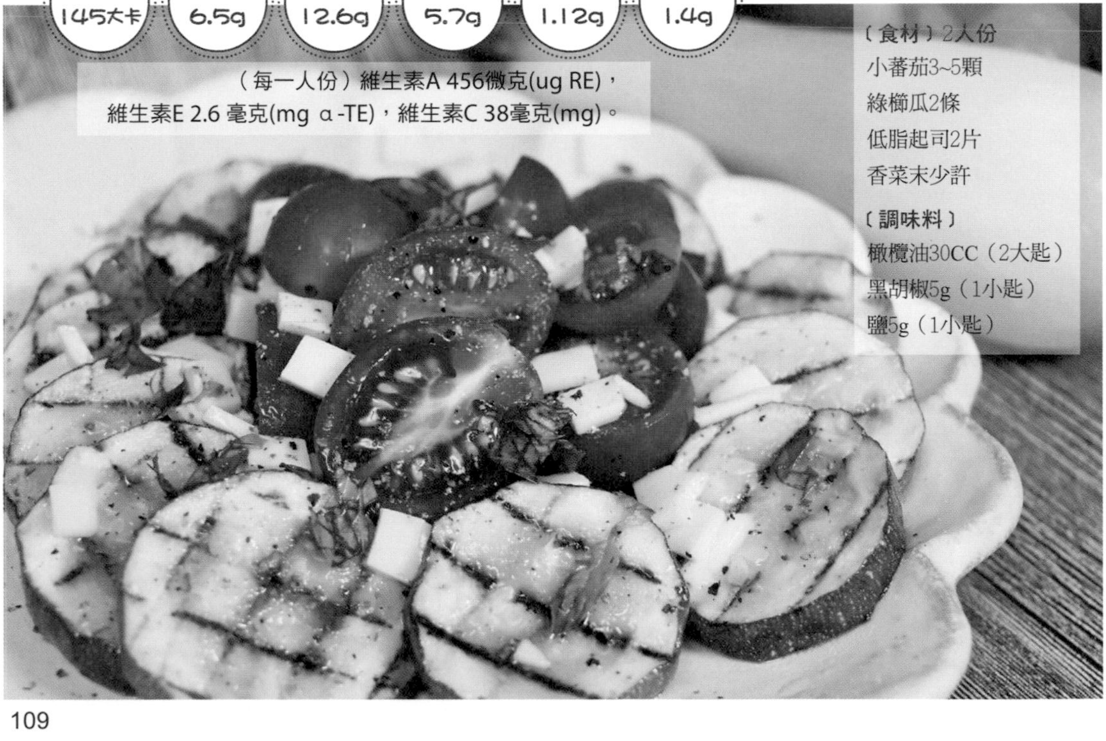

〔食材〕2人份

小蕃茄3~5顆

綠櫛瓜2條

低脂起司2片

香菜末少許

〔調味料〕

橄欖油30CC（2大匙）

黑胡椒5g（1小匙）

鹽5g（1小匙）

芥花油的單元不飽和脂肪酸含量比例較高。單元不飽和脂肪酸可以幫助血中好膽固醇增加，減少壞膽固醇，有助於對抗自由基，降低血管型失智症的風險及預防動脈硬化的發生。

除了芥花油也可選擇同樣富含單元不飽和脂肪酸的苦茶油或橄欖油，若有需要油炸或高溫烹調則建議以飽和脂肪酸含量比例較高的花生油較適合。

鮮蚵是高蛋白、低脂且低膽固醇的海鮮，富含礦物質鎂、鐵和鋅以及維生素B12，某些造成可逆型失智症的因素和營養失調有關，包含維生素B12或葉酸缺乏，都可能增加失智的風險。

研究發現同型半胱胺酸是失智症的危險因子，而同型半胱胺酸的代謝過程，需要

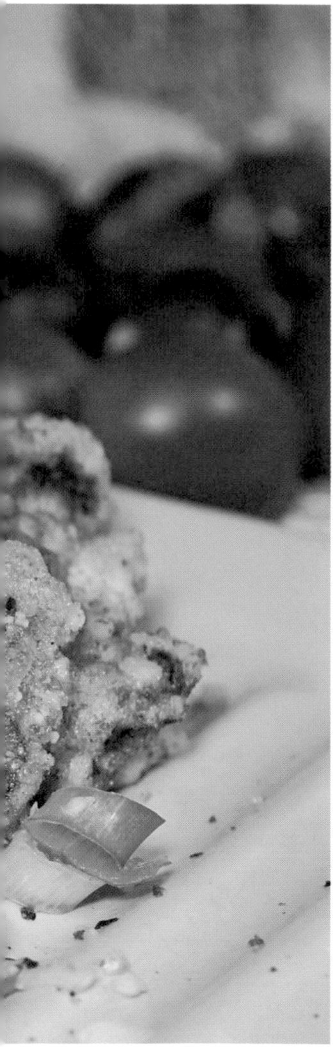

鹽酥蚵

〔食材〕4人份

鮮蚵1斤

地瓜粉1杯（140克）

蒜末2大匙

蔥花2大匙

芥花油一飯碗

〔調味料〕

鹽2大匙（洗蚵用）

胡椒鹽30g（2大匙）

〔作法〕

1.買回來的蚵倒入口徑大一點的盆加鹽輕輕地用手繞圈翻攪，隨著繞圈次數盆裡會出現越多的黏稠液體，移到水龍頭下用流動的水沖掉黏液瀝乾備用。

2.乾鍋放油以中火燒到180度，同時準備一容器倒入太白粉，分次加入乾爽的蚵，用手輕輕地把粉撥到蚵肉，務必讓蚵肉都均勻裹上太白粉。

3.用篩網把多餘的粉粒篩掉後，裹粉的蚵一顆一顆先擺好放在漏勺上再滑入180度的油溫中炸1分鐘撈出。

4.等油溫再回到180度時，將剛才撈出的蚵重新下鍋再炸20~30秒，至外表呈金黃色就立刻撈出瀝油。

5.加入蒜末、蔥花、胡椒鹽快速翻拌均勻就可上桌。

〔提醒〕

1.洗蚵的動作要輕巧小心不要抓破蚵肚囊，同時要檢查蚵肉有沒殘留破碎的殼片。

2.測油溫的方法，把木筷子插入油鍋中，小冒泡約150度，多一點泡泡170度左右，很快冒泡泡就有180度了。

3.蚵裹粉前要確認沒有水分，用乾粉才會炸出漂亮的顆粒。

4.食材下鍋後因為水氣會把溫度拉低約15~20度，高溫再回炸的目的，除了要逼出第一次吸入的油量，也可以加強外酥內熟的口感。

維生素B_{12}、B_6及葉酸作為輔酶，因此若缺乏B_{12}、B_6及葉酸，會造成血中同型半胱胺酸的濃度上升，引起神經細胞的損傷及中樞神經病變與智力退化，因此維生素B_{12}和葉酸也是失智症例行篩檢的抽血項目之一。

但因為維生素B_{12}普遍存在一些動物性食品如牛奶、乳酪、蛋、魚及動物肉類，長期全素飲食者，較容易產生缺乏的情況，建議可偶爾食用含有維生素B群或B_{12}的營養補充劑或是有添加B_{12}的麥片、豆奶或其他市售食品；因人體對維生素B_{12}的需求並不高，飲食中若長期缺乏才可能產生症狀，因此每月適量補充即可預防。

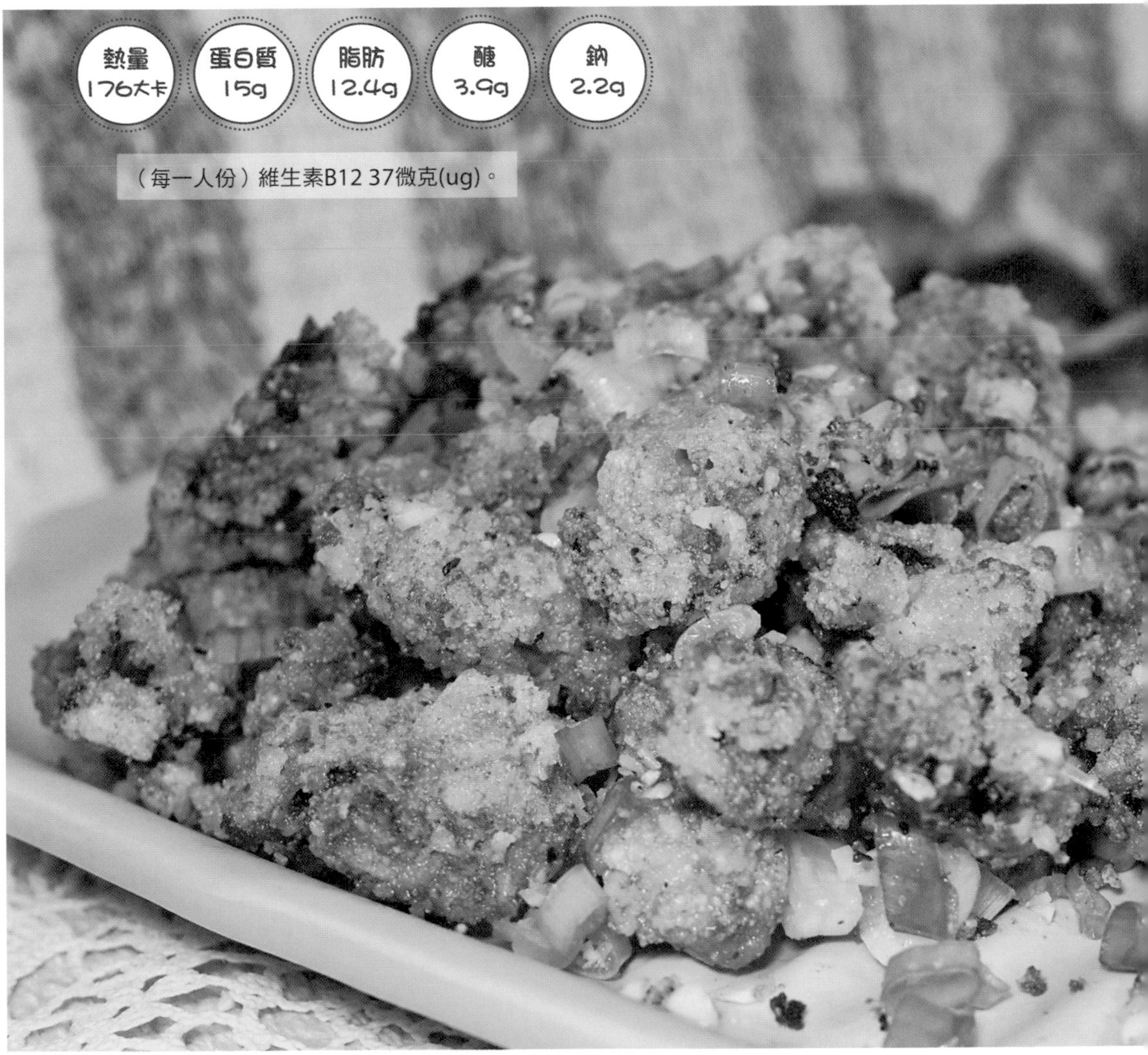
熱量 176大卡
蛋白質 15g
脂肪 12.4g
醣 3.9g
鈉 2.2g
（每一人份）維生素B12 37微克(ug)。

玉米排骨湯

玉米的膳食纖維含量豐富，一根中型的黃玉米（約250克）含有高達 9克的膳食纖維，可達衛生福利部建議成人每日膳食纖維攝取 25公克的三分之一，相當一碗煮熟的地瓜葉所含膳食纖維的量。

現代人普遍外食居多，根據調查接近九成的國人有膳食纖維攝取不足的情形，膳食纖維是我們腸道益生菌重要的營養素來源，且水溶性纖維可以成為腸黏膜的營養，有助於益生菌在體內存活及產生作用，可預防腸內菌失調對大腦產生的損害，如認知缺損（失智症前期）、焦慮或憂鬱等症狀。

因此每餐至少要吃半碗蔬菜外，三餐中若能有一餐主食改以未精緻的全穀根莖類，如糙米、燕麥、薏仁或地瓜、芋頭、南瓜等，取代精緻的白飯或白麵，吃一根中型的玉米所含的醣分雖然接近一碗七分滿左右的白米飯，但卻有助於提高每日的膳食纖維攝取量。

（每一人份）

熱量	蛋白質	脂肪	醣	鈉	膳食纖維
336大卡	18.7g	21g	18g	1.5g	4g

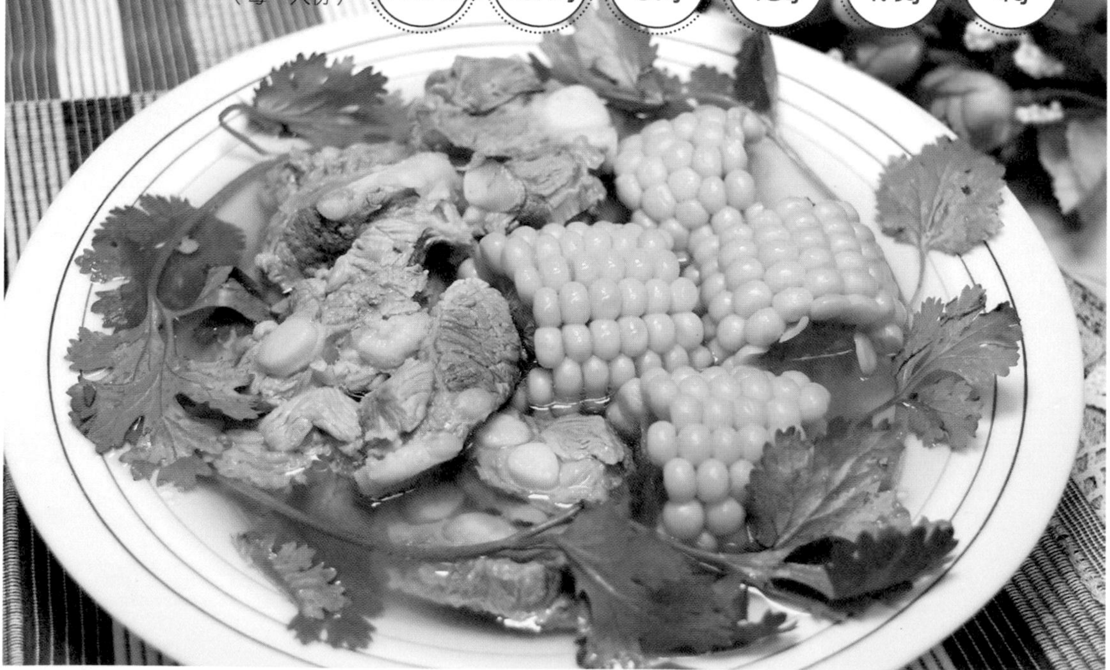

〔食材〕4人份

豬軟骨排500g

清水4飯碗（約1000cc）

薑3片

玉米2根

香菜或蔥花少許

〔調味料〕

鹽15g（1大匙）

胡椒粉3g（1/4小匙）

〔作法〕

1.豬軟骨用清水沖洗乾淨，薑切厚片用刀背拍鬆。

2.燒滾半鍋水後放入豬軟骨川燙5~8分鐘後撈出把雜沫清洗乾淨。

3.玉米切成2~3公分寬的段塊。

4.鍋裡依序放入豬軟骨、玉米段和薑片，內鍋4碗水外鍋2杯水，按下電鍋開關蒸到自動跳起來，續燜10分鐘後再開鍋調味食用。

〔提醒〕

肉類在燉煮前要先川燙把血水洗乾淨，燉好的湯品才會清澈。

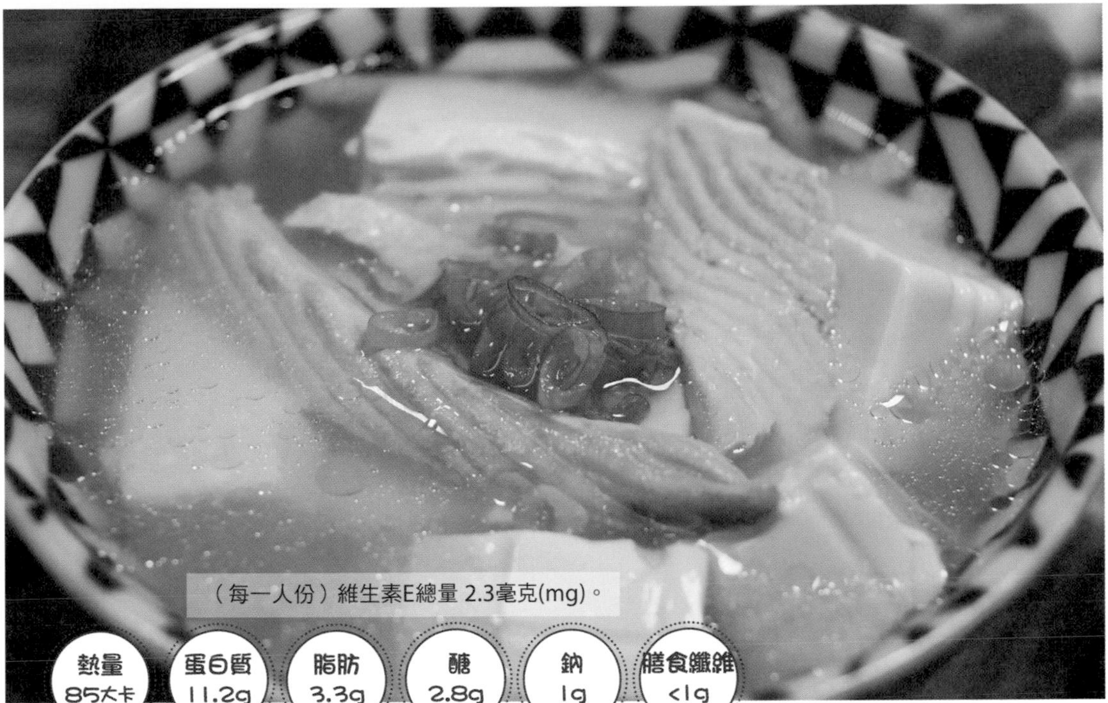

（每一人份）維生素E總量 2.3毫克(mg)。

熱量	蛋白質	脂肪	醣	鈉	膳食纖維
85大卡	11.2g	3.3g	2.8g	1g	<1g

鮭魚豆腐湯

〔食材〕3人份

鮭魚骨300g
鮭魚肉 90克
嫩豆腐1盒
薑4片
蔥花1大匙
清水5大碗（約1250cc）

〔調味料〕

鹽15g（1大匙）
胡椒粉3g（1/4小匙）
香油少許

〔作法〕

1.鮭魚骨用清水洗乾淨剁塊，鮭魚肉切丁，薑順紋切厚片，嫩豆腐橫1刀直3刀切出8等份。

2.鍋裡加水放薑片一起煮到滾後放入魚骨頭和魚肉丁再次煮到滾熄火，先調味再加蔥花就可以上桌。

〔提醒〕

魚在滾煮的過程會不斷冒出白色沫渣，要把雜沫撈乾淨煮好的湯色才會清澈可口。

蝦紅素是一種類胡蘿蔔素，大多存於鮭魚、蝦子和龍蝦等水生動物中。已被證實具有抗氧化和抗發炎活性、眼睛健康維護、抗腫瘤活性和神經保護作用等，能通過血腦障壁（Blood Brain Barrier，BBB），直接帶給腦部與中樞神經系統抗氧化益處，其抗氧化能力主要用於對抗細胞氧化損傷，防止氧化壓力和發炎反應的產生。一般養殖鮭魚的顏色來自於由食物中的β-胡蘿蔔素合成的蝦紅素。

2000年蝦紅素獲得美國FDA核可為膳食補充品，2014年Ambati等人*文獻報告中提到蝦紅素對皮膚、胃腸道和肝臟疾病以及高血壓、糖尿病、心血管疾病和神經退化性疾病皆有改善效果。**2011年Kidd根據文獻試驗指出，蝦紅素可改善老鼠的記憶力，每天使用蝦紅素12毫克治療10名50-69歲的健康健忘男性，療程為12週結果顯示反應時間、注意力和工作記憶大有改進，證實蝦紅素具有保護大腦作用，可應用於改善阿茲海默氏症的認知功能。

* Astaxanthin: sources, extraction, stability, biological activities and its commercial applications--a review. Marine Drugs, 12, 128-152. Ambati, R. R., Phang, S. M., Ravi, S., & Aswathanarayana, R. G. (2014)。

** Astaxanthin, cell membrane nutrient with diverse clinical benefits and anti-aging potential. Alternative Medicine Review, 16, 355-364, Kidd, P. M. (2011)。

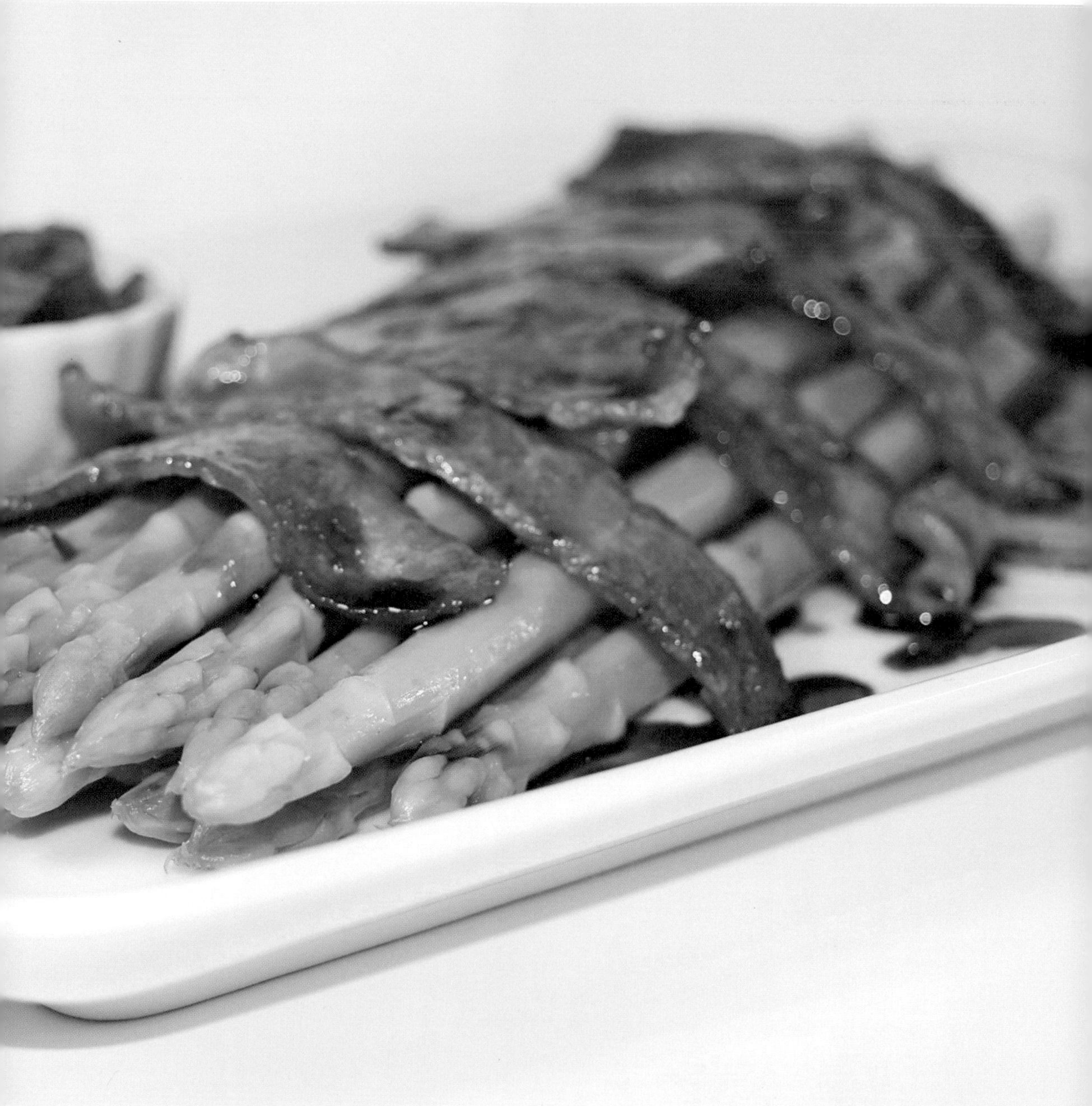

（每一人份）

熱量	蛋白質	脂肪	醣	鈉	膳食纖維
169大卡	3g	8.6g	20g	0.13g	3.3g

蘆筍是比較有口感的蔬菜，不會硬得讓牙口不好的老人家咬不動，也不像一般葉菜類過於軟爛沒有咀嚼感；不用削皮即可入菜，適合清炒或涼拌，是很方便在家烹調蔬菜。除了本身具有較豐富的鐵質和葉酸外，也含有植化素成分「芸香素」，一種黃酮類化合物「槲皮素」的糖苷。

「槲皮素」和「芸香素」兩者都被許多國家作為提供血管保護的藥，可抑制血小板凝固，有助於促進血液循環、舒張血管、維持血管暢通和正常脈動的功能，還有預防靜脈瘤、靜脈擴張等效果，對預防血管型失智症有幫助。另外，「芸香素」也具有抗氧化、抗發炎的神經保護特性，有助於抗憂鬱。

蘆筍裡所含的葉酸和鐵質，也都是有助於造血的營養素，能預防貧血。紅酒醋裡葡萄成分富含多酚類（polyphenols）為一種強抗氧化物質，可抑制造成阿茲海默症的斑塊和腦神經纖維纏結的形成。

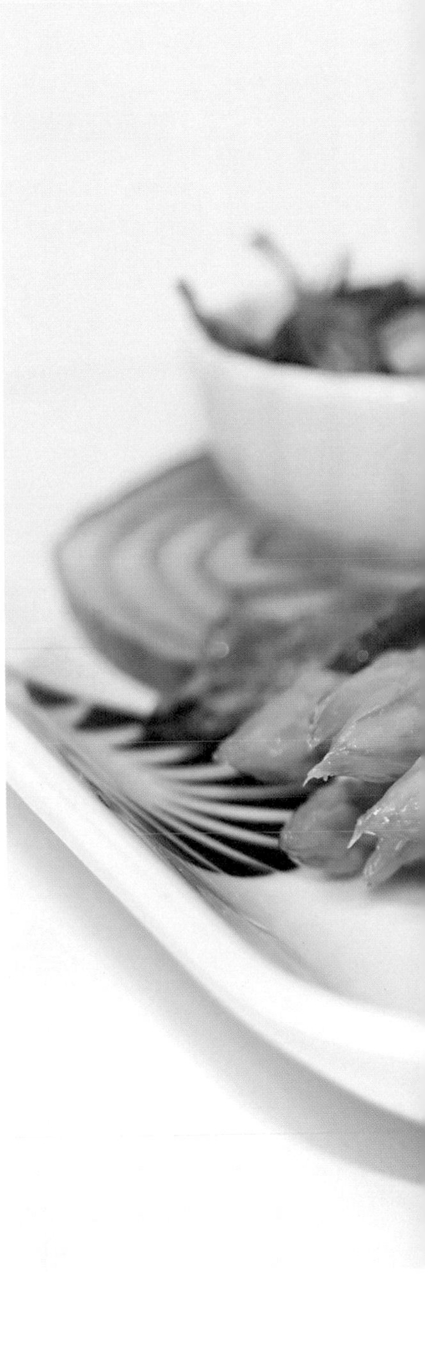

蘆筍培根佐紅酒醋

〔食材〕 3**人份**

蘆筍600g

低脂培根3片

紅蔥酥15g（1大匙）

〔調味料〕

紅酒醋30cc（2大匙）

糖30g（2大匙）

開水15cc（1大匙）

〔作法〕

1.蘆筍刨刀刨去根部比較粗的纖維，放入燒開的水裡燙3~5分鐘後撈出放入冰水冰鎮保留脆度。

2.平煎鍋，免放油，轉中小火加熱，放入培根煎到熟。

3.盤中擺好冰鎮後的蘆筍以及煎熟的培根，淋上調勻的調味料再撒上紅蔥酥就能上桌了。

〔提醒〕

1.蘆筍要挑尖端飽滿，顏色清脆，根部不能有乾燥或老化的樣貌。

2.川燙蘆筍可放少許鹽保留鮮豔的綠色。

3.培根本身有鹹度，紅酒醋汁調好要再嚐味道，避免過鹹。

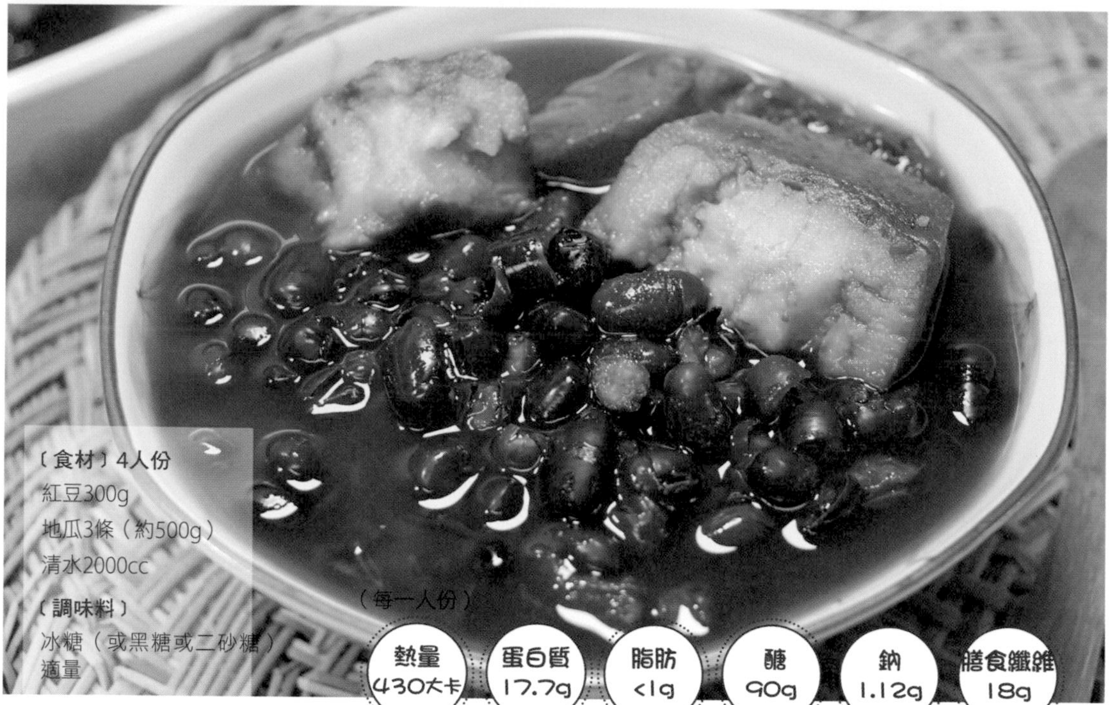

〔食材〕4人份

紅豆300g
地瓜3條（約500g）
清水2000cc

〔調味料〕

冰糖（或黑糖或二砂糖）適量

（每一人份）

熱量	蛋白質	脂肪	醣	鈉	膳食纖維
430大卡	17.7g	<1g	90g	1.12g	18g

紅豆地瓜湯

紅豆除了富含礦物質鉀、鈣、鎂、鋅和鐵以外，也富含對預防失智症有益的營養素維生素E和葉酸，且有研究發現，已罹患失智症的老人在膳食纖維及礦物質鉀的攝取上略顯不足，因此建議腎功能未受損的年長者，每天至少一餐主食以全穀雜糧類來取代精緻白米或白麵。

地瓜是膳食纖維較高食物，經農業改良市面上出現許多不同顏色和品種的地瓜，紅肉地瓜和黃肉地瓜所含的醣分和熱量相當，但紅肉地瓜的維生素A含量卻是黃肉的87倍，β-胡蘿蔔素含量也將近90倍，維生素C的含量則以黃肉地瓜較高，葉酸的含量兩種地瓜都差不多，因此在預防失智症的益處上，似乎紅肉地瓜的幫助性較大。

地瓜也含有植化素「綠原酸」成分，能夠調節GABA受體，發揮抗焦慮、清除自由基，以及抑制乙醯膽鹼分解酶作用，在動物模型中，有改善腦缺血及阿茲海默症的成效。

〔作法〕

1.地瓜去皮後切大拇哥尺寸的塊狀。

2.紅豆沖水清洗後，加入蓋過紅豆的水量，用中火煮滾一次後把水倒掉。

3.原鍋重新加水2000cc放入地瓜塊移到電鍋中，外鍋用2杯的水蒸到跳起來，檢查豆粒夠不夠軟透（不夠的話外鍋再加1杯水續蒸），加蓋續燜到自然降溫，再加糖就完成了。

〔提醒〕

1.紅豆要買新鮮飽滿的，先煮一次是要破壞紅豆密度，再放進電鍋蒸就很容易熟透。

2.地瓜蒸透容易鬆散，所以不要切太小塊。

3.糖可用選甜度較低的代糖-赤藻糖醇再加黑糖。

鮮菇雞丁飯

熱量	蛋白質	脂肪	醣	鈉	膳食纖維
350大卡	27.8g	6.6g	45g	1.05g	3.5g

（每一人份）維生素A 577 IU（國際單位），維生素C 80 毫克。

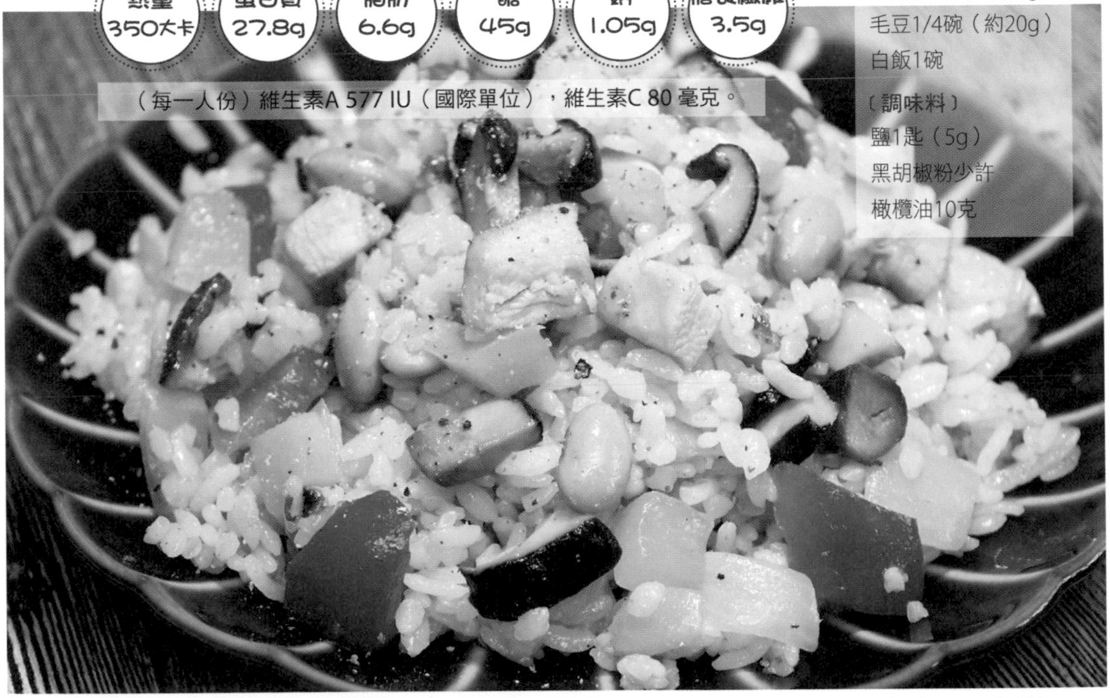

〔食材〕2人份

雞胸肉200g
鮮香菇5朵（約100g）
紅椒1/4顆（約70g）
黃椒1/4顆（約70g）
洋蔥1/4顆（約70g）
毛豆1/4碗（約20g）
白飯1碗

〔調味料〕

鹽1匙（5g）
黑胡椒粉少許
橄欖油10克

〔作法〕

1.雞胸肉清洗後擦乾，切1.5公分立方的丁塊。

2.紅椒、黃椒也切跟雞肉一樣大小的丁塊，毛豆過熱水川燙。

3.炒鍋裡用中火加熱1大匙橄欖油把雞肉丁炒到外表呈白色的5分熟後取出。

4.鍋裡再加1大匙橄欖油，鮮香菇炒出香氣後再放入毛豆和紅黃椒拌炒。

5.加入白飯和鍋裡的材料翻炒到鬆散後倒入雞肉丁再次混拌均勻調味就能起鍋了。

〔提醒〕

炒飯最好是用冷飯，因為含水量少比較容易炒鬆。

香菇富含膳食纖維、少許醣分是一種蛋白質含量較高的蔬菜，且富含鉀、鎂、鐵和鋅等礦物質，也富含預防失智有幫助的維生素如B群、葉酸以及維生素D，研究顯示補充維生素B12有助於預防腦中風，延緩大腦灰質萎縮速度與認知退化。

全素食者因沒有攝取奶類或雞蛋，長期下來可能有維生素B12不足的情況，建議除了可攝取泡菜、味噌等發酵食物外，也可一週補充一次維生素B群保健品。老人皮膚合成維生素D的能力較差，因此建議老年人應多攝取維生素D含量較高的食物。

日曬過的乾香菇比起沒曬過的香菇，維生素D的含量多了2至3倍；乾香菇中所含的麥角固醇，同時也是合成維生素D的前驅物質，會轉變成人體所需的維生素D2。維生素D除了幫助體內鈣質吸收有助於預防骨質疏鬆外，維生素D具有神經保護效果，根據**研究發現血清中維生素D濃度越低，認知功能退化越嚴重。

* Association of Vitamin B12， Folate， and Sulfur Amino Acids With Brain Magnetic Resonance Imaging Measures in Older Adults: A Longitudinal Population-Based Study. JAMA Psychiatry. 2016 Jun 1; 73(6)：606-13.

** Vitamin D levels and cognition in elderly adults in China. J Am Geriatr Soc. 2014.

2018年《美國老年精神病學期刊（American Journal of Geriatric Psychiatry）》的一篇論文，把40位51到84歲、輕度認知障礙或無失智症的參加者，隨機分配為兩組並給這40位老人每天服用安慰劑或服用180毫克活性薑黃素，經過18個月後發現，服用薑黃素組的記憶力和專注力明顯進步，而安慰劑組則沒有改變。

*澳洲一項針對社區老年人的研究發現，每天讓受試者補充1.5公克薑黃素或安慰劑，半年後發現，有補充薑黃素組沒有出現明顯認知退化情況，而補充安慰劑組則有明顯退化；中研院也有動物實驗發現，薑黃內含的「多羥基薑黃素衍生物」，有助於刺激增進人腦內的腦啡肽酶（NEP）酵素活性，進

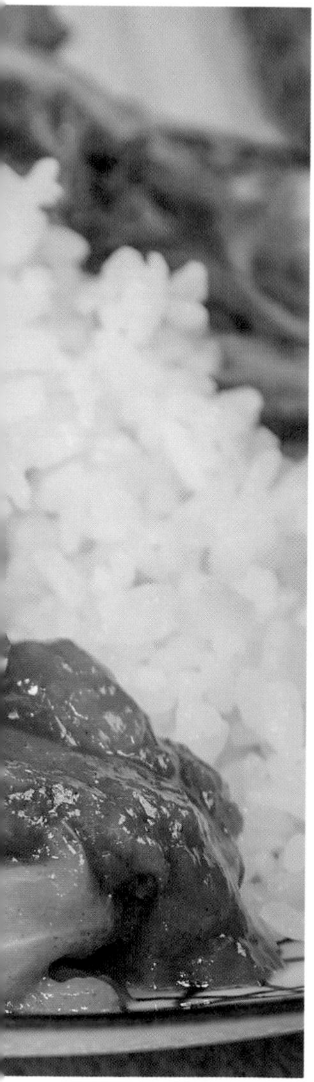

南瓜咖哩牛肉

〔食材〕 3~4**人份**

牛肋條600g

洋蔥1顆

南瓜500g

市售咖哩塊6塊

麵粉1大匙

〔調味料〕

鹽1/2匙

〔作法〕

1牛肋條清洗擦乾後切5公分長段均勻灑抹乾麵粉，南瓜去籽留皮切大塊，洋蔥先對剖後再切8塊。

2.鍋裡放入一大匙油，先用中小火把上粉的牛肋條表面煎出焦糖的顏色盛出備用。

3.用鍋裡炒牛肉逼出來的油把洋蔥炒軟。

4.倒入3碗高湯或清水加蓋燜煮30分鐘至牛肋條熟而不爛的程度後再放入南瓜塊。

5.全部材料煮到理想的熟爛程度，放入咖哩塊用湯匙攪動使其融化後調味即可上桌。

〔提醒〕

1.牛肋條撲拍麵粉靜置受潮後再下鍋，加熱時產生的梅納反應鎖住肉汁，肉質吃起來會軟嫩也比較甜。

2.牛肋其實滿快熟，用筷子穿刺最厚的地方，一穿就過就是熟透了。

3.南瓜的纖維和天然甜度是最好的調味劑，只要少許鹽調味就夠了。

*Curcumin and cognition: a randomised, placebo-controlled, double-blind study of community-dwelling older adults. Br J Nutr. 2016 Jun; 115 (12): 2106-13.

**Investigation of the effects of solid lipid curcumin on cognition and mood in a healthy older population. J Psychopharmacol. 2015 May; 29(5): 642-51.

而預防阿茲海默症，目前正等待進一步人體實驗來證實其功效。

據統計印度人患有阿茲海默症的發病率僅美國人的四分之一；印度人平日飲食「咖哩」即含有薑黃。而薑黃富含「薑黃素」（Curcumin），是一種強抗氧化劑，能與β類澱粉蛋白質結合，避免β類澱粉蛋白質在神經元中沉積，發揮神經保護作用，因而有預防失智症的潛力。**研究顯示，薑黃素不僅在認知功能上有幫助，在專注力、工作記憶力以及情緒狀態（平靜感、滿足感、減輕疲勞）的平穩都有幫助。

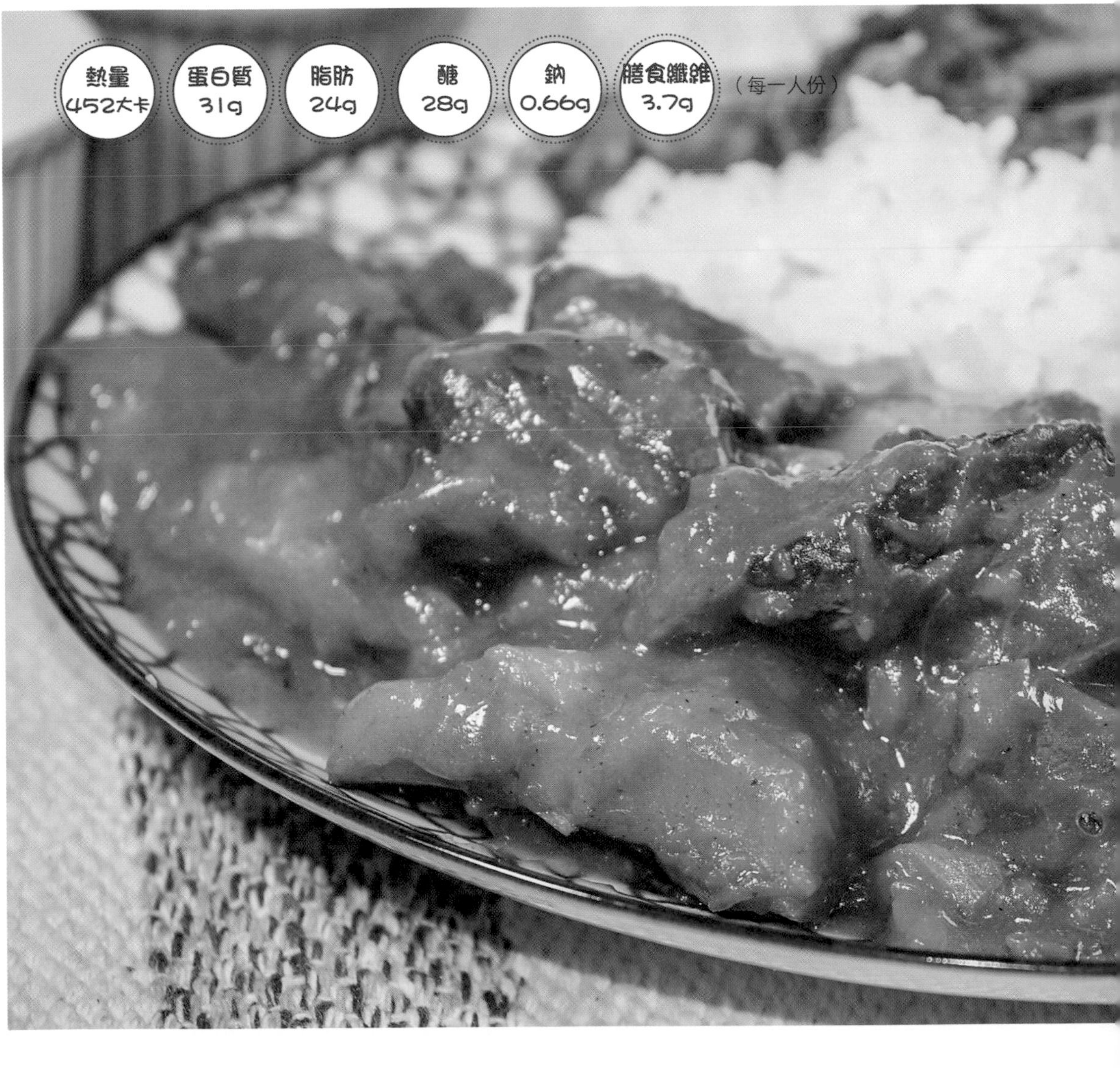
熱量 452大卡
蛋白質 31g
脂肪 24g
醣 28g
鈉 0.66g
膳食纖維 3.7g
（每一人份）

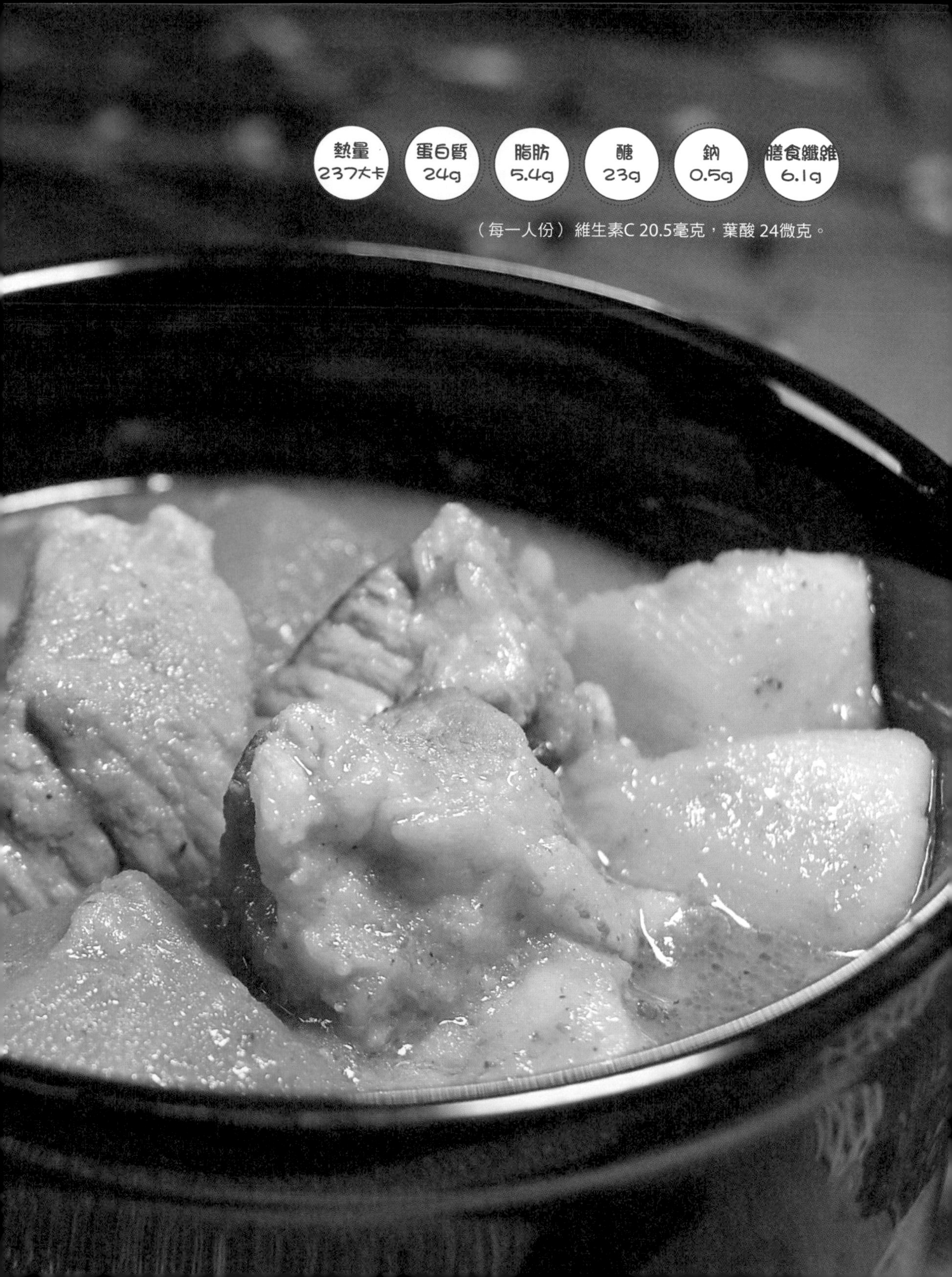

熱量	蛋白質	脂肪	醣	鈉	膳食纖維
237大卡	24g	5.4g	23g	0.5g	6.1g

（每一人份）維生素C 20.5毫克，葉酸 24微克。

馬鈴薯是營養價值較高且升糖指數較稀飯低的根莖類食物，一碗馬鈴薯（約400公克）可以獲得約5公克的膳食纖維和1.5公克的鉀離子，以及118毫克的維生素C及45.6微克的葉酸。膳食纖維和鉀離子含量豐富，有助於控制血壓和血糖以外，維生素C和葉酸對預防失智症有幫助。冷卻後的馬鈴薯會產生抗性澱粉是一種不易消化的澱粉，抗性澱粉能減緩血糖上升的速度，有助於調整腸道菌叢的健康。

洋蔥外皮富含植化素「槲皮素」營養素，具有抗氧化、保護心血管、保護腦部神經的作用，可維持腦部血流量，有助於促進記憶、學習與認知功能的能力。

咖哩含有的薑黃所含的「薑黃素」（Curcumin）成分，是一種強抗氧化劑，能與β類澱粉蛋白質結合，避免β類澱粉蛋白質在神經元中沉積，發揮神經保護作用，有預防失智症的潛力。

咖哩燉肉

〔食材〕3人份

豬後腿肉300g
洋蔥半顆（約150g）
紅蘿蔔半條（約150g）
馬鈴薯1顆（約160g）

〔調味料〕

咖哩粉2大匙（30g）
薑黃粉1匙（5g）
鹽1/2匙（3g）
糖1/4匙（1g）

〔作法〕

1.豬肉洗淨後切4公分塊狀用滾水川燙洗去血水髒沫後瀝乾備用。

2.洋蔥、紅蘿蔔、馬鈴薯洗乾淨後去老皮切大塊。

3.鍋中倒入1大匙油用中火先爆香洋蔥再加紅蘿蔔翻炒。

4.續加入豬肉塊和馬鈴薯及咖哩粉、薑黃粉均勻翻炒上色，倒入800CC的清水煮開後轉小火加蓋燜煮約30~40分鐘到豬肉軟爛入味再調味就可以上菜。

〔提醒〕

1.咖哩粉要經過煸炒香氣才會出來，但是炒粉末香料也容易焦鍋千萬不能心急開大火。

2.洋蔥久煮會軟化，紅蘿蔔和馬鈴薯煮熟後也糊化，所以切3公分立方是理想的尺寸。

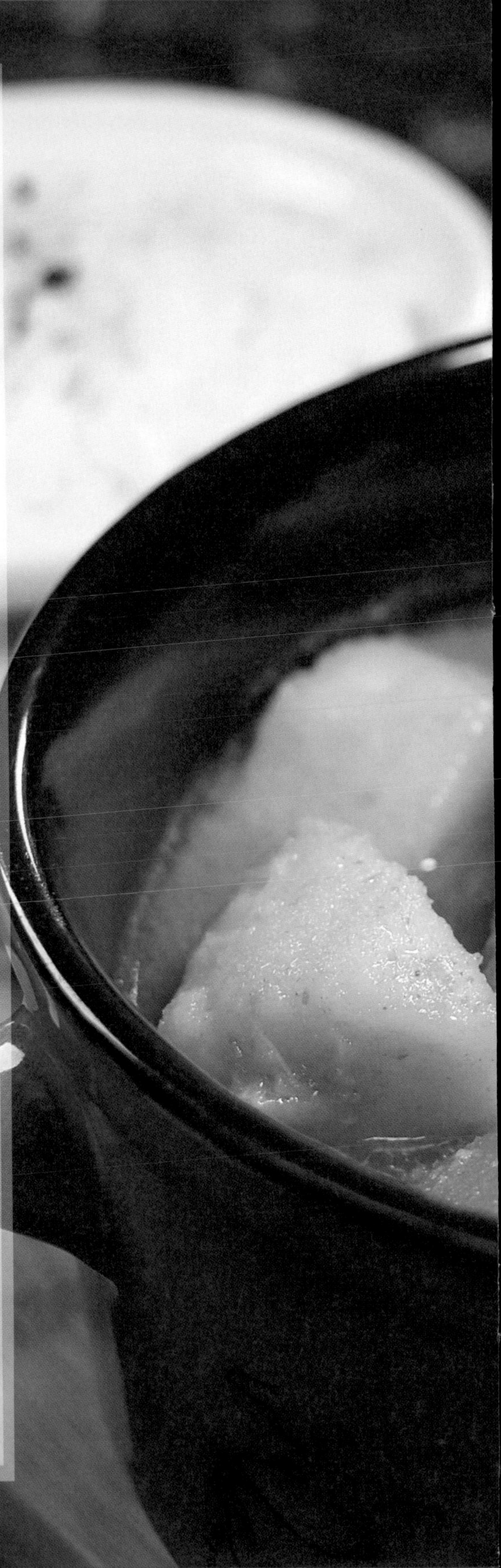

綠色青花椰菜或白色花椰菜或甜椒，都是維生素C含量豐富的蔬菜。筊白筍是季節性的蔬菜，味道清甜且較有口感也不會太硬，適合牙口較不好的老人。花椰菜和筊白筍內的葉酸含量豐富，而維生素C和葉酸都是預防失智症的保護因子之一。

花椰菜和甜椒中富含植化素「槲皮素」成分，有良好的抗發炎能力，可提升腦源神經生長因子，有抗憂鬱和抗壓力的效果；秋葵富含「水溶性膳食纖維」和「異槲皮素」。

「異槲皮素」能輔助控制血糖，兩種營養素都有助於血糖的調控，因而可降低血管型失智症的風險。

根據國內衛生署的調查，國人普遍有膳食纖維攝取不足的情況，「得舒飲食」和

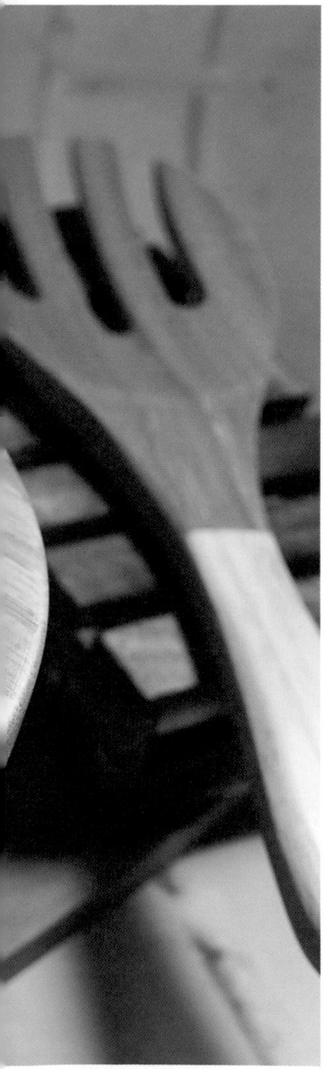

涼拌五色蔬

〔食材〕3人份

白花椰菜150g（約1/5朵）
綠花椰菜150g（約1/5朵）
玉米筍90g（約6支）
筊白筍100g（約2支）
秋葵100g（約6支）
紅椒90g（約1/4顆）
黃椒90g（約1/4顆）

〔調味料〕

鹽1大匙（燙青菜用）
橄欖油2大匙（30cc）
海鹽1匙（5g）
黑胡椒粉少許

〔作法〕

1.雙色花椰菜用小刀剝去莖梗上的老皮後再切小朵。
2.筊白筍削去底部較粗的部分後切滾刀塊。
3.紅、黃椒去蒂頭去籽後切3公分大塊。
4.玉米筍洗淨切半，秋葵洗乾淨備用。
5.鍋裡燒開8分滿的水，另外再準備一個大盆裝冰塊開水。
6.水滾後加1大匙鹽，放入白花、青花、筊白筍、秋葵川燙到熟撈出放入冰塊盆裡冰鎮。
7.再入玉米筍、紅椒、黃椒川燙2分鐘，撈出後馬上冰鎮。
8.分別撈出冰鎮中蔬菜瀝乾水分後移到大碗裡。
9.上桌前再淋橄欖油和灑上海鹽及黑胡椒粉做適度的調味。

〔提醒〕

1.水裡加一點鹽燙蔬菜，不僅有鹹度，也能保持鮮豔色澤。
2.燙青菜要先放質地硬要煮比較久的食材，外表熟了就要撈出來，燙太久口感會變軟吃起來就不夠爽脆了。
3.涼拌菜做好後可先放冰箱冷藏要吃前再調味，太早調味蔬菜容易出水影響清爽的脆度。

「地中海飲食」都強調多攝取富含膳食纖維的蔬菜水果和未精緻的全穀雜糧。膳食纖維中的「水溶性膳食纖維」能促進腸道有益菌的生長，維護腸道的健康，也有助於避免神經的發炎現象。

*研究也發現，高脂低纖食物會導致「厚壁菌」（Firmicutes）、變形菌（Proteobacteria）這兩種菌的增加，使發炎反應加重，而發炎會導致大腦憂鬱，老年憂鬱症更是失智症的危險因子，憂鬱症發作的頻率越高或是血液中發炎指標C反應蛋白濃度越高，認知缺損會越嚴重。

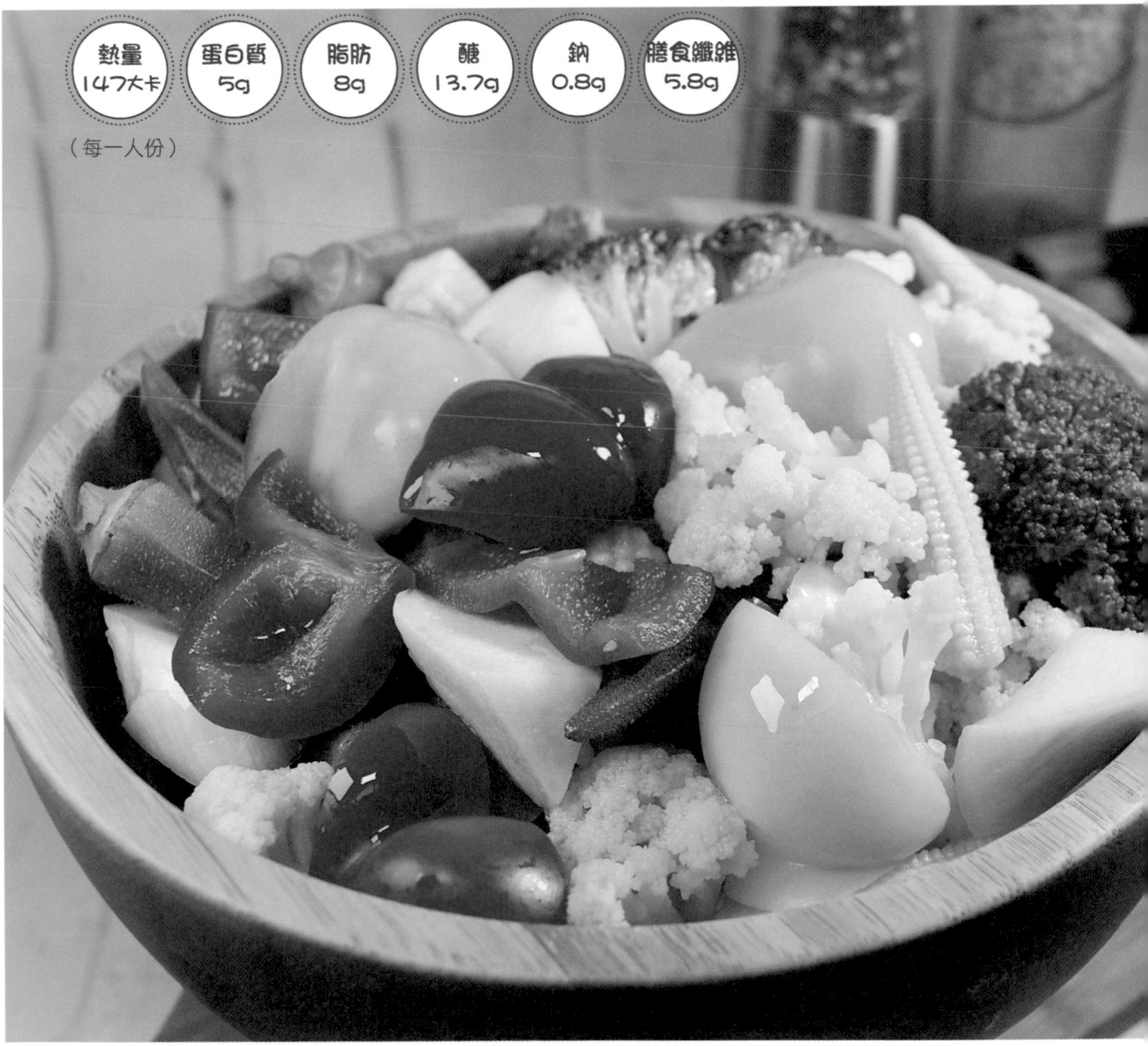
熱量 147大卡
蛋白質 5g
脂肪 8g
醣 13.7g
鈉 0.8g
膳食纖維 5.8g
（每一人份）

*Depressive symptoms and serum lipid levels in young adult women. J Behav Med. 2013 Apr; 36 (2)：143-52.

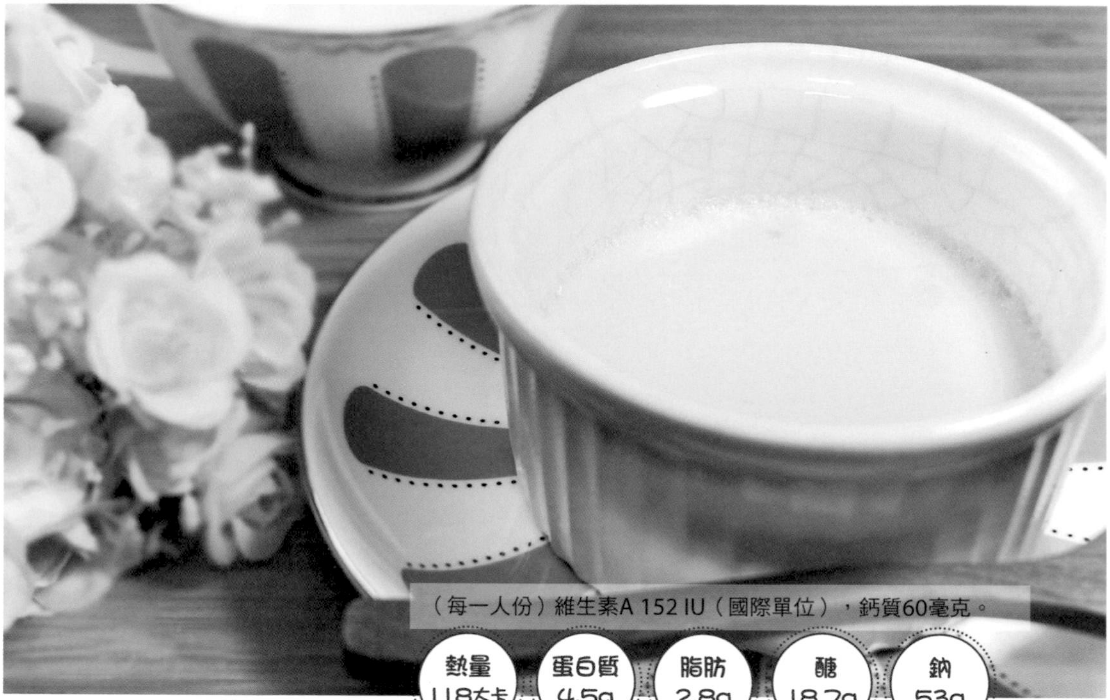

（每一人份）維生素A 152 IU（國際單位），鈣質60毫克。

熱量	蛋白質	脂肪	醣	鈉
118大卡	4.5g	2.8g	18.7g	53g

米布丁

〔食材〕2人份

低脂牛奶100cc

全蛋1顆

糖30g（約2大匙）

白飯5g（約2大匙）

〔作法〕

1.糖和牛奶用小火加熱到糖融化就要離火，同時把烤箱加熱到140度。

2.在碗裡把全蛋打散後慢慢沖入（1）的溫牛奶混拌均勻後用瀝網過濾。

3.布丁烤皿中先放一湯匙的白飯再倒入60cc的（2）蛋奶液。

4.烤盤裡加少許熱水（不能超過烤皿1/3高度）再放入烤皿，以140度烤20分鐘後取出放涼。

低脂鮮奶在總脂肪含量較全脂鮮奶低，飽和脂肪也只有全脂鮮奶的三分之一，因此對已有高膽固醇血症或心血管疾病風險的人較適合，而礦物質鈣、鎂和鉀等營養素的含量，全脂和低脂鮮奶是相當的，平均每100公克的鮮奶約含有98毫克的鈣質，睡前補充礦物質鈣和鎂（最佳比例為2：1），有助於穩定自律神經、改善失眠的症狀。

根據國內2017年的一篇針對65歲以上老人的一項研究調查發現，當老年人攝取越多的奶類時，產生認知功能異常的風險就越低，其中也發現，會產生認知功能障礙的老人，通常在總蛋白質的攝取量，也低於認知功能正常的人。

此份甜點使用食材原料包含雞蛋和低脂鮮奶，都是很適合老人家補充蛋白質的食物來源，尤其製作成布丁之後也適合牙口較不好或是吞嚥較困難的老人，對於有血糖偏高的老人建議可使用「代糖」來取代一般的砂糖。

*Relation of DASH- and Mediterranean-like dietary patterns to cognitive decline in older persons. Neurology. 2014 Oct 14; 83(16)：1410-6.

炎症和胰島素阻抗會損傷神經元並抑制腦細胞之間的交流，因此阿茲海默症又被稱為「大腦的糖尿病」；而多攝取Omega-3脂肪酸（EPA或DHA），有助預防「輕度認知障礙」（MCI，Mild cognitive impairment）的發生，輕度認知障礙是指尚未達到失智症程度前的大腦初期退化症狀。

DHA可減少β-澱粉樣蛋白沉積可預防阿茲海默症和失智。鯖魚是一種富含DHA和EPA的魚，每100公克（約3兩重）含有2851毫克的EPA以及4503毫克的DHA。

壽司的飯通常是煮好放涼後的白飯或隔夜飯，會轉變成消化較慢且熱量較低的「抗性澱粉」，食用抗性澱粉後較不會使血糖快速上升，因此體內胰島素的分泌量也較少，和精緻的白飯或白麵比較起來，較不會引起身體過度的發炎反應，也有助於預防三高，降低血管型失智症的風險。

鯖魚壽司

熱量	蛋白質	脂肪	醣	鈉	膳食纖維
358大卡	17g	18g	32g	0.07g	0.3g

（每一人份）維生素A 5634 IU（國際單位），EPA 1489毫克，DHA 2026毫克。

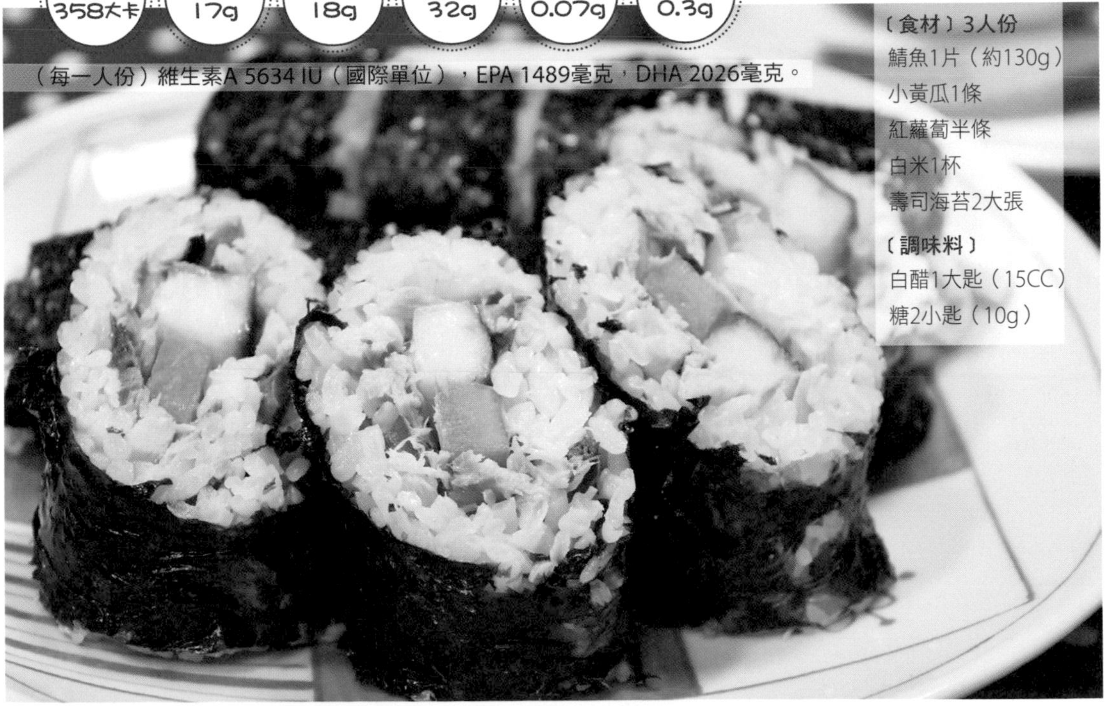

〔食材〕3人份

鯖魚1片（約130g）

小黃瓜1條

紅蘿蔔半條

白米1杯

壽司海苔2大張

〔調味料〕

白醋1大匙（15CC）

糖2小匙（10g）

〔提醒〕

1.壽司食材新鮮最好當餐吃完。

2.要用乾淨鋒利的刀切才會漂亮。

〔作法〕

1.鯖魚用烤箱或乾鍋煎熟後用手剝散（順便去骨刺），小黃瓜和紅蘿蔔各切0.5公分的長條。

2.一杯米、一杯水的比例洗好放進電鍋煮熟，飯煮好趁熱加入白醋和糖用飯勺拌勻，放涼。

3.砧板先鋪一張面積比海苔大的保鮮膜再放壽司專用的海苔片。

4.把醋飯薄薄的推平在海苔2/3的面積上，要留1/3收尾使用。

5.在靠近自己的1/2處平整堆放準備好的小黃瓜紅蘿蔔和鯖魚肉。

6.用兩手的大拇指挑起海苔（有飯這端）往中間餡料順勢蓋上並順向捲推（雙手的另4指抵住內餡會比較好捲推），捲海苔的過程要確保餡料和醋飯都平穩包捲進來，當餡料都捲收後往內稍微推收拉緊，再順勢把剩下的海苔捲推完成，最後把兩端多出來的保鮮膜旋轉收口幫助壽司定型。

*Cognitive function after supplementation with B vitamins and long-chain omega-3 fatty acids: ancillary findings from the SU.FOL.OM3 randomized trial. Am J Clin Nutr. 2011 Jul; 94 (1)：278-86.

酪梨看起來雖然像水果，但實際上並不屬於水果類，在營養成分的分析上而言，它的油脂含量豐富，有將近六成的比例熱量都是油脂，只有四成的熱量是屬於醣類，且酪梨富含單元不飽和脂肪酸（MUFA，Monounsaturated fatty acid），以及能幫助抗氧化，保護腦神經免於血管型失智症或阿茲海默症的植化素「阿魏酸」（Ferulic acid）。MUFA和「阿魏酸」都能幫助降低壞膽固醇（LDL）以及增加好膽固醇（HDL）。過去研究也證實酪梨中的油脂可以降低一些發炎反應物質（TNF-α，IL-6和CRP），有助於保護心血管疾病、降低胰島素抗性，有利於血糖的控制。

而酪梨和堅果類的共通之處是含有較豐富的維生素E，在2017年最新的回顧文獻中的一個單一研究發現，補充α-tocopherol（生育酚）形式的維生素E，有中等程度證據顯示有助於延緩阿茲海默症的進展，且許多研究都顯示維生素E對於預防腦力退化是有效的，並建議儘量從天然食物來補充維生素E，且比起食用補充劑來源的維生素E，研究更顯示攝取從天然食物來源的維生素E，有助於降低67%罹患阿茲海默症的風險，成人建議一天可攝取 15毫克的維生素E（約2盎司的堅果）。

「心智飲食」、「得舒飲食」和「地中海飲食」，三種對健腦有幫助的飲食都建議每天應攝取適量堅果類，而各種堅果類也富含MUFA、膳食纖維和多種礦物質營養素，唯一的缺點是堅果的熱量較高，對於已經體重過重或活動度較低的人，建議一天還是攝取1份的堅果就好，以避免造成體重的增加反而對健康不利。

〔蛋餅作法〕全程使用微小火

1.碗裡放入麵粉+太白粉+蛋+鹽先均勻打散後再分次倒入開水調勻，放入白芝麻再次調勻靜置10分鐘。

2.平煎鍋倒入1匙油用廚房紙巾油抹勻鍋底後再開小火，一邊轉動平煎鍋，一邊倒入1大湯匙的麵糊，讓流動的麵糊薄薄的平鋪在鍋底。

3.當麵糊慢慢凝固，邊緣呈現微微翹起不貼鍋時，輕輕搖晃平煎鍋，餅皮如果會滑動（鍋底這面已經熟了），翻面再煎20秒就可以移到盤子放涼。

〔提醒〕

1.麵糊下鍋的份量要依照平煎鍋尺寸調整，以鋪平的量為準。

2.麵糊加太白粉可以增加張力不容易破，放芝麻可以增加香氣和滑潤度。

3.麵糊要一口氣下鍋，下鍋後要快速轉動鍋子讓麵糊均勻攤開。

4.鍋子要保持低溫，避免麵糊一下鍋就凝固轉不開的情形。

5.餡料儘量保持乾爽不要有汁液，現煎餅皮比較薄容易因為水分而裂開。

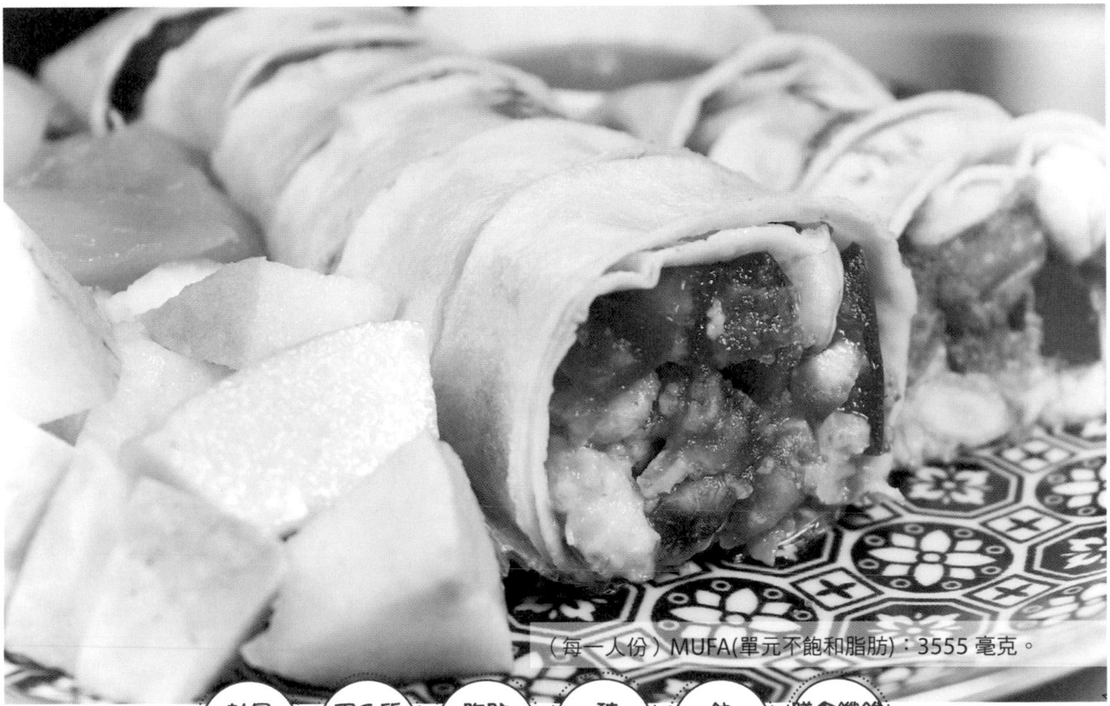

（每一人份）MUFA(單元不飽和脂肪)：3555 毫克。

熱量	蛋白質	脂肪	醣	鈉	膳食纖維
322大卡	9.2g	14.2g	39.3g	0.28g	5.7g

酪梨捲餅

〔蛋餅材料〕2人份

低筋麵粉50g

太白粉5g

蛋1顆

鹽1/4小匙

白芝麻2g

水120cc

〔內餡〕

酪梨1顆

（400克，去籽後重量約200公克）

綜合堅果30g

蕃茄丁1碗（約160g）

〔沾醬〕

蜂蜜21大匙（30cc）

〔酪梨捲餅的作法〕

1.酪梨切1公分立方的小丁，蕃茄對剖去籽後也切一樣大小的丁塊。

2.攤開餅皮，鋪上酪梨丁和番茄丁再放堅果。

3.像捲壽司一樣的方式，把全部餡料包捲進餅皮裡，收口向下定型。

4.用鋒利的刀切出適當等分再淋上蜂蜜就是美味大餐。

鱈魚是高蛋白、低脂肪且富含維生素A和單元不飽和脂肪酸的魚類，雖然Omega- 3 脂肪酸EPA和DHA含量比起其他魚類來得低。台灣2008年有項為期24週的*研究發現，有輕度認知障礙的人在服用1.8公克的魚油，和補充安慰劑橄欖油相較，補充魚油在認知功能上有明顯改善，且在紅血球細胞膜上EPA比例佔越高。

蔬食者飲食中較少Omega- 3 脂肪酸EPA和DHA的食物來源，可從含有α-亞麻酸（ALA）的食物來獲得，因α-亞麻酸可在體內轉換成DHA和EPA，紫蘇籽油和亞麻籽油中都富含α-亞麻酸，或從核桃、大豆、蕎麥等也都可攝取的到。

豆酥是黃豆渣加工製品，黃豆富含植物性蛋白質和膳食纖維，有助於改善認知功能、記憶力，專注力的「腦磷脂」與構成維持神經系統功能相當重要的「乙醯膽鹼」的原料「卵磷脂」，唯一缺點是加油炒過，含脂量較高，熱量也高，建議適量添加增添風味即可。

〔提醒〕

1.鱈魚質地細緻，用大火蒸5~8分鐘，可用筷子輕戳測試熟了沒。

2.蒸魚的湯汁要先倒掉再倒入豆酥醬。

〔蒸魚作法〕

1.鱈魚刮去魚鱗沖洗擦乾後，淋1大匙料理米酒在雙面輕拍後靜置幾分鐘。

2.在深盤裡鋪幾根青蔥（或筷子、竹籤）再把魚放上，炒菜鍋或蒸鍋燒開8分滿的準備蒸魚。

3.鍋裡水滾後擺好蒸架放入裝魚的盤子，用大火蒸5~8分鐘。

〔炒豆酥作法〕

1.鍋裡倒入沙拉油用小火加熱，蒜末薑末先煸出香氣再倒入豆酥，小火翻炒到呈現金黃色加入調味料充分拌勻加入蔥花。

2.起鍋盛盤，把豆酥倒在蒸好的鱈魚上面，綿嫩又噴香的豆酥鱈魚就可以上桌了。

豆酥鱈魚

熱量	蛋白質	脂肪	醣	鈉	膳食纖維
300大卡	24.3g	17.5g	11.4g	0.94g	1.5g

（每一人份）EPA 240毫克，DHA 204毫克，MUFA(單元不飽和脂肪酸) 2977毫克。

〔食材〕2人份

鱈魚一片（約300g）
青蔥3~5根（蒸魚用）
蒜末10g（約3瓣）
薑末5g（約3片）
青蔥1支（約5g）
豆酥2大匙（約30g）
沙拉油2大匙

〔調味料〕

素蠔油1大匙（15g）
糖1匙（5g）

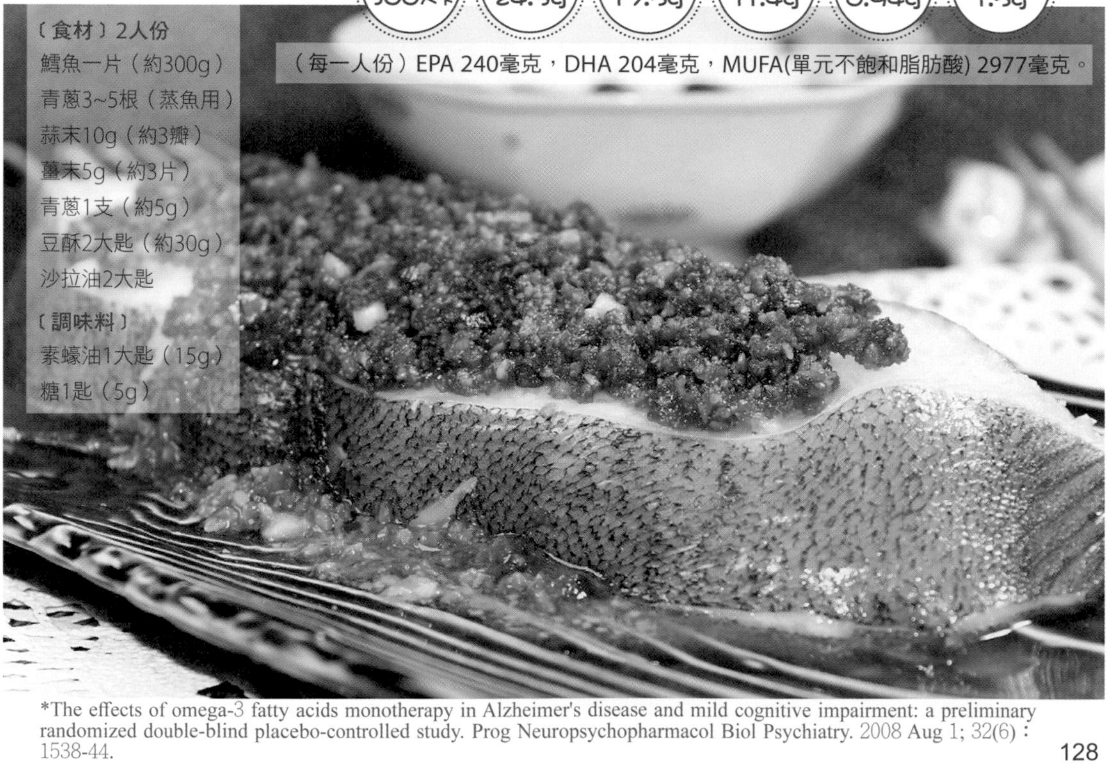

*The effects of omega-3 fatty acids monotherapy in Alzheimer's disease and mild cognitive impairment: a preliminary randomized double-blind placebo-controlled study. Prog Neuropsychopharmacol Biol Psychiatry. 2008 Aug 1; 32(6)：1538-44.

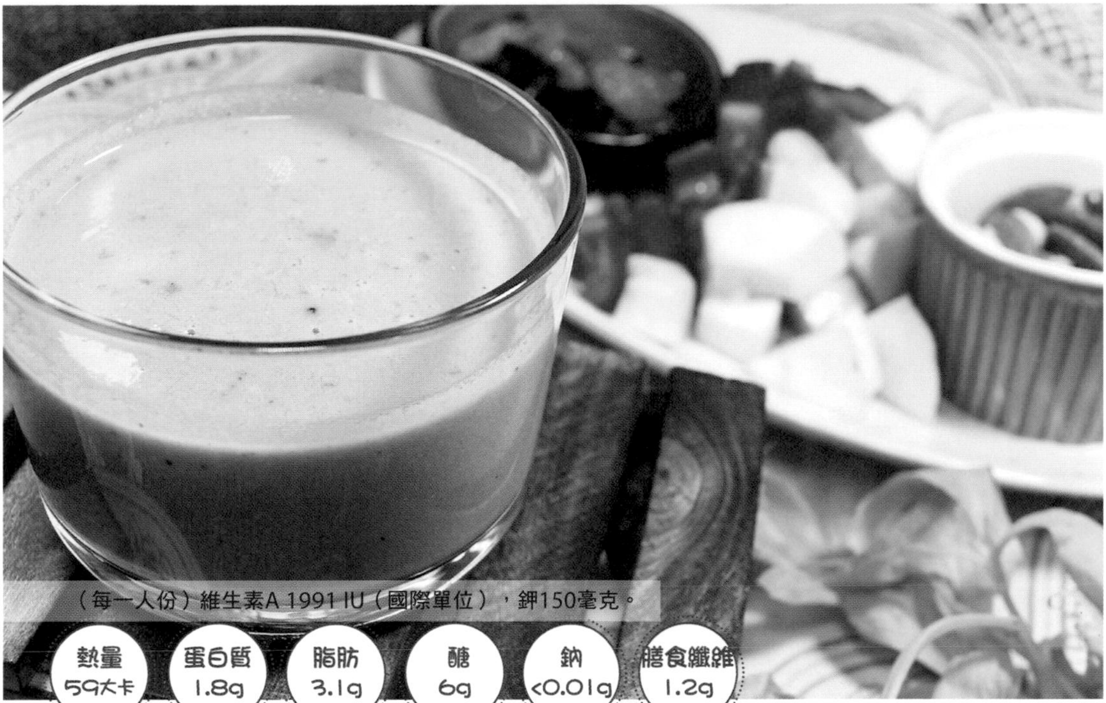

（每一人份）維生素A 1991 IU（國際單位），鉀150毫克。

熱量	蛋白質	脂肪	醣	鈉	膳食纖維
59大卡	1.8g	3.1g	6g	<0.01g	1.2g

藜麥綠拿鐵

色彩鮮艷的莓果類如蔓越莓、藍莓、桑葚、櫻桃或草莓等，富含原花青素（Proanthocyandin，PACs）、槲皮素（Quercetin）和綠原酸（Chlorogenic acid，CGA）等植化素。花青素在紫色的茄子和紫高麗菜以及桑葚、蔓越莓和葡萄籽和皮含量較多，能增加突觸可塑性，改善學習和記憶，有助預防失智。

槲皮素在藍莓或蔓越莓含量較多，能幫助提升腦源性神經生長因子，有助抗憂鬱以及抗壓力。綠原酸在咖啡，藍莓、蔓越莓和地瓜等食物中較多，具有神經保護效果。薑黃粉裡所含的「薑黃素」，也屬於植化素「非類黃酮類」成分，是一種強抗氧化劑，能與腦部β類澱粉蛋白質結合，避免代謝出錯，因此有預防失智的神經保護功效。此道富含多種抗氧化植化素成分的綠拿鐵，對血糖偏高的人，建議在水果和果乾的份量上應減半，以避免攝取過多的醣分，造成血糖上升。

〔食材〕2人份

藜麥5g（1小匙）
薑黃粉3g（1/2小匙）
小白菜2株（約50g）
綜合堅果15g（約1大匙）
芭樂1/4顆（約20g）
小蕃茄3顆（約30g）
桑葚果乾5顆
蔓越莓果乾5顆
開水350cc

〔作法〕

1.青菜用開水川燙30秒（去澀味）後瀝乾放涼備用。
2.芭樂，蕃茄切小丁。
3.藜麥用細篩網沖洗瀝乾。
4.全部材料放入果汁機攪到細碎，不用濾渣趁新鮮喝。

〔提醒〕

綠拿鐵是由蔬菜、水果、堅果和水用果汁機打到綿密的果菜汁，會被叫做「綠」就是因為有蔬菜，不同比例份量的蔬果打到細碎後可以減少腸胃的負擔，吸收快、代謝也很快。

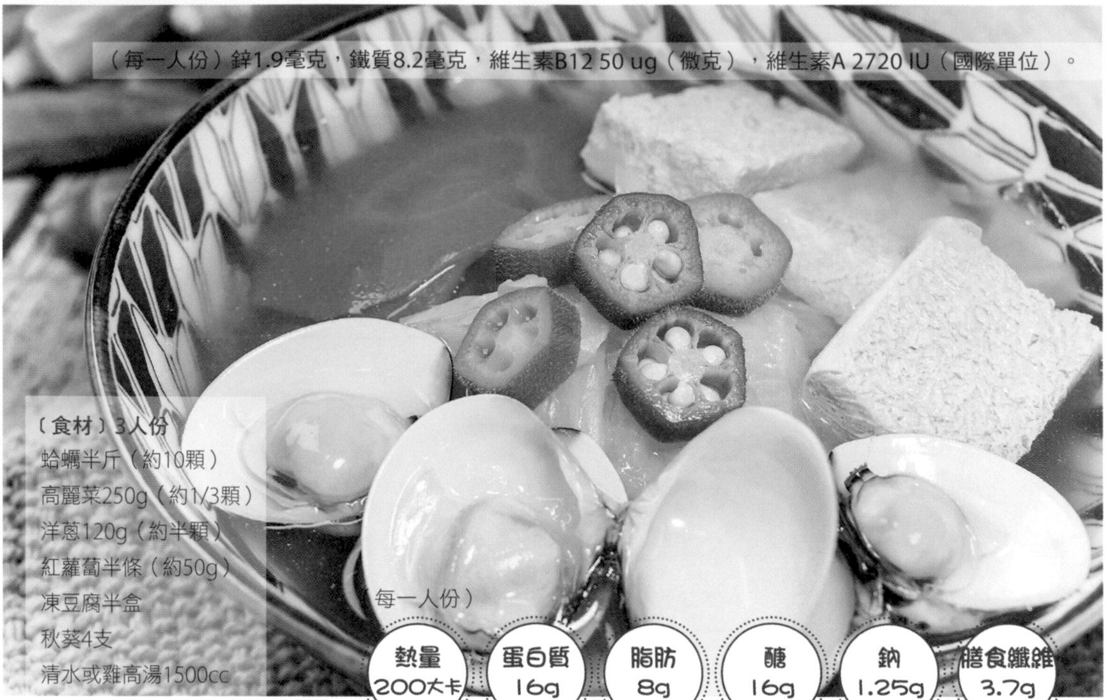

（每一人份）鋅1.9毫克，鐵質8.2毫克，維生素B12 50 ug（微克），維生素A 2720 IU（國際單位）。

〔食材〕3人份

蛤蠣半斤（約10顆）

高麗菜250g（約1/3顆）

洋蔥120g（約半顆）

紅蘿蔔半條（約50g）

凍豆腐半盒

秋葵4支

清水或雞高湯1500cc

（每一人份）

熱量	蛋白質	脂肪	醣	鈉	膳食纖維
200大卡	16g	8g	16g	1.25g	3.7g

〔調味料〕

鹽1大匙

胡椒粉少許

〔作法〕

1.蛤蠣用2大匙鹽泡水吐沙半小時以上，用清水洗乾淨後備用。

2.蔬菜洗淨。高麗菜2公分切丁，洋蔥切絲，紅蘿蔔切片，秋葵先川燙過再切。

3.用1大匙橄欖油先炒香秋葵以外的蔬菜，再加入清水（或雞高湯）和凍豆腐，用中火煮軟。

4.放入秋葵和蛤蠣煮幾分鐘，看到蛤蠣開口就要熄火，再適度調味即可。

〔提醒〕

1.蛤蠣吐沙的鹽水比例，2飯碗的水1大匙的鹽（水500：鹽15g）。

2.豆腐切適當大小放進冷凍庫，結凍就是凍豆腐。

3.蛤蠣本身有鹹味，調味時微量的鹽就夠了。

蛤蠣蔬菜湯

高麗菜含木犀草素和洋蔥含有槲皮素都屬類黃酮植化素，又稱第七營養素，存在於綠、紅、黃、白和紫色等蔬果當中，具有抗氧化發炎等神經保護的效果，如同植化素本身能保護植物健康，避免受到紫外線、昆蟲和微生物等侵害。

黃豆和豆腐、豆干等黃豆製品含有天然大豆異黃酮成分，根據Lehert等人的文章，以正常與有輕度認知障礙，針對給予飲食、藥物或生活型態介入進行統合分析，結果顯示「地中海飲食」加橄欖油以及太極拳鍛鍊均可改善整體認知，而「地中海飲食」加橄欖油以及大豆異黃酮補充劑都可改善記憶力。

蛤蠣含有豐富的鐵、鋅和鉻等礦物質以及豐富的維生素B_{12}，鋅在大腦的含量特別豐富，協助製造GABA調節大腦神經傳導；維生素B_{12}若缺乏會導致血清中同半胱胺酸上升導致心血管慢性發炎，增加血管型失智症的風險。

**Polyphenols in dementia: From molecular basis to clinical trials. Life Sci. 2016 Sep 15; 161：69-77

***Individually modifiable risk factors to ameliorate cognitive aging: a systematic review and meta-analysis. Climacteric. 2015; 18: 678-89.

南瓜濃湯

年長者容易有牙口不好的問題，根據國外研究發現，牙口不好是老人蛋白質利用較差的主因之一，若將白飯煮成白粥，營養價值較低且容易造成血糖快速上升；可以南瓜、地瓜或山藥等根莖類食材做為主食替代，這類根莖類食材大多膳食纖維含量較高，也含有其他抗氧化的維生素和鉀離子等礦物質營養素，因此對許多有三高的老人家，有助於控制三高以預防血管型失智症的發生。

南瓜含有豐富抗氧化維生素A和β-胡蘿蔔素，有助於預防失智症；更含有能幫助身體抗老化以及延緩大腦老化的葉黃素營養素。橄欖油富含的單元不飽和脂肪酸成分（即Omega-9系列脂肪酸），能調節膽固醇，有助於保護大腦和心血管，免於身體過度發炎；Omega-9也存在於苦茶油、菜籽油、芝麻油等。

冷壓初榨橄欖油和苦茶油，發煙點較高較適合炒或煎的高溫烹調方式，若是一般未精製的橄欖油最好以低溫拌炒或涼拌的方式來使用。

〔提醒〕

1.雞高湯的作法：一斤雞架子，2片薑片，1000CC水。

2.南瓜要留皮一起煮，加了籽的南瓜湯顏色比較深沉，不加籽的金黃色賣相比較好看。

3.南瓜和洋蔥有天然甜味，只要一點鹽就能提味。

〔作法〕

1.南瓜洗乾淨從中間切開去籽後切大塊，外鍋1杯水用電鍋蒸熟後以鏟背或大湯匙壓鬆。

2.洋蔥對切後順紋切細絲，鍋裡入油炒軟洋蔥絲後加入壓鬆的南瓜糊和雞高湯拌勻。

3.把南瓜糊倒入果汁機慢速打到無顆粒的狀態後，重新倒入鍋中再次小火煮滾後就能起鍋盛盤。

4.撒上胡椒粉和麵包丁準備上桌。

熱量	蛋白質	脂肪	醣	鈉	膳食纖維
186大卡	2.4g	5.3g	32g	0.5g	3.8g

（每一人份）維生素A 3681 IU（國際單位），葉酸64.5 ug(微克)。

〔食材〕3人份

南瓜300g

洋蔥1顆（約300g）

雞高湯1000CC

吐司丁1碗

〔調味料〕

橄欖油1大匙（15g）

鹽1匙

胡椒粉少許

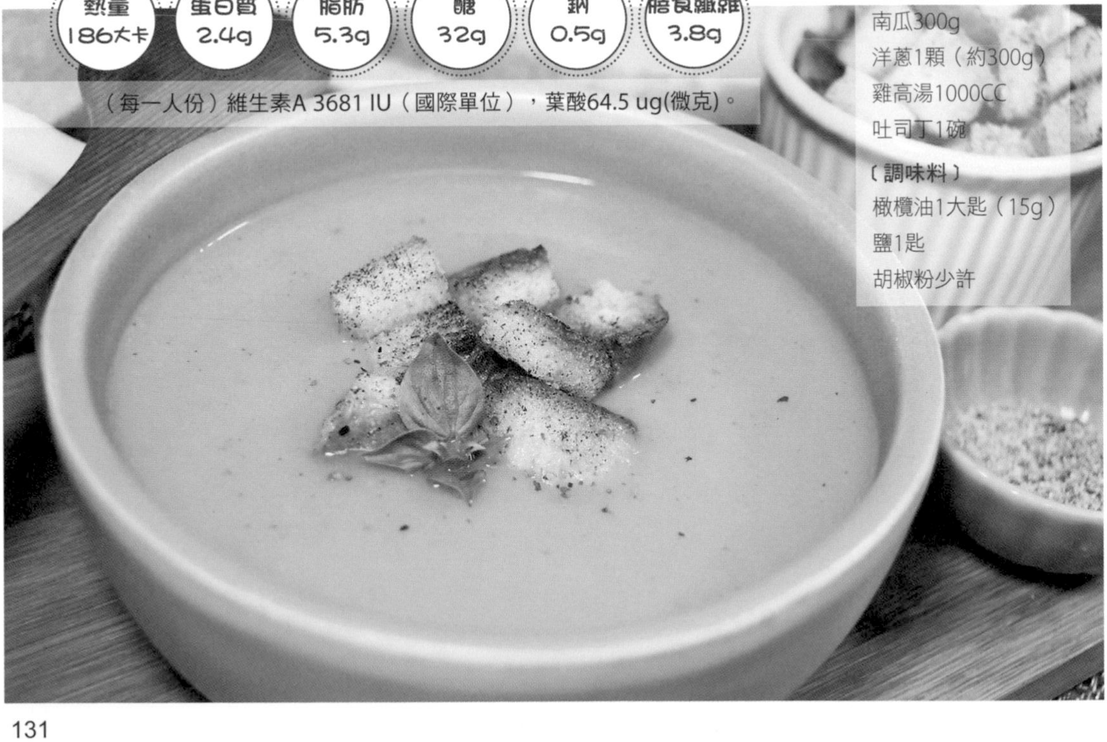

香魚富含ε－3脂肪酸，每100公克香魚含有280毫克EPA以及547毫克DHA的ε-3多元不飽和酸，攝取較高比例的ε－3，有助於提高對人體的好膽固醇（高密度膽固醇，HDL），降低壞膽固醇（低密度膽固醇，LDL），並提高身體抗發炎的能力，穩定免疫系統，改善慢性發炎疾病，如新陳代謝症候群、阿茲海默症等。

足夠的EPA和DHA脂肪酸攝入對胎兒神經系統發育，也是極為重要的。魚類本身並無法自行合成EPA，而是通過食用海藻而得來，因此人類也可經由攝取藻類食物來補充EPA。

香魚也富含脂溶性維生素A和E，每100公克的香魚含有460 IU（國際單位）和5毫克的維生素E，維生素A和E都是有助於預防失智症的保護因子，但其中的香魚卵膽固醇含量較高，一條約130公克的香魚的膽固醇含量約120毫克，相當於半顆蛋黃的膽固醇含量，因此建議膽固醇偏高的人，若要食用香魚（含卵）以二隻為限，避免攝取過多膽固醇增加心血管的負擔，反而增加血管型失智症的風險。

醬燒香魚

〔食材〕2人份

香魚2條（約270g）

薑5片

蒜頭5瓣

清水3碗

〔調味料〕

醬油2大匙（30g）

糖1大匙（15g）

料理米酒2大匙（30g）

醋1小匙（5g）

〔作法〕

1.香魚不用去內臟洗乾淨後用廚房紙巾擦乾水分，薑塊和蒜瓣用刀背拍鬆。

2.取寬口的平煎鍋，先把魚以外的材料和調味料一起用中火燒開後再放入香魚。

3.以小火燜煮50分鐘熄火，加蓋燜到自然降溫後再重新開小火加熱燜煮30分鐘。

4.重複加熱熄火燜煮來回2次，魚不但入味連骨頭也酥化了。

〔提醒〕

1.香魚不要買太大隻，不容易燒到骨透綿化的程度。

2.燒煮過程糖會產生焦化水也會蒸發，雖用小火燒煮還是要注意補充水分才不會巴鍋燒焦。

3.醬油和糖是越燒越入味，如果擔心加水會稀釋鹹度的話可以邊煮邊調測鹹淡口感。

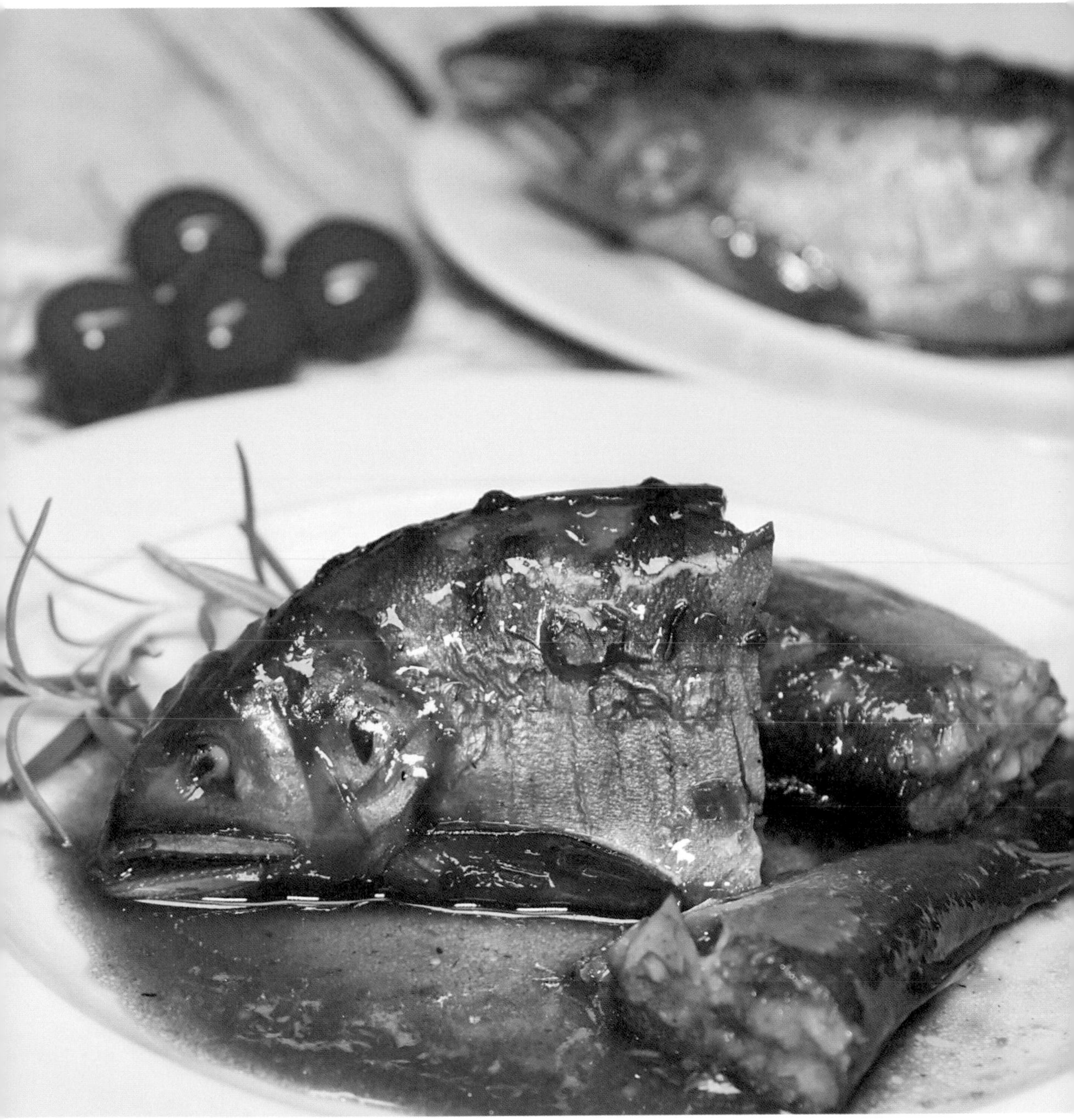

（每一人份）維生素A 460 IU（國際單位），維生素E 5.06毫克。

熱量	蛋白質	脂肪	醣	鈉
167大卡	18.5g	7.5g	6.4g	0.55g

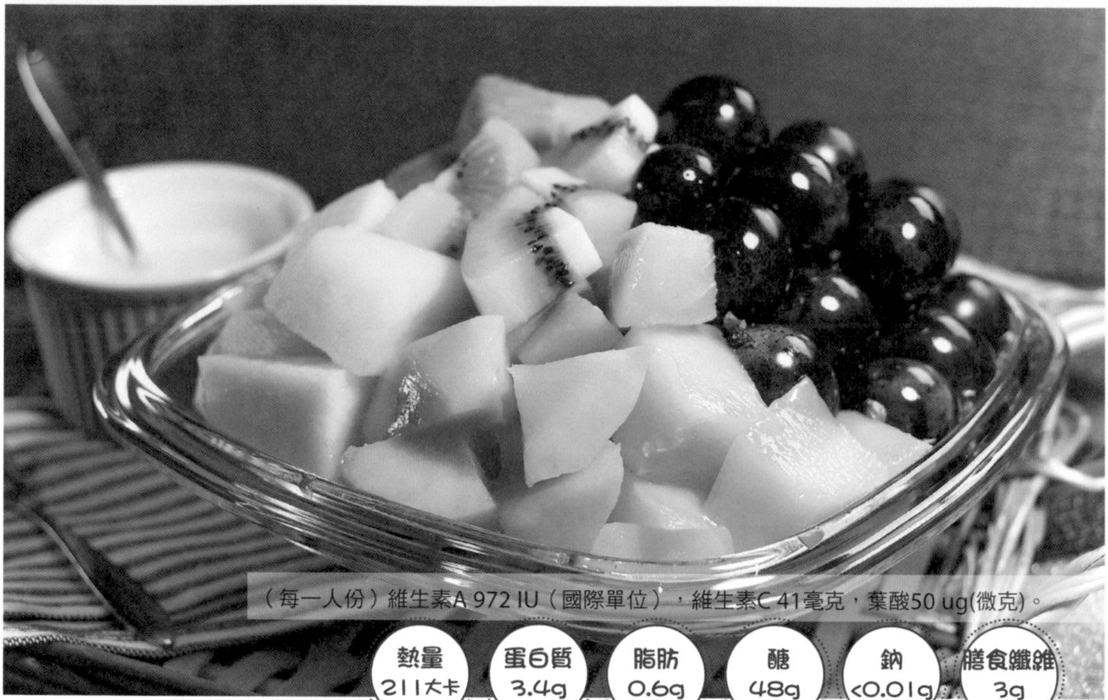

（每一人份）維生素A 972 IU（國際單位），維生素C 41毫克，葉酸50 ug(微克)。

熱量	蛋白質	脂肪	醣	鈉	膳食纖維
211大卡	3.4g	0.6g	48g	<0.01g	3g

水果優格

〔食材〕3~4人份

芒果1顆（400g）
葡萄20顆（240g）
哈密瓜半顆（300g）
奇異果2顆（160g）
木瓜半顆（200g）
蘋果1顆（160g）

〔調味料〕

低脂無糖優格150g
檸檬原汁30g（2大匙）

〔作法〕

1.葡萄之外的水果清洗後去皮去籽，切成與葡萄大小相仿的塊狀。

2.檸檬汁與優格調勻。

3.水果依喜歡的角度排列，檸檬優格可淋在水果上或個別沾著吃。

〔提醒〕

以優格拿來醃肉片，軟化的肉纖維超軟嫩超好吃！

水果含各種維生素、植化素和膳食纖維等抗氧化營養素，能避免自由基對細胞與基因的傷害。

2016年《新英格蘭醫學期刊》的中國追蹤研究*發現，每天有吃新鮮水果的人和很少吃水果的人相比，收縮壓和血壓都明顯較低，且在心血管疾病、出血性和缺血性腦中風的發生率，以及心血管疾病的死亡率都下降25~40％，且水果攝取的份量越多，心血管和腦血管疾病發生率越低，可見食用水果對於預防血管型失智症是有幫助的。

葡萄富含的植化素營養，不是在它本身綠色的果肉，而存在紫色葡萄皮和葡萄籽當中，建議若要攝取葡萄的原花青素，可將葡萄連皮一起榨汁或適量飲用葡萄酒（「地中海飲食」建議每天攝取量小於300毫升）。

優格或優酪乳對於部分有乳糖不耐症的人而言是較適合攝取的乳製品，且優格富含天然的益生菌，包含乳酸菌和比菲德氏菌。

香蒜蛤蠣麵線

熱量	蛋白質	脂肪	醣	鈉	膳食纖維
156大卡	12.7g	1g	24g	0.72g	0.3g

（每一人份）

〔食材〕2人份
麵線1把（50克）
蛤蠣10顆（約250g）
蒜頭4瓣
九層塔1株

〔調味料〕
鹽1/2大匙
胡椒粉少許

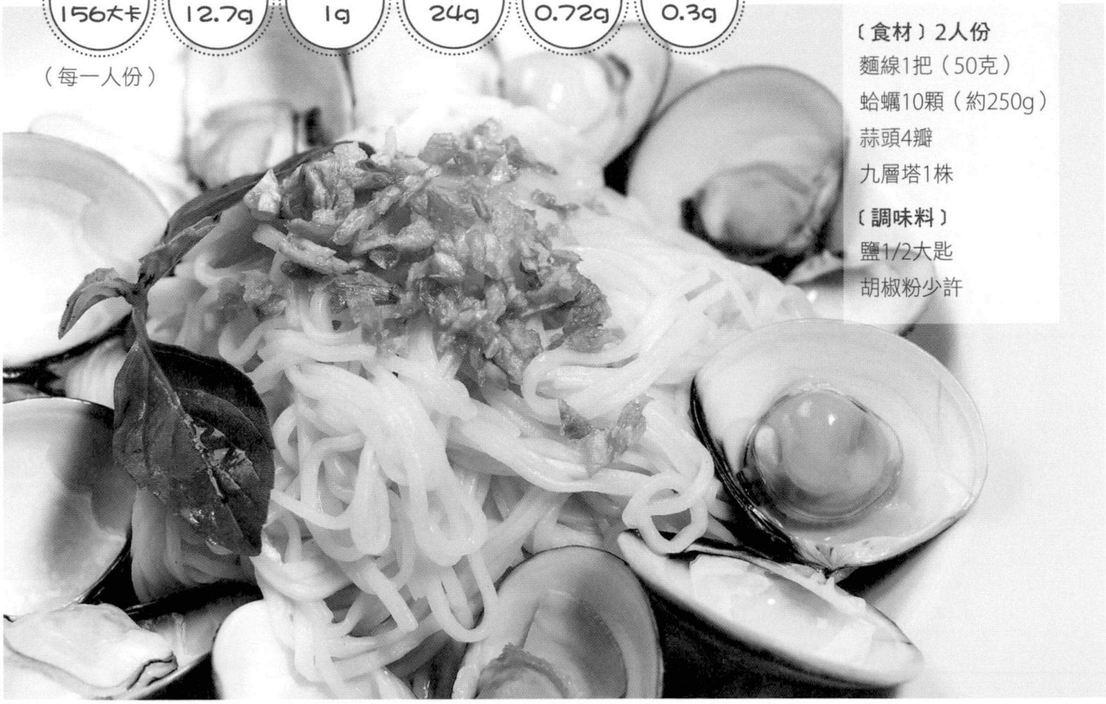

九層塔除了富含維生素A和礦物質鉀、鈣、鎂和鐵等營養素成分以外，也含有類黃酮一類的植化素成分「木犀草素」，維生素A存在於魚貝類、雞蛋、黃色蔬果，有助於減輕細胞氧化壓力、減少神經損害和預防阿茲海默症等神經退化疾病；維生素A對大腦海馬迴極為重要，若缺乏可能會影響記憶力和學習力。蛤蠣含有的礦物質「鉻」，有助於維持胰島素功能，能調節體內醣分的代謝和維持胰島素的功能，調整血中三酸甘油酯及膽固醇的濃度，有助於預防心血管疾病。

蛤蠣也富含維生素B_{12}和葉酸，有助於腦神經系統的運作，協助合成和調控多巴胺、血清素等神經傳遞物質，對於牙口較容易不好的老人，低脂高蛋白且口感較軟的蛤蠣是很適合；且飽和脂肪含量較低，較不易使血脂肪上升，搭配口感較軟的麵線一起煮，是一道方便製備且適合銀髮族食用的一道簡單又營養的料理。

〔提醒〕

1.蛤蠣吐沙的鹽水比例，2飯碗的水1大匙的鹽（水500cc：鹽15g）。

2.麵線和蛤蠣本身都有鹹度，不調味也好吃。

3.煮不同粗細麵條的時間不一樣，可以撈幾根用指頭捏感受麵心硬度，細麵線，下鍋浮起後再燜一下就夠熟了。

〔作法〕

1.買回來的蛤蠣先用鹽水吐沙1小時以上再清洗瀝乾；蒜頭切成細末。

2.燒1500CC的水煮麵線，水滾再放麵線，下鍋後用筷子撥散不要讓麵條沉底，當麵線全部浮起熄火加蓋燜10秒後撈出置盤內。

3.用煮麵線的水燙熟蛤蠣，開口就撈出。

4.鍋裡加熱2大匙橄欖油，炒香蒜末放少許鹽調味。

5.把熱蒜油澆淋在麵線上，再擺上開口蛤蠣，點綴九層塔就可上桌。

松子富含ε-3多元不飽和脂肪酸的α-亞麻酸，能提高體內的好膽固醇—高密度膽固醇、降低體內不好的膽固醇-低密度膽固醇，提高身體抗發炎能力，有助預防阿茲海默症和慢性發炎相關疾病。

葵瓜子、杏仁和松子等堅果中富含的維生素E和黃酮類植化素成分，有抗氧化作用，能避免脂質過氧化，預防心血管疾病，降低血管型失智症的風險。一項2016年的統合分析研究*也發現，每天多攝取28公克的堅果，可降低29%冠狀動脈心臟病的死亡率、35%的神經退化疾病、39%的糖尿病機率以及22%各種原因的死亡率，預估世界上有近四百四十萬人的死因是因為每天堅果攝取量不到20公克。

在預防失智症的三種飲食當中，都建議多食用堅果，每週至少攝取四次以上的堅果類。美國芝加哥社區追蹤研究**顯示，全穀類、堅果和豆類攝取愈多者，在認知功能的表現上則愈好，堅果和糙米等全穀雜糧類可說是有神經保護作用的核心食物。

現代人的飲食普遍過度精緻，食用過多精緻碳水化合物，如蛋糕、白米、白麵、麵包等加工食品，不但缺乏天然的維生素B群，同時也會因此而加速維生素B_1的消耗，建議平日飲食中最好至少有一餐應食用燕麥、全麥麵包或糙米和胚芽米等未精緻的全穀雜糧，其中糙米就富含膳食纖維和維生素B群等營養素，可避免因為維生素B群不足導致影響到腦部的健康。

〔提醒〕

1.糙米用在炒飯時不需要浸泡以1：1.2的比例較適合，直接當飯吃1：1.5浸泡40分鐘再煮（水量會影響米粒的軟爛度，要依照個人喜愛的口感調整）。

2.小黃瓜太熟缺乏口感和色相，最後再下鍋藉著鍋中食材的熱度就能緩熟了。

3.烤堅果只要上色就可以熄火，儘量把顆粒攤開不要重疊，避免烤焦可在上面鋪一層錫箔紙。

* Nut consumption and risk of cardiovascular disease, total cancer, all-cause and cause-specific mortality: a systematic review and dose-response meta-analysis of prospective studies. BMC Medicine201614: 207.

** Prospective study of Dietary Approaches to Stop Hypertension-and Mediterranean-style dietary patterns and age-related cognitive change: the Cache County Study on Memory, Health and Aging. Am J Clin Nutr. 2013 Nov; 98(5):1263-71.

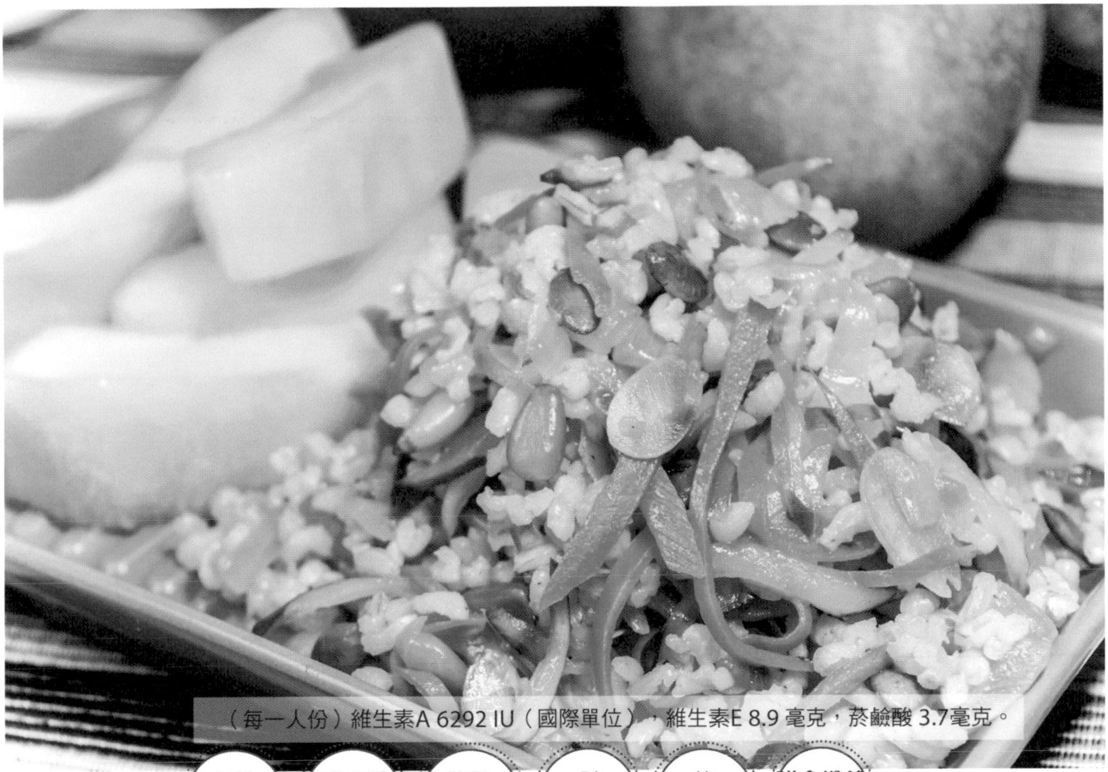
（每一人份）維生素A 6292 IU（國際單位），維生素E 8.9 毫克，菸鹼酸 3.7毫克。

熱量	蛋白質	脂肪	醣	鈉	膳食纖維
386大卡	11g	18g	45g	0.8g	4.8g

堅果糙米飯

〔食材〕3人份

糙米1杯
小黃瓜1條（100 公克）
紅蘿蔔半條（100公克）
松子30g
葵瓜子50g
杏仁片50g

〔調味料〕

鹽1/2大匙
胡椒粉少許

〔作法〕

1.糙米用清水沖洗後以1：1.2的水量放入電鍋煮熟，開關跳起來後拌勻再燜5分鐘，讓米粒再一次均勻吸收水分，移出放涼備用。

2.小黃瓜和紅蘿蔔洗乾淨後，先斜切片再切絲備用。

3.堅果用乾鍋炒到微上色，或放入家用小烤箱烤10分鐘（隨時觀察不要烤焦了）。

4.鍋裡加熱1大匙橄欖油，放入紅蘿蔔絲炒香，再倒入糙米飯炒到米粒鬆散後加入小黃瓜絲均勻翻炒後調味，盛盤後再撒上烘烤過的堅果即可。

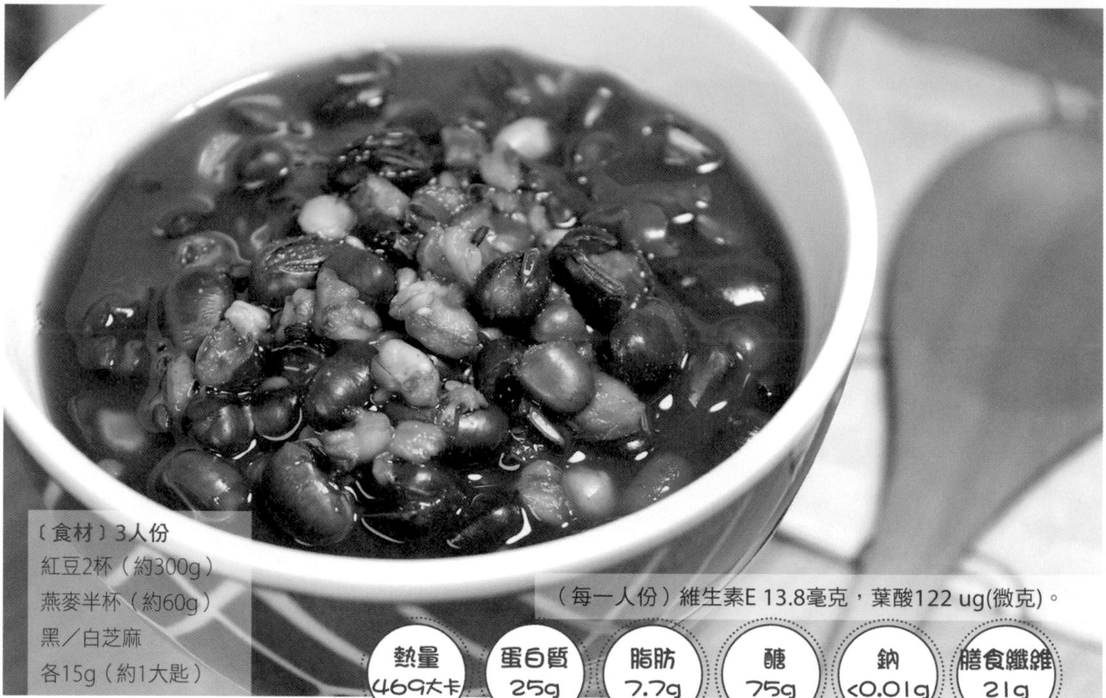

〔食材〕3人份
紅豆2杯（約300g）
燕麥半杯（約60g）
黑／白芝麻
各15g（約1大匙）

〔調味料〕
黑糖（依個人喜好）
鹽 極少

〔作法〕
1.紅豆、燕麥以水清洗雜質後瀝乾。
2.紅豆加3碗水先煮滾一次，把水倒掉重新加入7碗水與燕麥、黑白芝麻一起放入電鍋。
3.外鍋2杯水按下開關，跳起來後不要掀蓋燜到降溫；軟鬆程度不夠的話外鍋再加1杯水繼續煮。
4.加入適量的糖和極微量的鹽拌勻即可。

〔提醒〕
1.糖不能太早加，紅豆外殼會形成保護膜熱力無法穿透，再怎麼煮都不會鬆綿。
2.紅豆跟燕麥、薏仁都速配，跟地瓜南瓜一起煮的話可以省一點糖，鬆綿動人的紅豆燕麥粥熱的好吃，冰的更好吃！

（每一人份）維生素E 13.8毫克，葉酸122 ug(微克)。

熱量	蛋白質	脂肪	醣	鈉	膳食纖維
469大卡	25g	7.7g	75g	<0.01g	21g

紅豆燕麥粥

芝麻屬於堅果類，對牙口不佳的老人是比其他堅果類較方便食用。無論白芝麻或黑芝麻都富含強抗氧化的維生素E、葉酸以及菸鹼酸。芝麻油是芝麻提煉出來的油脂，所以含有豐富的維生素E。

2012年一項統合分析*顯示，飲食中若富含維生素E，在降低阿茲海默症的機率達24％。芝麻特有的「芝麻酚」（sesamol）是酚類強抗氧化物，具有抗癌、保護肝臟、和抗老化的作用。2012年國內一項相關研究**發現，芝麻酚具有強效的抗血小板活性，能抑制血小板的凝集作用，因此推測芝麻酚對治療心血管疾病、癌症以及阿茲海默症相關的發炎性疾病可能有幫助。

黑芝麻在鈣和鐵含量比起白芝麻豐富，鈣含量是白芝麻的19倍，鐵含量是1.6倍。鈣和鐵質對老人家都是很重要的營養素，缺鐵不僅容易貧血也容易出現憂鬱症狀；建議兩種芝麻都食用，或是以較好吸收的黑芝麻粉為主。

軟絲和蝦仁都屬低脂肪高蛋白海鮮，軟絲的蛋白質與膽固醇含量都比較高，若擔心食用過多會增加身體負擔，建議避免食用蝦頭部位，軟絲也可先將內臟部位去除，應可減少不少膽固醇，不過已有高膽固醇的人可能體內膽固醇代謝較差，還是建議不宜食用過多，以避免增加心血管負擔與血管型失智症的風險。蝦子的蝦紅素是一種類胡蘿蔔素，早期被應用於鮭魚和甲殼類水產養殖提供天然色素，例如原本白肉的鮭魚因含有豐富的蝦紅素成分，所以肉質呈現紅肉反應。

新鮮小黃瓜有抑制醣類轉化為脂肪的丙醇二酸，減少脂肪產生，有助於體重控制，並含有豐富的膳食纖維及水分，熱量低，每100公克的小黃瓜只有15大卡，適合涼拌方式較不易破壞其維生素C含量。

維生素C能幫助調節體內的發炎激素，降低體內發炎反應，過多的自由基和慢性發炎是造成老化主要的關鍵，老化也是失智症主要的原因之一，故多攝取小黃瓜有助於降低體內發炎反應以及抗老化。

〔提醒〕

1.蝦仁擦乾水分後用一顆蛋白稍拌，吃起來比較有脆度。

2.軟絲鬚腳上的吸盤，眼睛和嘴都要摳出清洗乾淨才不會影響咀嚼的順口度。

3.紅酒醋和蜂蜜調勻後，酸中帶甜的層次，很適合清爽的海鮮沙拉。

〔作法〕

1.蝦仁用牙籤挑出背上泥腸清洗瀝乾，軟絲去除內臟清洗乾淨切0.5cm的圈片狀。

2.高麗菜切絲，小黃瓜切片，九層塔切末。

3.燒1500CC的開水，蝦仁過完熱水再把軟絲也燙熟備用。

4.沙拉碗裡先放蔬菜再放海鮮，再把所有調味料和九層塔末調勻淋上就可以上桌了。

海鮮盆沙拉

熱量	蛋白質	脂肪	醣	鈉	膳食纖維
252大卡	36g	11.6g	1.1g	2.15g	1.1g

（每一人份）維生素A 186 IU（國際單位），維生素E 4.3毫克，維生素C 23毫克。

〔食材〕2人份

蝦仁半斤
軟絲(軟翅仔1隻)
（500克計算）
高麗菜絲150g
小黃瓜1條
九層塔1株

〔調味料〕

紅酒醋30cc（2大匙）
橄欖油30cc（2大匙）
蜂蜜15cc（1大匙）
鹽5g（1小匙）
研磨黑胡椒 少許

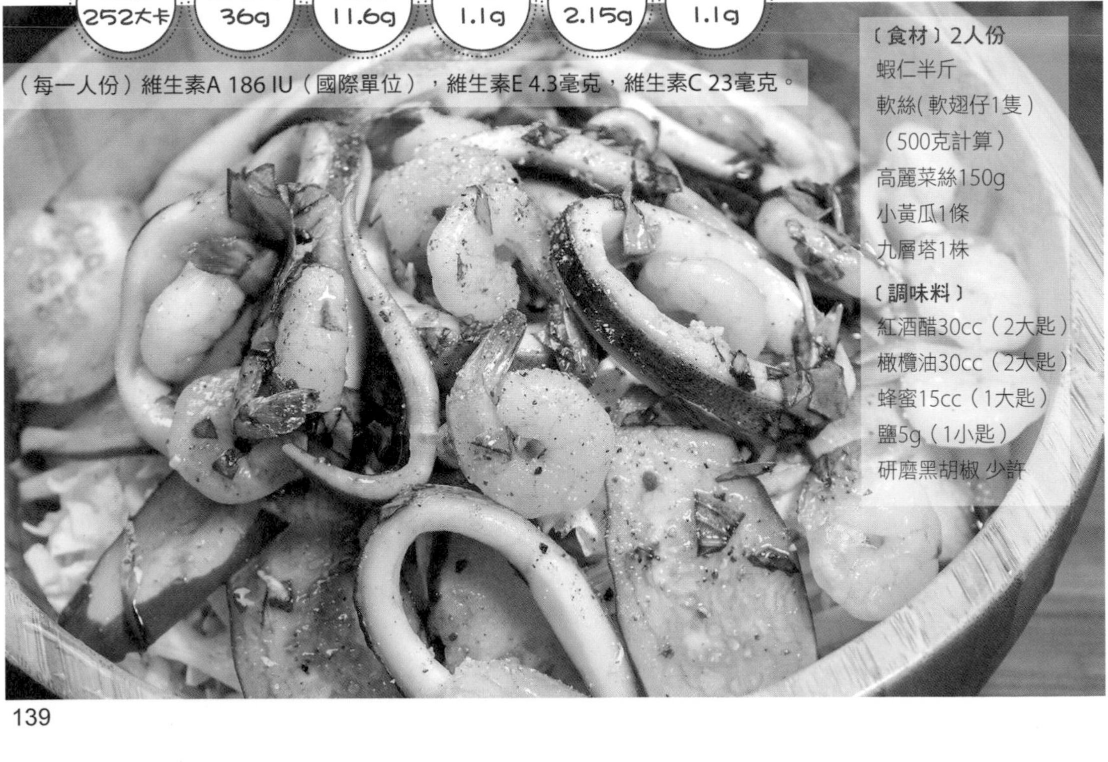

菇類在人體健康保健應用層面相當廣，包括免疫功能調節、預防三高（高血壓、高血糖、高血脂）以及延緩老化、保護肝臟等功效。菇類熱量低、富含礦物質鉀及膳食纖維，具有低升糖指數特性，有助於調節三高和控制體重，許多菇類萃取物包含香菇、蠔（平）菇、鴻喜菇、洋菇等，經過動物實驗研究發現，可有效降低老鼠高血脂情形，其他像猴頭菇、舞菇、巴西蘑菇、木耳和銀耳等，在國外取得降血糖功效的專利申請可做膳食補充劑。

血糖控制和大腦健康有關，2013年《神經學》期刊*德國柏林醫學大學針對一群銀髮族記憶力研究發現，這群老年人並沒有任何血糖控制不佳的情況，發現血糖生化檢驗值（糖化血色素）越低，其海馬迴體積越大、微結構越佳，記憶力（包括回憶、學習、固化）越好，當體內的血糖越高，表示胰島素阻抗越嚴重，糖分會留在血液裡導致大腦得不到足夠的能量，腦細胞會加速老化死亡導致認知功能越來越退化。

〔提醒〕

1.紅、黃椒熟得快，下鍋後快速翻炒清脆口感較好。

2.各種菇的吸水性強，在水龍頭下沖洗就好，先千萬不要泡在水裡洗。

3.草菇最好先用熱水川燙幾分鐘洗掉腥菇味再料理，燙過的菇不容易黑也可以多放幾天。

4.菇類熟軟後會出水，所以不要一開始就加水，會稀釋它的天然香氣。

〔作法〕

1.紅椒黃椒去籽後切2公分寬的斜刀塊。

2.杏鮑菇2公分滾刀切塊；草菇洗淨後對切，用熱水川燙後瀝乾放涼備用。

3.鍋熱1大匙橄欖油，先爆香蒜末再放杏鮑菇拌炒。

4.待杏鮑菇煮軟再放紅黃椒和草菇炒勻，調味就可以起鍋了。

雙椒炒雙菇

熱量	蛋白質	脂肪	醣	鈉	膳食纖維
132大卡	3.6g	7.3g	13g	1g	4g

（每一人份）

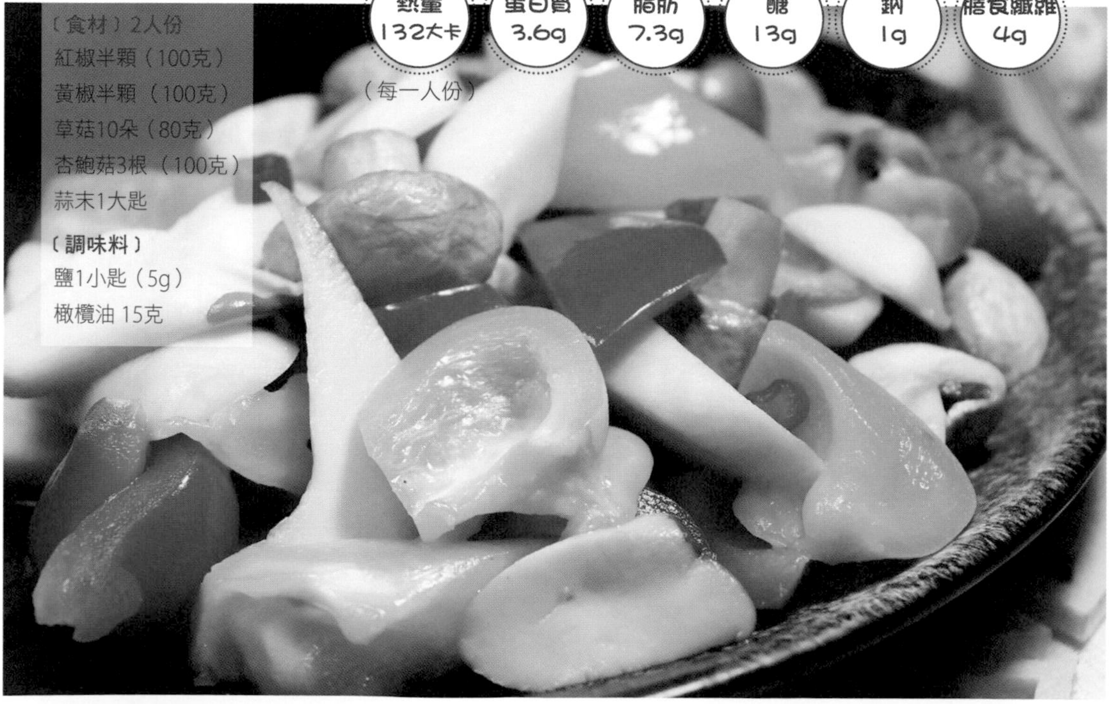

〔食材〕2人份
紅椒半顆（100克）
黃椒半顆（100克）
草菇10朵（80克）
杏鮑菇3根（100克）
蒜末1大匙

〔調味料〕
鹽1小匙（5g）
橄欖油 15克

*Higher glucose levels associated with lower memory and reduced hippocampal microstructure. Neurology. 2013 Nov 12; 81(20): 1746-52.

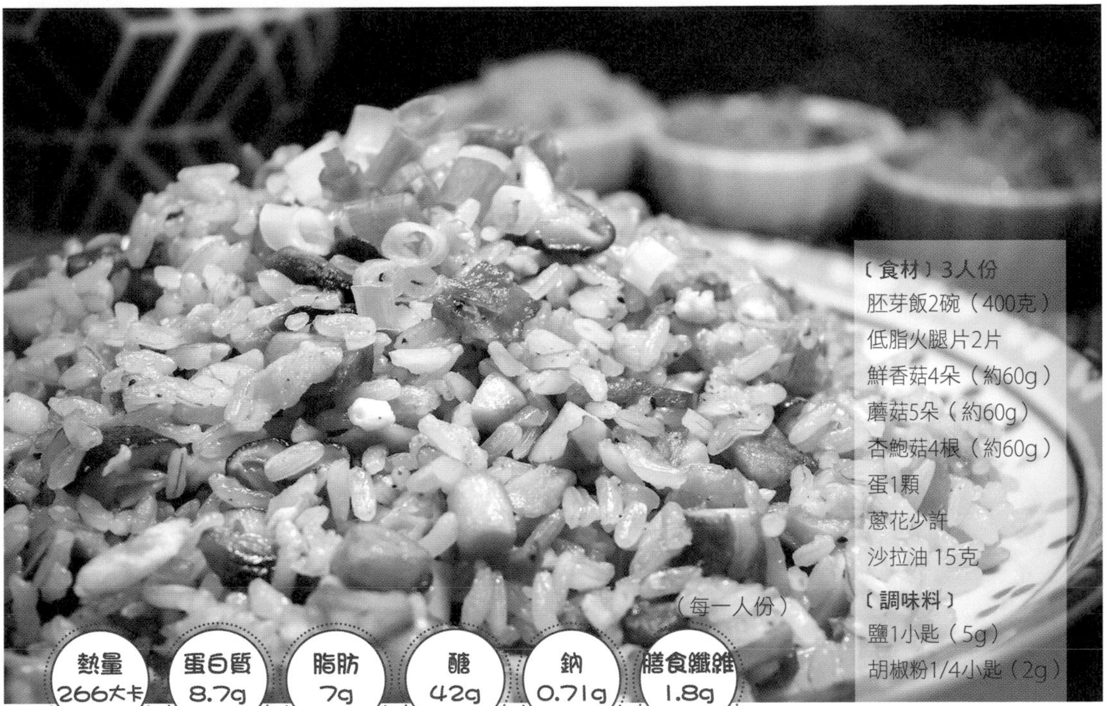

〔食材〕3人份
胚芽飯2碗（400克）
低脂火腿片2片
鮮香菇4朵（約60g）
蘑菇5朵（約60g）
杏鮑菇4根（約60g）
蛋1顆
蔥花少許
沙拉油 15克

〔調味料〕
鹽1小匙（5g）
胡椒粉1/4小匙（2g）

（每一人份）

熱量	蛋白質	脂肪	醣	鈉	膳食纖維
266大卡	8.7g	7g	42g	0.71g	1.8g

三菇蛋炒飯

杏鮑菇吃起來比較有口感，而且膳食纖維含量較高，也含有豐富的麥角硫因（ergothioneine）、腺苷（adenosine）及多酚（polyphenol）等抗氧化活性物質，可減緩體內氧化壓力所造成之老化現象。國內有動物實驗透過減少腦中氧化壓力損傷，降低神經細胞受損，結果顯示餵食杏鮑菇子實體粉末可改善小鼠記憶學習及認知功能。

蘑菇又稱為「洋菇」其膳食纖維的含量雖沒有香菇和杏鮑菇高，但近年來研究也發現其富含許多抗氧化物質包括維生素D、穀胱甘肽和麥角硫因等，有助於減少人體的氧化壓力引發身體發炎、失智症病因。日本一項針對一萬三千多名老年人進行的研究發現，多吃蘑菇的人失智症發病率較低；新加坡也有相關研究顯示，人體血液內的麥角硫因隨著人的老化而下降，而且和認知障礙的增加有關。

以前我們知道食用菇類有助於增加免疫力，因為菇類含有多醣體的成分；但現在我們更知道菇類富含許多抗氧化物質，對人體健康更有益處。

〔作法〕

1.胚芽米以1：1的水量用放入電鍋煮熟，煮好後拌勻再加蓋回燜10~20分鐘取出放涼。

2.火腿片切段，鮮香菇、蘑菇、杏鮑菇都切小丁，蛋放碗裡打散。

3.大火加熱一大匙沙拉油先把蛋炒散，放入火腿片和菇菇炒香，再放米飯一起翻炒均勻，調味後炒勻撒蔥花和胡椒粉即可。

〔提醒〕

用來炒的米飯不要有太多水分，現煮的米粒水分多也比較黏不適合馬上拿來下鍋炒，最好是隔夜飯或是放在室溫的飯。

*杏鮑菇子實體對以Aβ誘導阿茲海默症C57BL/6J小鼠改善記憶學習能力之研究，2016，東海大學食品科學系，黃柏璋。

** How the lowly mushroom is becoming a nutritional star. Robert Beelman，Professor of Food Science，Pennsylvania State University.

大蒜對健康的好處很多，除了可幫助人體殺菌消毒、預防感冒及上呼吸道感染、預防胃癌等保健效果外，近年來更有研究發現大蒜的萃取物FreArg（fructosyl arginine），一種有助於提供腦細胞保護和修復作用，進而有助於預防失智症的抗氧化物質。

但因大蒜本身抗氧化特性有助於抑制過氧化酶的活性和清除自由基，增加腦內胰島素含量，以及抗血小板凝集和抗高血壓，預防腦部缺血等作用，有利於改善神經退化性疾病。

至於那些在大蒜中含有的神經營養活性物質如AGE（aged garlic extract）或SAC（S-allyl cysteine），需要更進一步的實驗研究來證明其作用機制，以利未來在臨床上作為常規使用參考的依據。

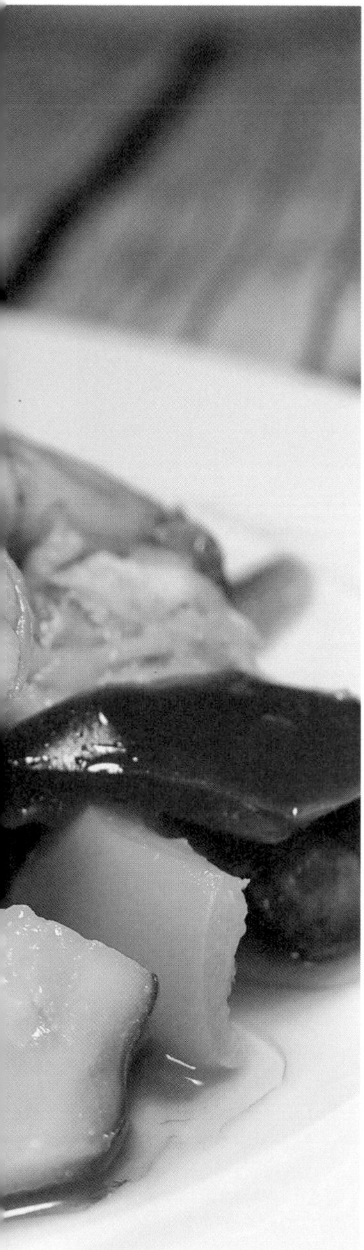

蒜香三色蝦

〔食材〕3人份

白蝦10隻?g
蒜頭5瓣
紅椒1/4顆
黃椒1/4顆
小黃瓜1/2條

〔調味料〕

海鹽1小匙
胡椒粉少許

〔作法〕

1.白蝦洗淨擦乾剝掉蝦頭和蝦殼，在背上劃一刀把黑泥腸挑出來。

2.蒜頭切大末，紅黃椒洗乾淨去蒂頭和籽後切3公分塊狀，小黃瓜切滾刀塊。

3.取一寬口鍋燒滾水，紅黃椒和小黃瓜下鍋5秒川燙撈出攤開放涼，原鍋續燙白蝦看到變色就要撈出瀝乾備用。

4.炒鍋放一大匙油用小火把蒜末炒到酥後撈出，接著放入川燙後的蔬菜和蝦子，快速翻炒入味後加鹽和胡椒粉調味，盛盤後灑上金黃蒜酥即可上桌。

〔提醒〕

1.川燙蔬菜的鍋子儘量選寬口的，水一滾蔬菜下鍋幾秒就要撈出來放涼，川燙可以加快翻炒熟成的時間，也能保留顏色和脆度。

2.滾刀塊的切法，一手握刀另一手則是每切一刀就順勢滾動小黃瓜，滾刀塊要大小均等熟成的時間才會一致。

熱量	蛋白質	脂肪	醣	鈉	膳食纖維
63.4大卡	13g	0.6g	1.5g	0.15g	0.5g

（每一人份）維生素A 217IU（國際單位），維生素C 26.4毫克。

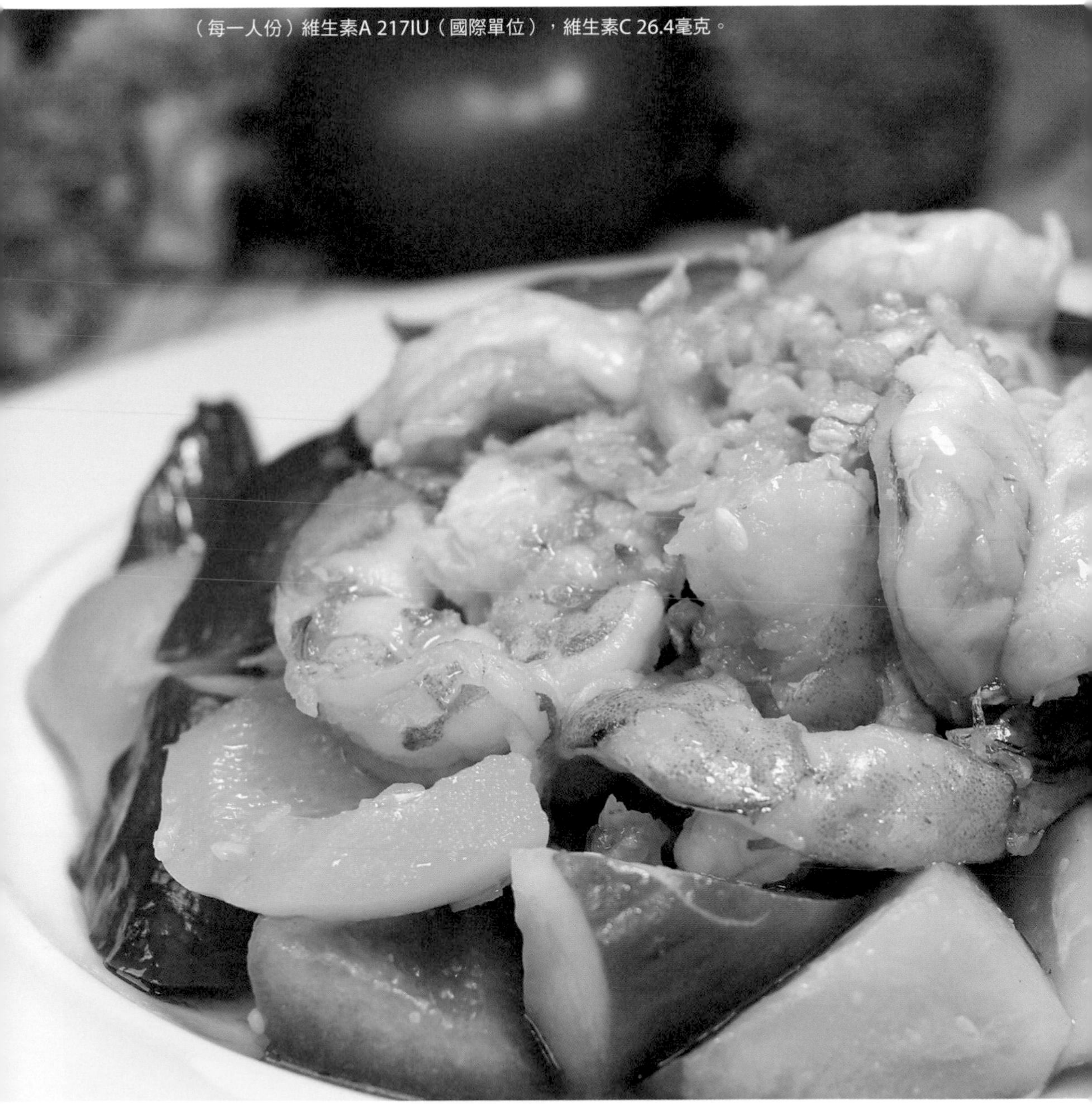

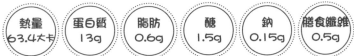

*Garlic and Neurodegenerative Disorders: A Review, International Journal of Pharmacognosy and Phytochemical Research 2016; 8 (10); 1634-1644.

青花椰比起白花椰含有較高的維生素A和β-胡蘿蔔素，因此在預防失智選青花椰較有益處。

維生素C不只是天然抗氧化劑也和認知功能的維護有關。研究發現維生素C能減少腦細胞β類澱粉沉積、提高細胞抗氧化能力，阻斷形成阿茲海默症的機轉。若缺乏維生素C，大腦細胞的氧化壓力會大幅增加，提高阿茲海默症的發生機率。

2012年德國一項研究*發現，輕度失智症患者血液中維生素C、β-胡蘿蔔素明顯較低，而維生素E、Q_{10}輔酶和茄紅素的濃度則沒有差別，顯示維生素C缺乏和認知功能退化的關聯性較大。

我們國人普遍蔬菜水果攝取不足，且現代人普遍壓力較大，因此在維生素C的消耗也較多，建議平日可多食用維生素C含量較高的蔬菜，如紅甜椒、高麗菜、花椰菜等，或芭樂、柑橘、奇異果、木瓜等維生素C含量較豐富的水果，食用水果較可避免維生素C因加熱導致流失或破壞。

青花蝦仁

熱量	蛋白質	脂肪	醣	鈉	膳食纖維
149大卡	30g	1.4g	4g	0.91g	2g

（每一人份）維生素A 4443IU（國際單位），維生素C 37.5毫克，葉酸48微克。

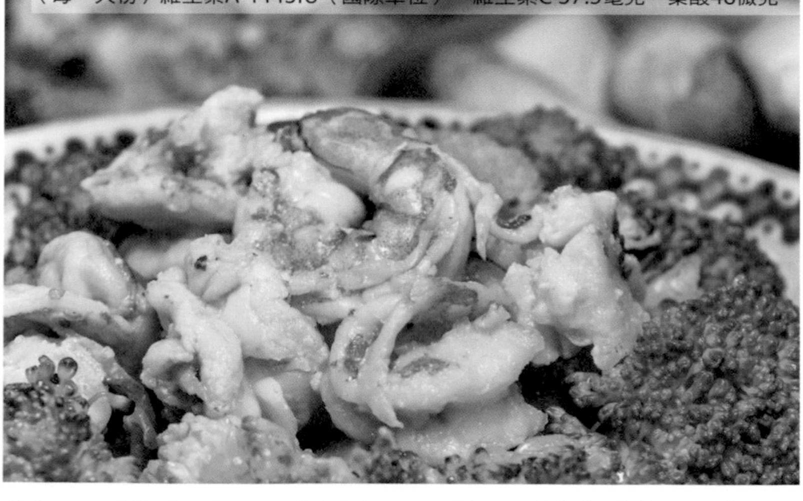

〔食材〕3人份

白蝦10隻（約400g）

青花菜半顆（約140g）

紅蘿蔔1/3條（約50g）

蒜末1匙（5g）

〔調味料〕

料理米酒1大匙（15cc）

鹽1匙（5g）

〔作法〕

1.用小刀把青花菜的莖部老皮削掉，切小朵用滾水川燙3分鐘撈出備用；紅蘿蔔切斜片。

2.白蝦剝去蝦頭和蝦殼，用刀在背上開刀挑出泥腸後清洗擦乾。

3.炒鍋裡燒熱1大匙油爆香蒜末及紅蘿蔔。

4.放入白蝦，沿著鍋邊淋下米酒後翻炒到蝦變色。

5.放入青花炒勻後調味就可盛盤起鍋。

〔提醒〕

1.把剝剩的蝦頭和蝦殼集中起來加水熬煮，濾掉渣質就是很棒的鮮味高湯。

2.用剪刀順著蝦背剪開或把蝦子放在砧板上，一手平壓一手拿刀在蝦背上輕劃一刀就可以看見黑色泥腸。

3.擦乾水分的蝦仁拌入半顆蛋白抓拌均勻可增加脆度。

4.青花、白花是抗氧化很強的十字花科，購買時要挑顏色深一點花苞小的，如果已經開花就是老了，莖部太粗的可能空心（老）了。

5.買回來的青、白花先削老皮再切小朵，處理好後燙熟分裝放冰箱冷藏或冷凍，可以延長菜的保存期限，也能縮短烹調的時間。

*Dietary antioxidants and dementia in a population-based case-control study among older people in South Germany. J Alzheimers Dis. 2012; 31(4): 717-24.

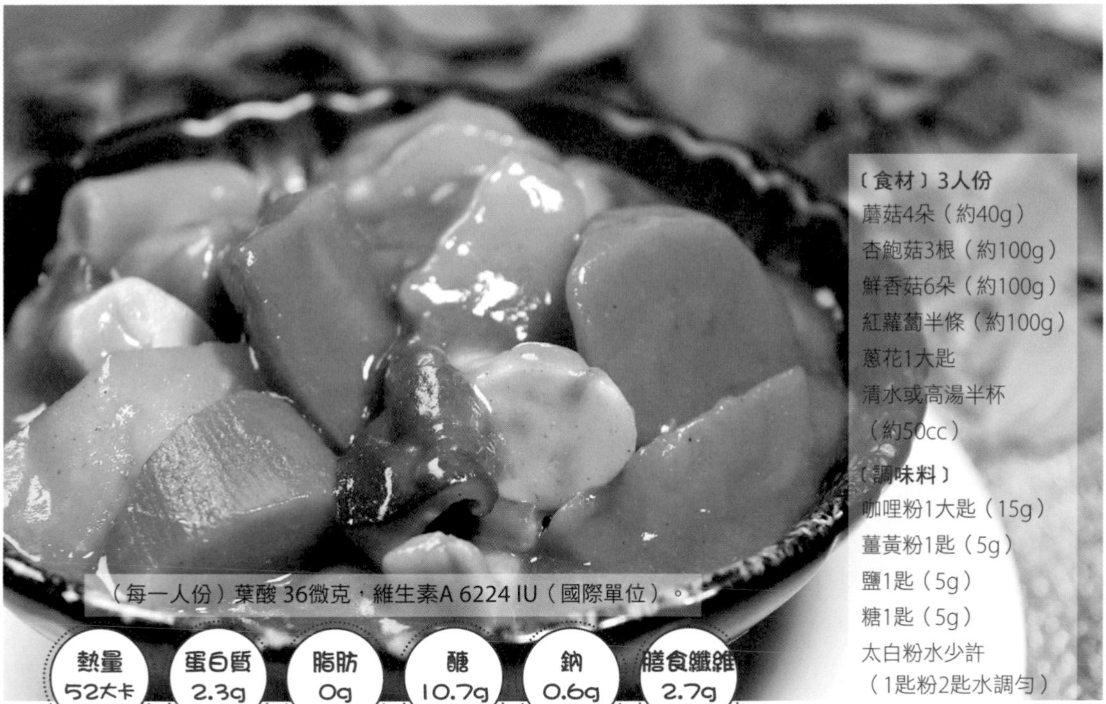

（每一人份）葉酸 36微克，維生素A 6224 IU（國際單位）。

熱量	蛋白質	脂肪	醣	鈉	膳食纖維
52大卡	2.3g	0g	10.7g	0.6g	2.7g

菇菇咖哩

咖哩的主要成分薑黃素是一種強抗氧化物，能刺激腦源神經生長，促進海馬迴神經再生，增加神經可塑性，改善工作記憶力，有助於預防認知退化。

目前還沒有關於薑黃素預防阿茲海默症的大型人體試驗，但在動物實驗*發現，薑黃素會減少阿茲海默症基因轉殖鼠腦中氧化傷害及類澱粉病變，以及薑黃素與抑制腦部不當免疫反應有關。

紅蘿蔔富含β胡蘿蔔素和維生素A。人體若缺乏維生素A會影響海馬迴神經的可塑性，進而影響記憶力和學習力。菇類富含麥角固醇經由陽光的照射可將麥角固醇轉化成維生素D_2。

人體也可透過曬太陽的方式合成維生素D_3，日照是最重要的來源。**研究發現阿茲海默症、巴金森氏症等神經系統相關疾病的發生與人體缺乏維生素D有關，若能保持身體內足夠的維生素D濃度，即可避免此類神經相關疾病的產生。

〔食材〕3人份

蘑菇4朵（約40g）
杏鮑菇3根（約100g）
鮮香菇6朵（約100g）
紅蘿蔔半條（約100g）
蔥花1大匙
清水或高湯半杯（約50cc）

〔調味料〕

咖哩粉1大匙（15g）
薑黃粉1匙（5g）
鹽1匙（5g）
糖1匙（5g）
太白粉水少許（1匙粉2匙水調勻）

〔作法〕

1.紅蘿蔔，杏鮑菇2公分寬斜刀切，鮮香菇切大塊。

2.蘑菇洗淨對切，用熱水川燙後取出放涼備用。

3.炒鍋放2大匙橄欖油、咖哩與薑黃粉，用小火炒出香氣。

4.依序放入紅蘿蔔、杏鮑菇、鮮香菇、蘑菇炒勻後加半杯清水或高湯燒滾。

5.先調味再淋太白粉勾芡即可起鍋。

〔提醒〕

1.菇類的吸水性強，只需在水龍頭下沖洗就好，千萬不要泡在水裡洗。

2.蘑菇川燙主要是去菇的腥味且不容易黑，可以多放幾天。

3.菇類熟軟後會出水，加少許水催軟就夠了。

4.玉米粉、地瓜粉、太白粉都可以勾芡，用1粉2水的比例。

5.勾芡時火要大、速度要慢，一邊倒一邊慢慢攪動，避免芡汁下鍋瞬間結成球塊。

* The curry spice curcumin reduces oxidative damage and amyloid pathology in an Alzheimer transgenic mouse. J Neurosci 2001; 21: 8370-8377.

** Effects of vitamin D supplementation on symptoms of depression in overweight and obese subjects： randomized double blind trial. Send to J Intern Med. 2008 Dec; 264(6)：599-609.

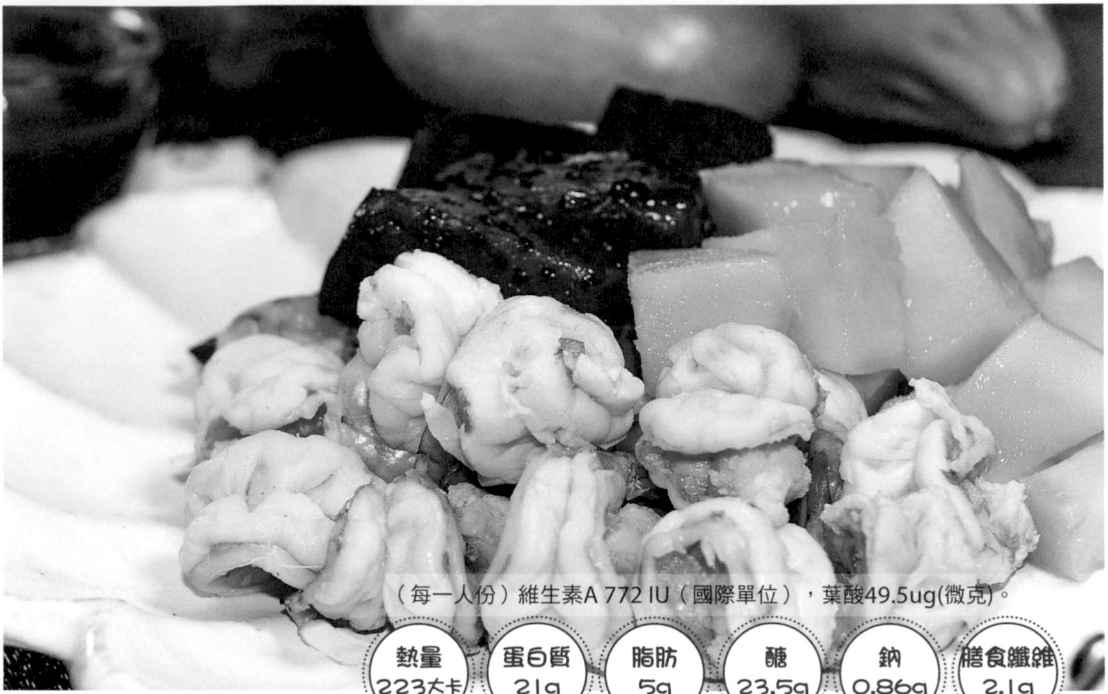

（每一人份）維生素A 772 IU（國際單位），葉酸49.5ug(微克)。

熱量	蛋白質	脂肪	醣	鈉	膳食纖維
223大卡	21g	5g	23.5g	0.86g	2.1g

紅酒醋水果蝦沙拉

〔食材〕2人份

蝦仁12隻（約400g）

米酒2大匙（30cc）

芒果半顆

紅色火龍果半顆

〔紅酒醋調味料〕

橄欖油2大匙（30cc）

紅酒醋1匙（5cc）

蜂蜜1匙（5cc）

芥末籽醬1匙（5cc）

黑胡椒1/2匙（3g）

〔作法〕

1.蝦仁開背，在背上輕劃一刀，挑出泥腸後清洗擦乾。

2.燒滾半鍋水，加入2大匙米酒後放入蝦仁川燙，看到顏色變白馬上撈出泡入冰開水，降溫後撈出瀝乾水分。

3.水果去皮切丁。

4.紅酒醋的全部材料調和均勻，淋在備好的材料上就可以上桌了。

芒果、櫻桃和檸檬等水果屬於抗氧化物含量較多的水果，切開之後較不易氧化變色；而蘋果和香蕉若切開之後，很容易變成褐色，表示它們的果肉本身所含的抗氧化物較少，所以較容易氧化變色。

瑞典的一項十幾年追蹤三萬多名高齡婦女研究*發現，食用最多含抗氧化物食物的人，中風的風險最低，這份研究表示，富含抗氧化物的食物可能有助於預防中風；而預防失智症的心智飲食也建議可多食用莓果類水果，因莓果類水果的抗氧化能力也很高。

黑胡椒是一種常見的香料，可幫助抑制薑黃排出，因為吃下薑黃一小時內，薑黃素在血液裡的濃度會下降，因此許多咖哩粉中除了薑黃以外還有黑胡椒。一般我們常吃的芥末醬就是芥菜子碾磨成粉末，再加工調製成糊狀的調味香辛料；而黃芥末醬即是芥末再加上薑黃而調製而成的。

*Total antioxidant capacity of diet and risk of stroke: a population-based prospective cohort of women. Stroke. 2012 Feb; 43(2): 335-40.

蕃茄馬鈴薯佐蜂蜜紅酒醋

〔食材〕2人份

牛蕃茄2顆（200克）
馬鈴薯1顆（200克）
葡萄果乾10~15顆
杏仁片10g
夏威夷豆10g

〔蜂蜜酒醋調味料〕

紅酒醋2匙（10cc）
蜂蜜1大匙（15cc）

〔作法〕

1.蕃茄洗乾淨後切去蒂頭去籽切小塊。
2.馬鈴薯洗乾淨連皮放入電鍋蒸熟，待降溫後取出切小塊。
3.杏仁片用小烤箱烤3~5分鐘，看到上色即可。
4.把蜂蜜紅酒醋的材料調勻後淋在準備好的材料上就可以上桌了。

杏仁片富含礦物質鉀、鈣、鎂、鐵、鋅以及維生素E和葉酸。維生素E能保護粒線體，預防β類澱粉沉積與活性氧導致粒線體失常，有助預防認知功能退化。

杏仁片可磨粉且帶有香氣，不像其他堅果較硬；杏仁粉可添加在牛奶或豆漿，是牙口不好的老人建議食用的一種堅果。夏威夷豆又稱火山豆，富含單元不飽和脂肪酸，有助於調控身體膽固醇的代謝，增加好的膽固醇（HDL，高密度膽固醇）；但夏威夷豆油脂含量較高，100公克的夏威夷豆有將近72公克的脂肪，包含12公克的飽和脂肪在內，因此建議適量食用即可，一天建議食用量為4顆左右（約7公克）。

冷卻的馬鈴薯會產生抗性澱粉，是一種不易消化的澱粉，有助於延緩飯後血糖的上升，富含鉀離子也有助於血壓的調控，對於有三高的銀髮族而言，以冷卻後的馬鈴薯來取代白飯，較有助於控制三高，預防血管型失智症的發生。

熱量	蛋白質	脂肪	醣	鈉	膳食纖維
173大卡	4.5g	6g	25g	<0.01g	3.1g

（每一人份）

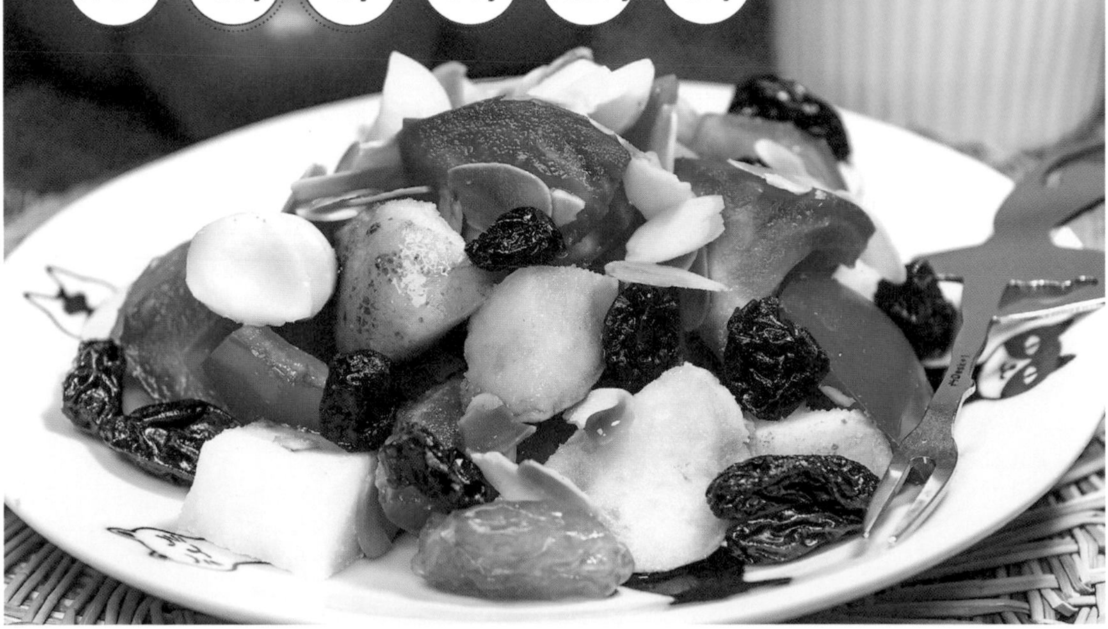

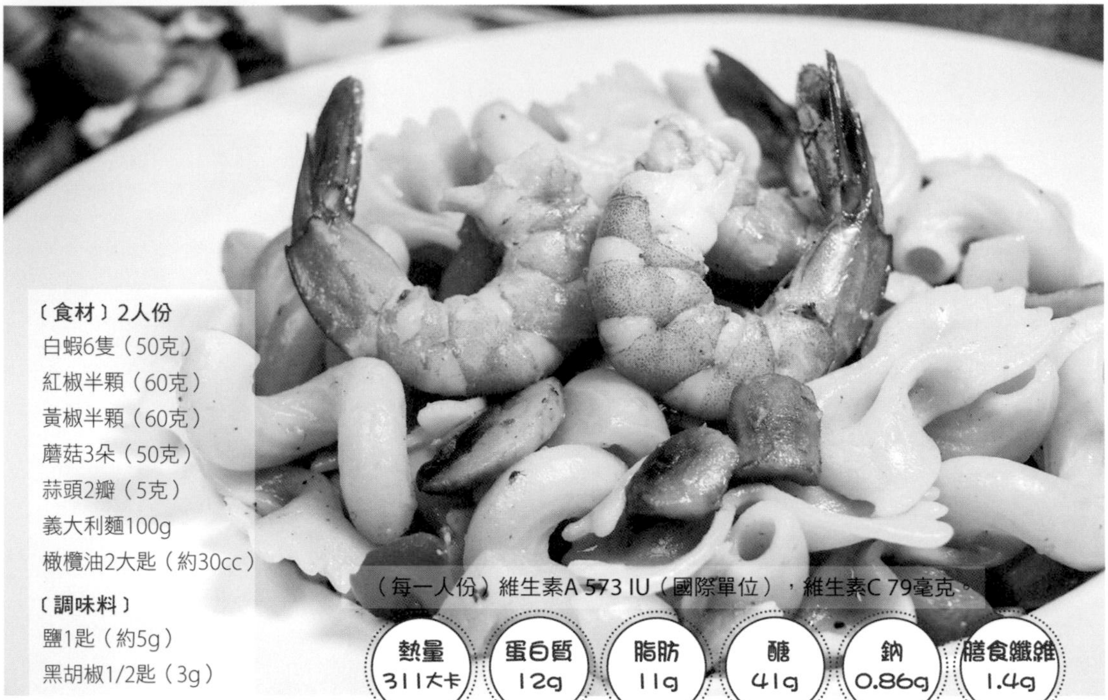

〔食材〕2人份
白蝦6隻（50克）
紅椒半顆（60克）
黃椒半顆（60克）
蘑菇3朵（50克）
蒜頭2瓣（5克）
義大利麵100g
橄欖油2大匙（約30cc）

〔調味料〕
鹽1匙（約5g）
黑胡椒1/2匙（3g）

（每一人份）維生素A 573 IU（國際單位），維生素C 79毫克。

熱量	蛋白質	脂肪	醣	鈉	膳食纖維
311大卡	12g	11g	41g	0.86g	1.4g

彩椒鮮蝦義大利麵

〔作法〕
1.白蝦洗淨去頭、去殼，留尾、挑泥腸擦乾備用。
2.紅黃椒切2CM丁塊，蒜頭切片，蘑菇切片。
3.1000CC滾水燒開後放入1大匙鹽再放入義大利麵煮15分鐘（大約8分熟）後撈出瀝乾。
4.油鍋加熱橄欖油放蒜片炒出香氣後，依序放入白蝦、紅黃椒和蘑菇翻炒。
5.加煮麵水半杯（量米杯）至步驟4中，同時加入調味料及煮好的麵條一起翻炒，湯汁略收乾就可起鍋盛盤。

〔提醒〕
1.挑蝦腸的方法請參考〈青花蝦仁〉。
2.煮好的麵條要瀝乾水分，煮麵的湯水是拌炒麵條的最佳高湯。
3.蝦子去頭留尾，不但上桌的畫面好看吃的動作也比較雅觀。
4.每款義大利麵的烹煮時間和適用料理也不太一樣，下鍋前要看清楚包裝說明；1份麵條：10份水量的比例加上一小匙鹽和油，麵條下鍋要馬上攪動，麵條才不會粘在一起。

義大利麵是國外來食材，口感較硬有獨特的咀嚼感，拌醬、配料後，色香味俱全。義大利麵條因全麥製成，含有較多抗性澱粉，升糖指數較低（升糖指數GI值＝60），食用後較不會使血糖快速上升，和東方人較常吃的烏龍麵（GI值＝62）以及日式蕎麥麵一樣，相較白麵條（GI值＝85）和泡麵（GI＝77），義大利麵和烏龍麵是較佳的選擇。

升糖指數較高的飲食會使飯後血糖升高，不僅會導致慢性發炎、增加罹患慢性病的可能，也會使記憶力變差，若能穩定降低血糖，記憶力和學習力會明顯較好。唯一要注意，必須減少攝取含奶油的醬汁，或加起司的焗烤義大利麵，因為過多的油脂也會使食物的升糖指數上升，且熱量也較高，容易導致肥胖，增加身體發炎和失智症的風險。

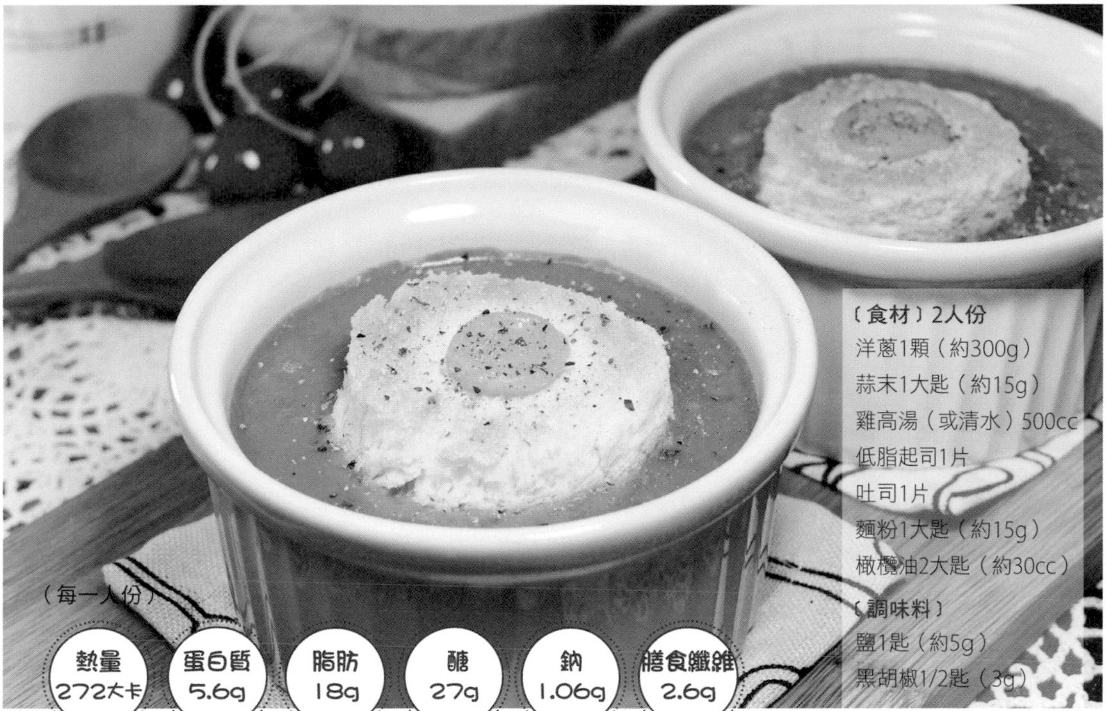

〔食材〕2人份

洋蔥1顆（約300g）
蒜末1大匙（約15g）
雞高湯（或清水）500cc
低脂起司1片
吐司1片
麵粉1大匙（約15g）
橄欖油2大匙（約30cc）

〔調味料〕

鹽1匙（約5g）
黑胡椒1/2匙（3g）

（每一人份）

熱量	蛋白質	脂肪	醣	鈉	膳食纖維
272大卡	5.6g	18g	27g	1.06g	2.6g

洋蔥濃湯

洋蔥富含植化素有良好的抗發炎能力，可保護腦神經作用、維持腦部血流量、幫助促進記憶、學習與認知功能。《美國流行病學雜誌》研究顯示，發現類黃酮化合物攝取量較高，與較好的認知功能有高度關連性，對神經認知有正向的影響。紫洋蔥所含的槲皮素最高，黃洋蔥也比白洋蔥高，但含量最高是洋蔥外皮，建議烹調時可連皮一起煮，並添加油脂，才可吃到較多的抗氧化物，增加槲皮素的吸收率。

兩片全脂起司的鈉含量約2克的鹽，而低脂起司鈉的含量約1.4克的鹽。成人一天鹽分的建議量只有6克，因此若想從起司中攝取到鈣質或其他營養素，就需要特別注意。許多焗烤類料理添加的乳酪絲也是高鹽分乳製品，對血壓過高或腎臟功能退化的人，容易造成負擔，故不建議經常或一次大量食用。

〔作法〕

1.洋蔥剝去老皮洗淨切細絲。

2.炒鍋小火加熱橄欖油，蒜末先炒出香氣再放入洋蔥絲慢慢翻炒到金黃褐色，最後加入麵粉均勻拌炒。

3.分次倒入冷高湯或清水，拌勻直到看不見麵粉顆粒，轉中火燒煮到洋蔥軟爛呈透明狀態加鹽調味就可熄火（如果水量蒸發要適時補充水分）。

4.烤皿盛8分滿洋蔥濃湯及吐司丁和撕小塊的低脂起司，用180度烤10分鐘（起司融化即可）食用時撒黑胡椒。

〔提醒〕

1.麵粉炒洋蔥湯的技巧，小火是唯一重點，等洋蔥熟透再倒入麵粉炒勻，剛下鍋時麵粉和洋蔥容易揪成團或結塊，可先加少量高湯用鏟背慢慢壓勻，再加高湯繼續調勻，持續這個動做直到看不見結塊，再把火轉強讓麵粉糊化濃稠用，可依個人喜歡的稠度酌量加水調整再放鹽調味。

2.避免洋蔥切到淚流不止，可先將洋蔥泡在冰水裡，不旦可減低嗆辣程度，也可以直接做成清脆的涼拌菜。

3.洋蔥的紋路不同炒熟的口感也會不一樣，順紋切的比較容易軟，逆紋切的洋蔥絲則是脆的喔！

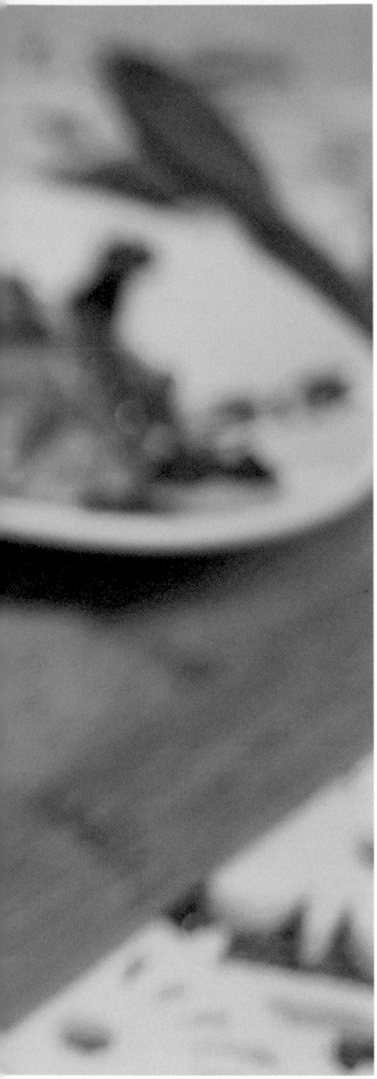

藜麥是近年來國外很夯的一種食材，連聯合國糧農組織（FAO）也在2013年列為「國際藜麥年」，推廣藜麥這項高營養價值的作物。

藜麥含有類黃酮中的槲皮素（Quercetin）及山奈酚（Kaempferol），植化素營養；可幫助體內減少自由基，降低氧化壓力對身體造成的危害。

藜麥的膳食纖維比一般白米飯多約20倍，一碗煮熟的全藜麥飯所含的蛋白質高達8.4公克，差不多是1.2兩瘦肉所含的蛋白質。對牙口較不好的老人或是素食者，藜麥不僅可取代白飯或白麵，作為主食的來源，也是一種很好的蛋白質來源，不飽和脂肪酸的比例較高，比起飽和脂肪含量較高的紅肉或其他動物性蛋白質，更不容易造成心血管的負擔，有助於預防血管型失智症。

台灣自產的藜麥在未脫殼之前顏色偏紅，故早期也被稱作「紅藜」，後來正名為「台灣藜」。台灣藜含有的鉀離子和膳食纖維，每100公克含有3.5公克的鉀以及14公克的膳食纖維(幾乎和燕麥相當)，而蛋白質和礦物質營養素的含量卻較燕麥高出許多。

膳食纖維也是預防失智症的保護因子之一，而藜麥不含麩質的特性，較許多麩質含量高的麵粉或麥製品而言，更能避免麩質可能造成人體產生發炎反應，導致腦細胞的受損和破壞。

也有國外的研究發現，麩質會破壞腸道微生物群，使得血糖容易上升。而血糖的上升也是對大腦健康不利的危險因子之一，因此建議有麩質過敏體質者可多攝取藜麥、米、蕎麥、無麩質燕麥、玉米或馬鈴薯等不含麩質的全穀雜糧類。

	熱量	蛋白質	脂肪	醣	鈉	膳食纖維
（每一人份）	276大卡	10g	3.5g	51g	2g	1.7g

〔提醒〕

1.藜麥顆粒很細要用細網篩放在流動的水下淋沖，把有苦味的皂素（白色泡沫沖）洗乾淨就可以了。

2.用電鍋煮飯，開關跳起來後用飯勺把米粒上下翻攪後繼續加蓋回燜，米粒才會有彈性。

3.煎鮭魚不用放油，下鍋慢火煎就能逼出本身的油脂香氣了。

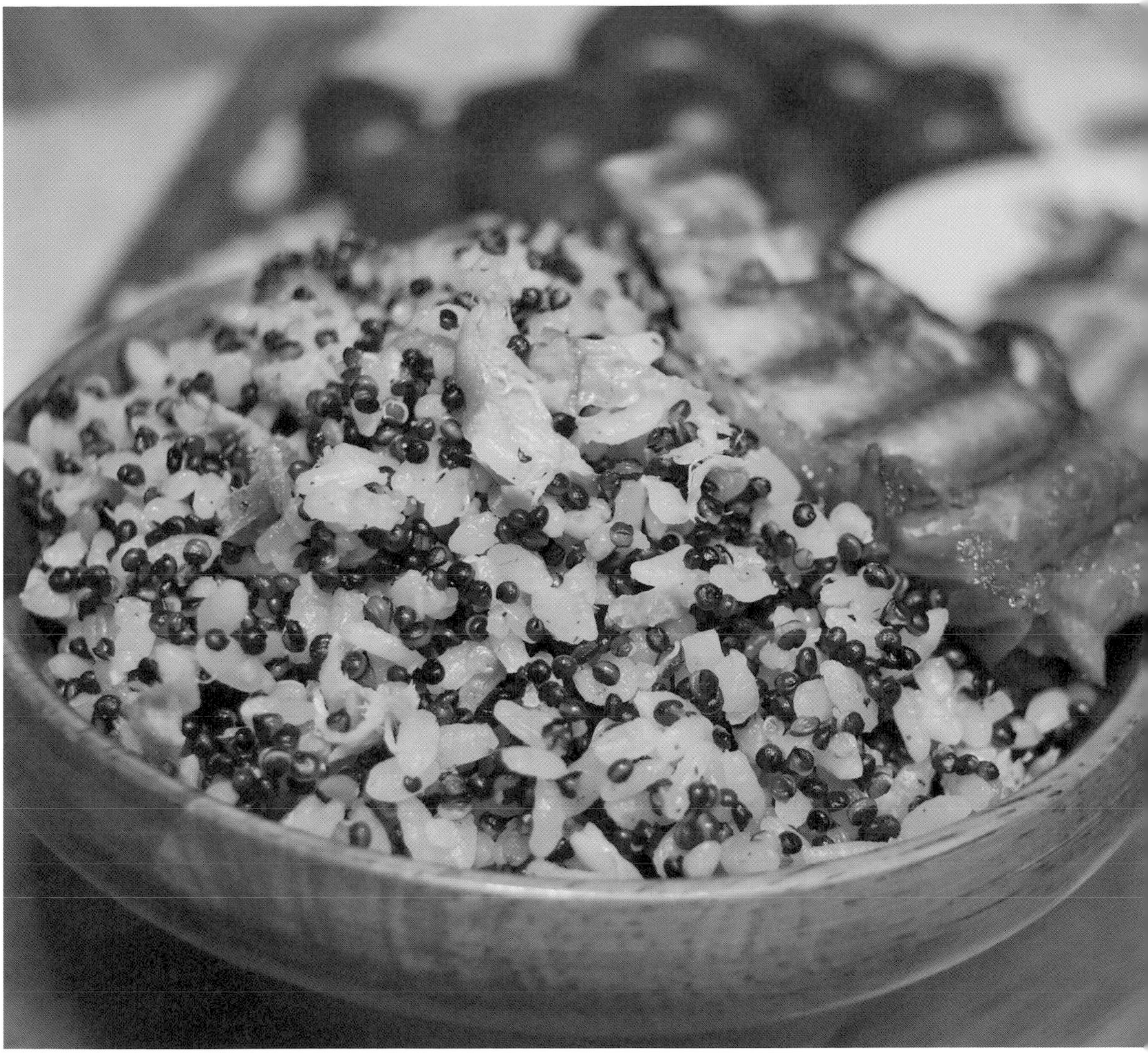

藜麥鮭魚飯

〔食材〕3人份

藜麥半杯（量米杯）

白米1杯（量米杯）

鮭魚2片（約140g）

〔調味料〕

鹽1大匙

胡椒粉少許

〔作法〕

1白米和藜麥分別用清水淘洗後瀝乾水分，內鍋1.5杯水，外鍋1杯水放入電鍋蒸熟。

2.買回來的鮭魚洗乾淨擦乾放入乾鍋中用中火煎到全熟，放涼後用手把鮭魚肉剝鬆。

3.用飯勺把蒸好的飯拌勻，加入鹽和胡椒粉調味後再拌入剝鬆的鮭魚末

五穀地瓜粥

全穀類富含維生素B群與各種礦物質營養素。像是維生素B1能幫助大腦將葡萄糖轉化為能量，維持大腦正常的運作，若缺乏時會容易產生失憶或憂慮等身心症狀；維生素B6、B12和葉酸能降低血液中同半胱胺酸的濃度，血液中同半胱胺酸過高已被證實是心血管疾病和阿茲海默症的危險因子之一。

此外，五穀米富含的礦物質鋅，能協助製造γ-氨基丁酸（GABA），幫助調節大腦的神經傳導，紫地瓜看起來較浪漫，且和其他地瓜一樣富含膳食纖維，但含有較高的鐵質和植化素「花青素」，有助於增加神經突觸的可塑性，改善學習和記憶力，不過花青素容易受高溫影響，通常經過80℃以上的高溫或是30℃以上的長時間（半小時以上）加熱，被破壞的比例較高，建議用蒸或煮的方式料理，避免烘烤或油炸等高溫長時間烹調。

熱量	蛋白質	脂肪	醣	鈉	膳食纖維
336大卡	6.6g	2.4g	72g	0.09g	6.1g

（每一人份）

〔食材〕3人份
五穀米1杯（150克）
紫地瓜2條（300克）
白藜麥2大匙（約30g）

〔調味料〕
糖 微量

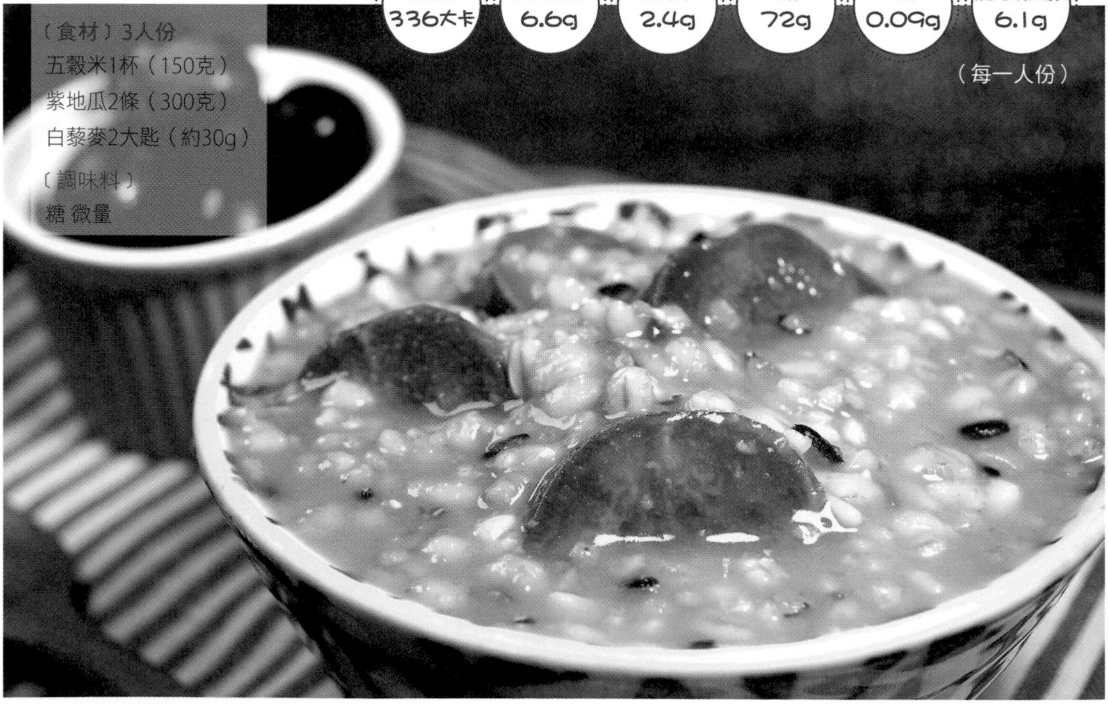

〔提醒〕

1.整顆都可以吃的紫地瓜具有豐富的花青素和膳食纖維，口感不同於紅肉黃肉品種的鬆和綿，扎實的紫地瓜煮甜湯或是粥品都很適合，連皮一起蒸透的方式可以保留更多花青素。

2.要用瓦斯爐把生米煮到軟爛入透的最佳比例是1杯米12~15杯的水（水量會影響米湯的稠度，依個人喜歡調整）。

3.大火煮滾後，將生米放入，轉小火慢慢熬煮，期間要把米湯上的浮沫撈乾淨，並不時攪動，以防米粒沾粘在鍋底。

〔作法〕

1.紫地瓜洗乾淨不用去皮切約3公分立方的塊狀。

2藜麥用細漏勺沖洗，五穀米用清米沖洗，兩者瀝乾水分後連同紫地瓜一起放入電鍋，內鍋加水1500CC（約8杯水）、外鍋2杯水熬煮。

3.煮成稠狀後，依照個人喜歡的甜度加冰糖或二砂糖拌勻。

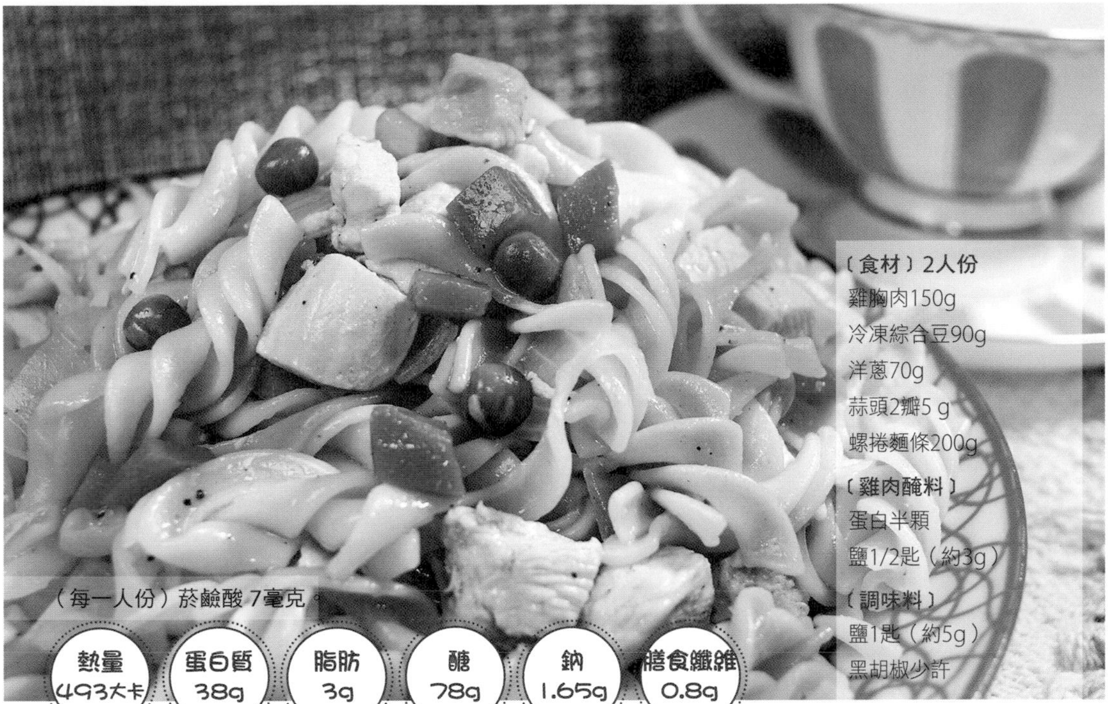

〔食材〕2人份

雞胸肉150g
冷凍綜合豆90g
洋蔥70g
蒜頭2瓣5 g
螺捲麵條200g

〔雞肉醃料〕

蛋白半顆
鹽1/2匙（約3g）

〔調味料〕

鹽1匙（約5g）
黑胡椒少許

（每一人份）菸鹼酸 7毫克。

熱量	蛋白質	脂肪	醣	鈉	膳食纖維
493大卡	38g	3g	78g	1.65g	0.8g

雞肉蔬菜螺捲麵

對較沒時間逛菜市場的上班族，冷凍蔬菜是一種較方便的蔬菜，而且營養價值不會比新鮮蔬菜少，因此解凍後不宜長時間高溫烹調，可以微波或快炒加熱的方式才不會破壞原有的營養素。

蔬菜、豆類和未精製的全穀雜糧，都屬於低升糖指數的飲食，許多研究已證實高糖分或精製的碳水化合物，是大腦症狀惡化的重要因素，升糖指數越高的食物會使血糖不穩定，增加胰島素阻抗的風險。2008年澳洲雪梨大學回顧有關低升糖指數和低升糖負荷的*研究發現，低升糖指數的飲食能降低多種慢性疾病的風險，包含第二型糖尿病、膽囊疾病、冠狀動脈疾病以及乳癌等各種相關的癌症。

由此可以推知，將飯後血糖控制好不僅有助於減少和失智症相關的慢性疾病的產生，也有助於抗發炎能力的提升，對預防和延緩失智症理論上應有所助益。

〔作法〕

1.洋蔥去老皮切大丁，蒜頭切末。

2.雞肉切約1.5公分的丁塊，用半顆蛋白和1/2匙鹽拌勻備用。

3.一鍋滾水先川燙冷凍綜合豆2分鐘後撈出放涼，原鍋再次燒滾加一匙鹽（份量外）放入螺捲麵用大火煮6~8分鐘撈出瀝乾備用。

4.炒鍋加熱1大匙橄欖油先炒香蒜末，再入洋蔥絲炒出香味，再續放雞丁拌炒到顏色變白。

5.放入麵條及綜合豆，舀入一杯（量米杯）煮麵水，用大火燒到湯汁略收，用鹽和黑胡椒調味後就可起鍋。

〔提醒〕

1.煮麵的水量要多，水滾才下麵條，麵條下鍋後要立刻撥散才不會黏在一起。

2.雞胸肉拍鬆後再切丁，烹煮後比較不會乾澀肉。

*Glycemic index， glycemic load， and chronic disease risk--a meta-analysis of observational studies. Am J Clin Nutr. 2008 Mar; 87(3)：627-37.

*升糖負荷(GL，glycemic load) = 升糖指數(GI值)/100 × 總醣量(克)

鯛魚的種類非常多樣，高達兩百多種。台灣由於市場的需求以及養殖技術的發展，現在大多是養殖的鯛魚，多屬於白肉魚，風味清甜，口感細膩，腹部油脂含量豐富，又稱「嘉鱲」。

鯛魚富含單元不飽和脂肪酸「油酸」，以及多元不飽和omega-3脂肪酸「DHA」，DHA具有抗神經發炎，抑制發炎物質生成，若不足可能導致容易產生憂鬱情緒和認知功能減退。

鯛魚也富含營養素「菸鹼酸」成分，菸鹼酸參與神經傳遞物質的製造，而且當菸鹼酸被轉化成NAD之後，能夠活化SIRT1基因，有助於改善胰島素敏感性以及降低胰島素阻抗，因此可以預防和延緩與失智症相關的慢性疾病的發生。在預防失智症的心智飲食中，建議每週食用速食或油炸食物的次數應小於一次，然而，因油炸類食物較香，很多人都難以抗拒，偶爾總是會想要食用，這也不是完全不行，只是會建議大家油炸類的食物每週最好以一次為限，各種烘焙類的零食如洋芋片等，也多是油炸或高脂肪的加工食品，同樣的也會建議應減少攝取的次數較好。

有許多民眾都以為深海的魚類含有的omega-3脂肪酸較高，或是有較豐富的營養價值，其實許多食物鏈頂端的大型魚或深海魚類，如鮪魚、旗魚、鯊魚和油魚，反而可能比淡水魚類有更多的重金屬汙染，在攝取營養素的同時也吃到更多有害人體的重金屬，建議可多樣化食用各種魚類，如秋刀魚或養殖魚如金鯧等，雖然omega-3脂肪酸的含量可能較少一些，但一樣可以食用到相同的營養素成分。

〔作法〕

1.分別把五味醬及油醋醬材料調勻備用。

2.鯛魚洗乾淨擦乾後用斜刀切片，拌入醃魚材料後靜置10分鐘。

3.地瓜粉和鹽調勻（A），蛋打散（B），魚塊依序薄沾（A）、裹（B）再放回（A）中均勻的復裹一次。

4.油鍋裡的油溫燒到140~150度，放入魚塊大火炸3分鐘撈出，利用油溫回熟2分鐘後再開大火下鍋炸1分鐘就可起鍋。

〔提醒〕

1.測試油溫的方法，油鍋中滴入麵糊，100~120度時，麵糊會先沉入再慢慢浮起；130~150度麵糊沉入後會馬上浮起；160度以上麵糊一入油鍋就會產生大量油泡。

2.油溫過熱要先關火，等降溫再使用。

3.食材要分次入鍋油炸，一次放太多油溫會瞬間降低，不容易熟也不容易炸到酥脆。

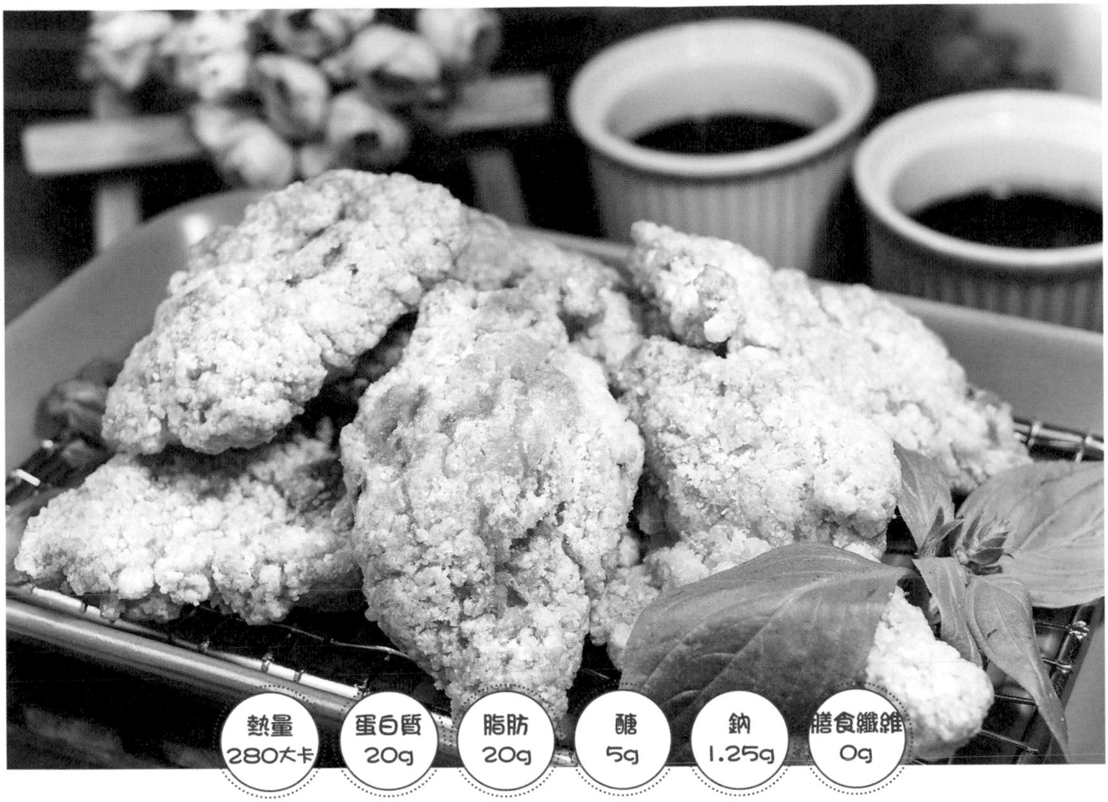
熱量
280大卡
蛋白質
20g
脂肪
20g
醣
5g
鈉
1.25g
膳食纖維
0g

（每一人份）（不含醬料計算）DHA 116毫克，菸鹼酸 3毫克。

雙味鯛魚酥

〔材料〕2人份
鯛魚200g
葵花油1碗（200cc）

〔醃魚材料〕
白胡椒粉少許
米酒2大匙（10g）
鹽1/2匙（約3g）

〔炸粉〕
地瓜粉2匙（10g）
鹽1匙（5g）
蛋1顆

〔五味醬〕
薑末1匙（5g）
蒜末1匙（5g）
青蔥末1匙（7g）
辣椒末1/2匙（4g）
糖2匙（10g）
黑醋1匙（5g）
素蠔油2匙（10g）
蕃茄醬2匙（10g）

〔油醋醬〕
橄欖油2大匙（30g）
水果醋1大匙（15g）
糖2大匙（30g）
黑胡椒少許

附錄

50道食譜營養分析總表
7日預防失智飲食菜單

50道食譜營養分析總表

料理名稱	熱量（大卡）	蛋白質（公克）	脂肪（公克）	醣類（公克）	鈉（毫克）	膳食纖維（克）	其他營養素
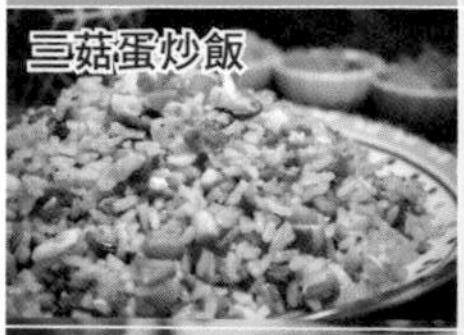 三菇蛋炒飯	266	8.7	7	42	714	1.8	
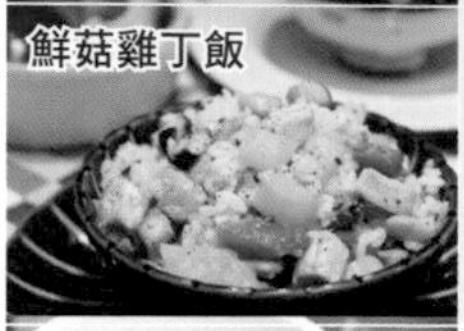 鮮菇雞丁飯	350	27.8	6.6	45	1050	3.5	維生素A 577 IU（國際單位），維生素C 80 毫克。
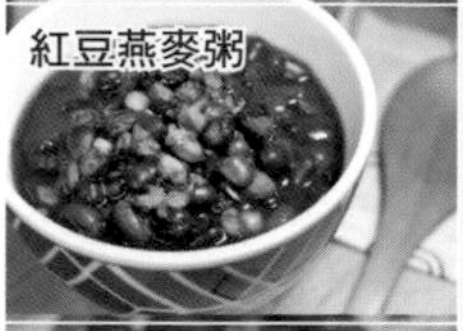 紅豆燕麥粥	469	25	7.7	75	<10	21	維生素E 13.8毫克，葉酸122 ug（微克）。
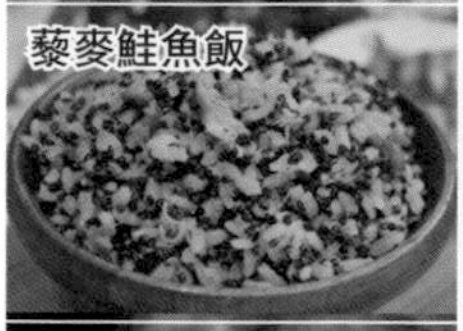 藜麥鮭魚飯	276	10	3.5	51	2000	1.7	
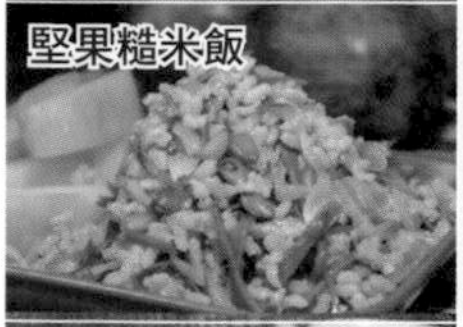 堅果糙米飯	386	11	18	45	800	4.8	維生素A 6292 IU（國際單位），維生素E 8.9 毫克，菸鹼酸 3.7 毫克。
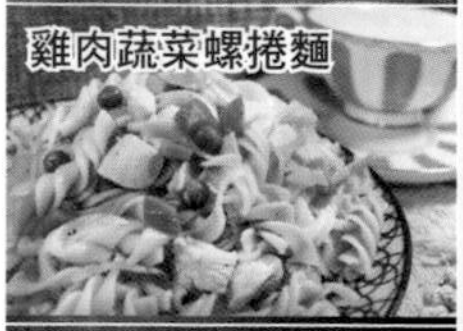 雞肉蔬菜螺捲麵	493	38	3	78	1646	0.8	菸鹼酸 7毫克。
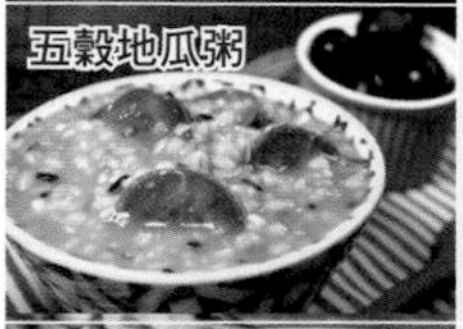 五穀地瓜粥	336	6.6	2.4	72	87	6.1	
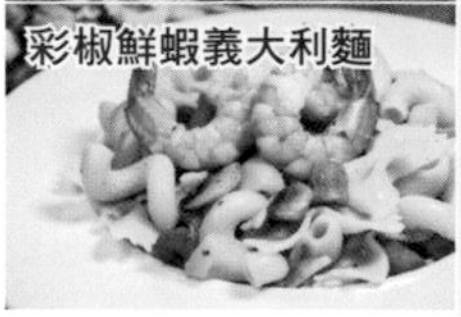 彩椒鮮蝦義大利麵	311	12	11	41	860	1.4	維生素A 573 IU（國際單位），維生素C 79 毫克。

料理名稱 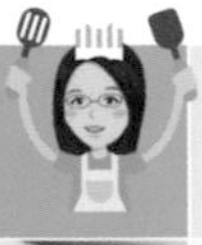	熱量（大卡）	蛋白質（公克）	脂肪（公克）	醣類（公克）	鈉（毫克）	膳食纖維（克）	其他營養素
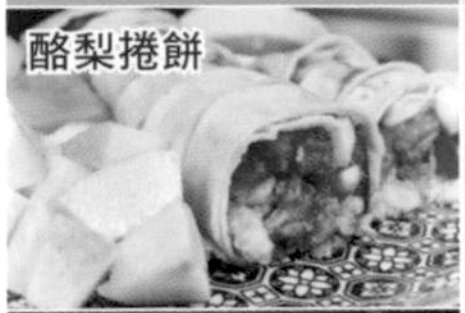 酪梨捲餅	322	9.2	14.2	39.3	280	5.7	MUFA（單元不飽和脂肪）：3555 毫克。
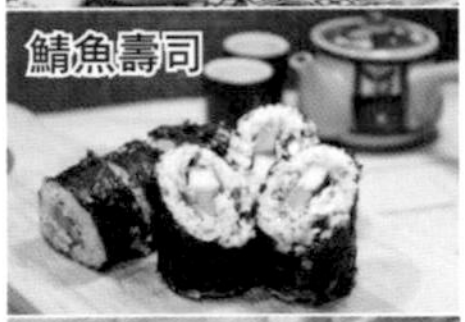 鯖魚壽司	358	17	18	32	68	0.3	維生素A 5634 IU（國際單位），EPA 1489毫克，DHA 2026毫克。
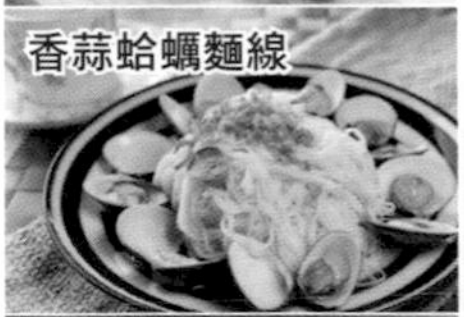 香蒜蛤蠣麵線	156	12.7	1.0	24	723	0.3	維生素A 1562 IU（國際單位），鐵質 10.2毫克。
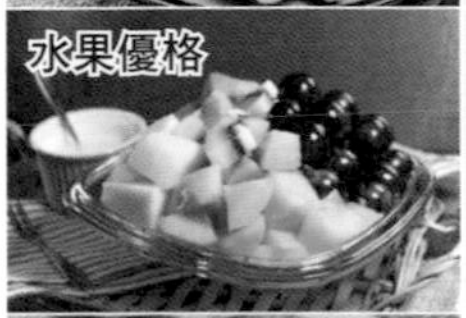 水果優格	211	3.4	0.6	48	<10	3	維生素A 972 IU（國際單位），維生素C 41毫克，葉酸50 ug（微克）。
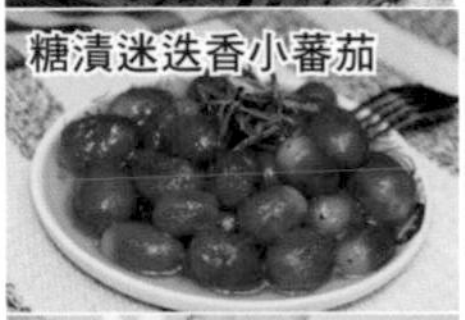 糖漬迷迭香小蕃茄	185	0.9	10.2	22.3	320	1.7	維生素A 1163 微克（ugRE），維生素C 43.5毫克。
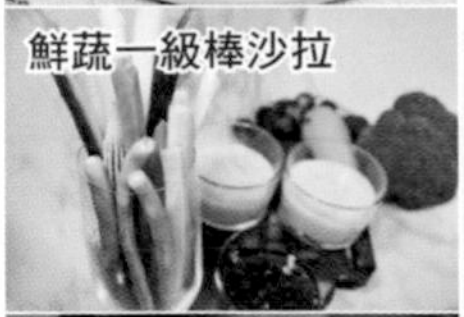 鮮蔬一級棒沙拉	150	<1	10	15	<400	13.5	維生素A 241微克（ugRE），葉酸13.5微克（ug）。
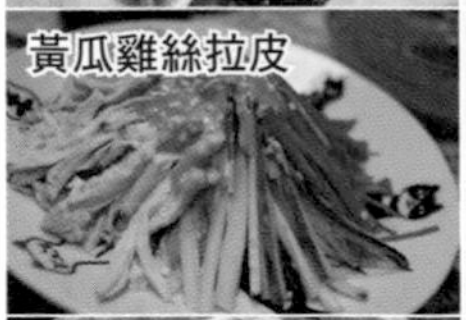 黃瓜雞絲拉皮	168	19.6	6.0	10	2537	1.7	
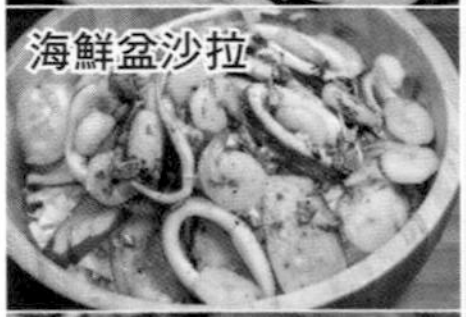 海鮮盆沙拉	252	36	11.6	1.1	2150	1.1	維生素A 186 IU（國際單位），維生素E 4.3毫克，維生素C 23毫克。
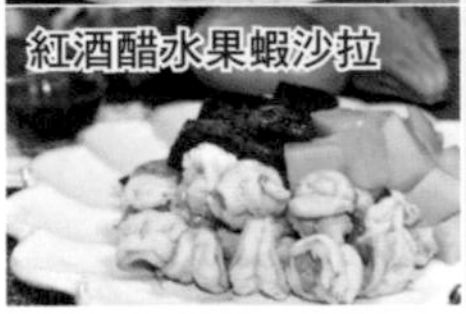 紅酒醋水果蝦沙拉	223	21	5	23.5	862	2.1	維生素A 772 IU（國際單位），葉酸49.5ug（微克）。

料理名稱 	熱量（大卡）	蛋白質（公克）	脂肪（公克）	醣類（公克）	鈉（毫克）	膳食纖維（克）	其他營養素
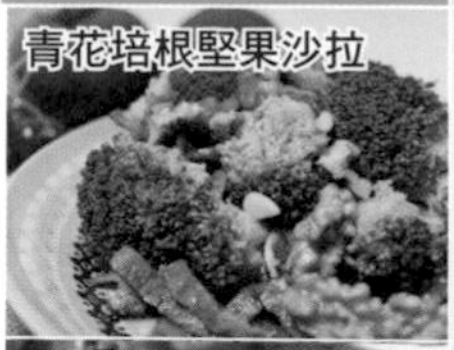 青花培根堅果沙拉	404	11	36	9	150	3.5	維生素A 35微克（ugRE），維生素C 38毫克，維生素E 2.3毫克當量（α-TE）。
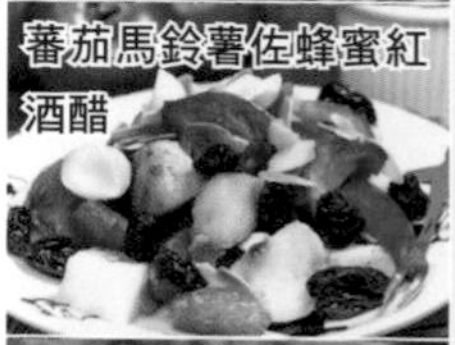 蕃茄馬鈴薯佐蜂蜜紅酒醋	173	4.5	6	25	<10	3.1	
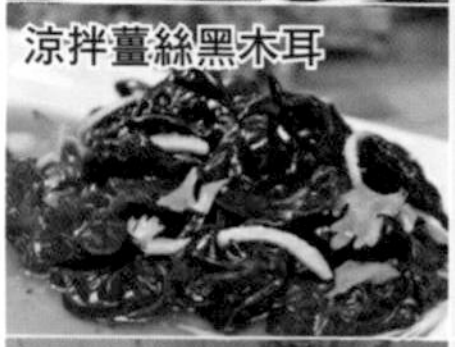 涼拌薑絲黑木耳	141	1.5	5	22.7	585	7.4	
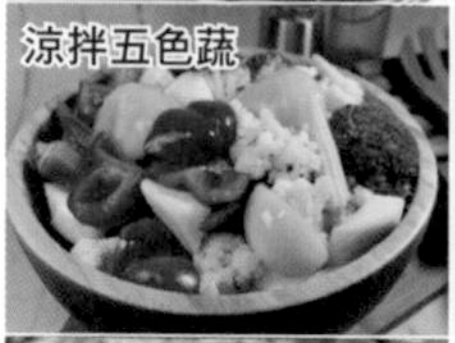 涼拌五色蔬	147	5	8	13.7	800	5.8	維生素A 2048 IU（國際單位），葉酸58毫克，維生素C 151毫克。
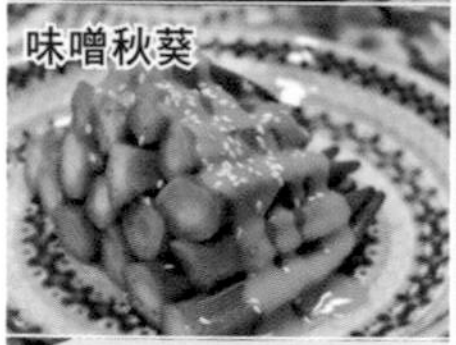 味噌秋葵	70	3.7	0.6	12.5	630	4.4	
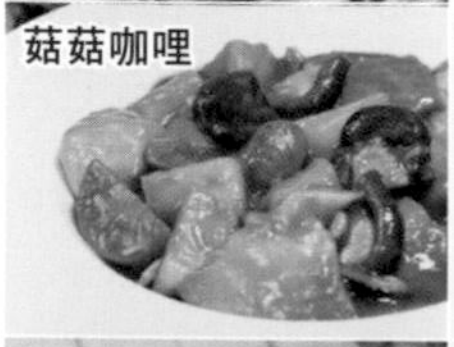 菇菇咖哩	52	2.3	--	10.7	600	2.7	葉酸 36微克，維生素A 6224 IU（國際單位）。
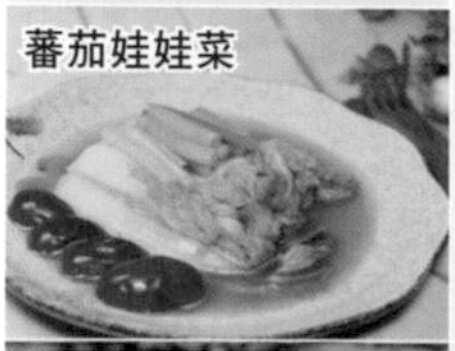 蕃茄娃娃菜	115	2.6	5	15	1000	2.3	維生素A 360微克（ug RE），維生素C 35毫克（mg）。
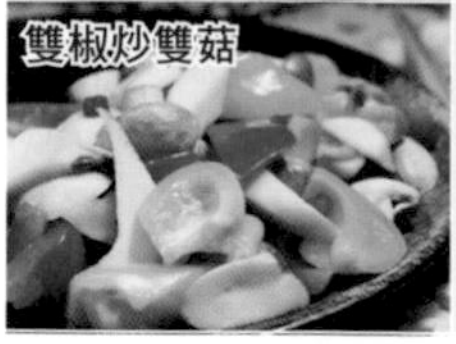 雙椒炒雙菇	132	3.6	7.3	13	1000	4	

料理名稱 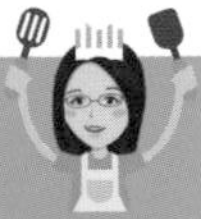	熱量（大卡）	蛋白質（公克）	脂肪（公克）	醣類（公克）	鈉（毫克）	膳食纖維（克）	其他營養素
蕃茄櫛瓜拌乳酪 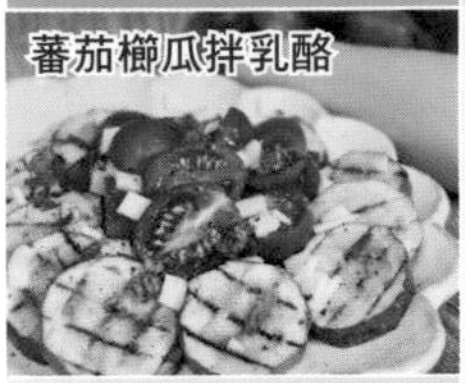	145	6.5	12.6	5.7	1120	1.4	維生素A 456微克（ug RE），維生素E 2.6毫克（mg α-TE），維生素C 38毫克（mg）。
蘆筍培根佐紅酒醋 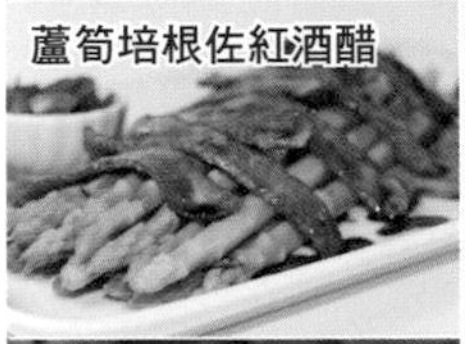	169	3.0	8.6	20	130	3.3	維生素A 136 ug（RE），葉酸 54 微克（ug）。
蒜香三色蝦 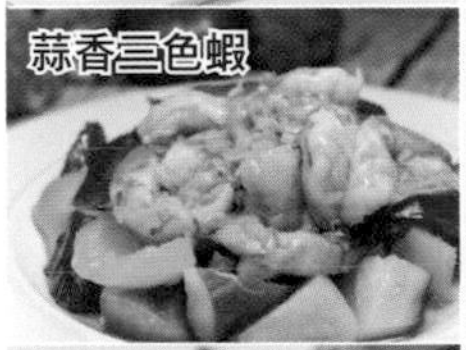	63.4	13	0.6	1.5	145	0.5	維生素A 217IU（國際單位），維生素C 26.4毫克。
枸杞彩椒黃瓜盅 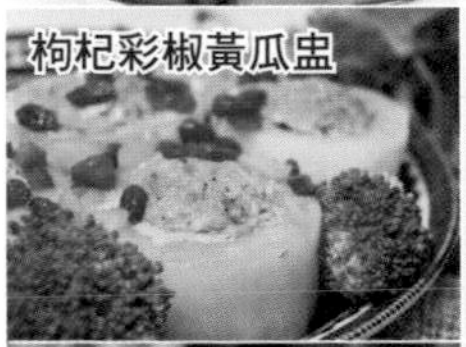	195	15	9.6	12	2619	1.5	
青花蝦仁 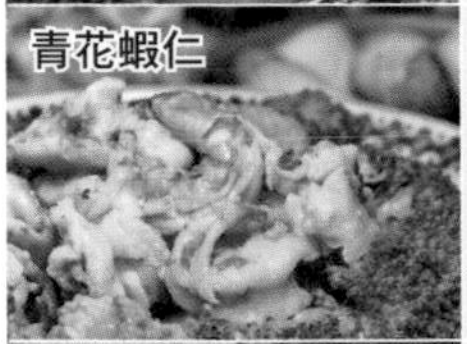	149	30	1.4	4	914	2	維生素A 4443 IU（國際單位），維生素C 37.5毫克，葉酸48微克。
醬燒香魚 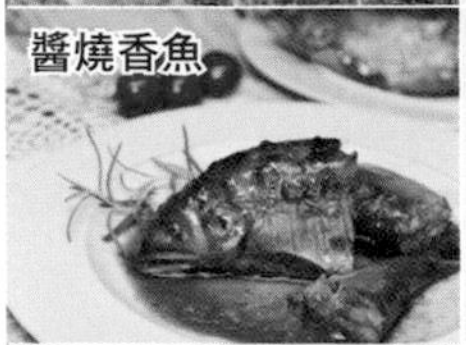	167	18.5	7.5	6.4	553	---	維生素A 460 IU（國際單位），維生素E 5.06毫克。
五香茶葉蛋 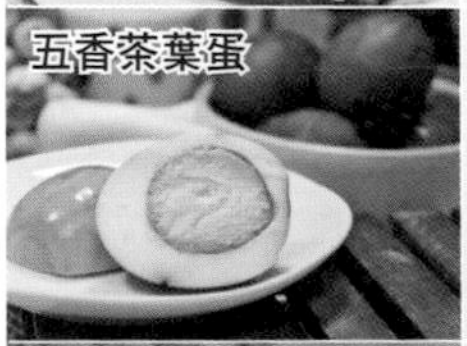	141	13	8.8	2.5	800	--	維生素B12 0.86微克（ug），維生素A 164微克（ug RE），葉酸67 微克（ug）。
鹽酥蚵 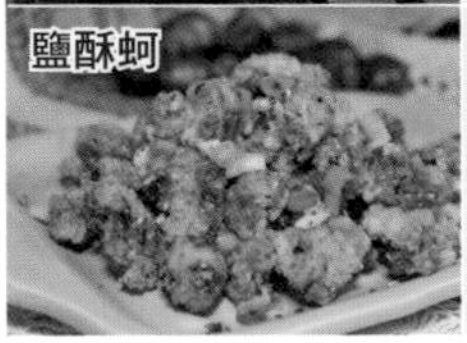	176.3	15	12.4	39	2222	---	維生素B12 37微克（ug）

料理名稱 	熱量（大卡）	蛋白質（公克）	脂肪（公克）	醣類（公克）	鈉（毫克）	膳食纖維（克）	其他營養素
雙味鯛魚酥 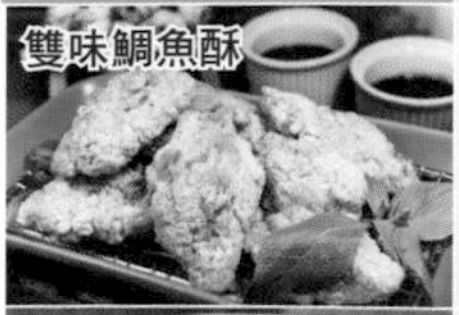	280	20	20	5	1250	--	DHA 116毫克，菸鹼酸 3毫克。
豆酥鱈魚 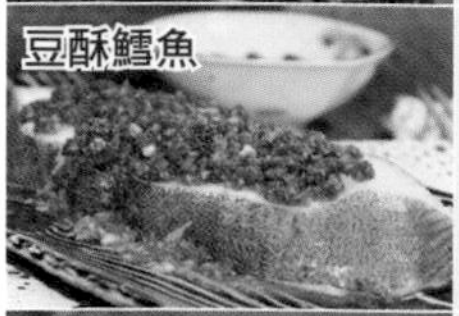	300	24.3	17.5	11.4	940	1.5	EPA 240毫克，DHA 204毫克，MUFA（單元不飽和脂肪酸）2977毫克。
青豆火腿雞肉丁 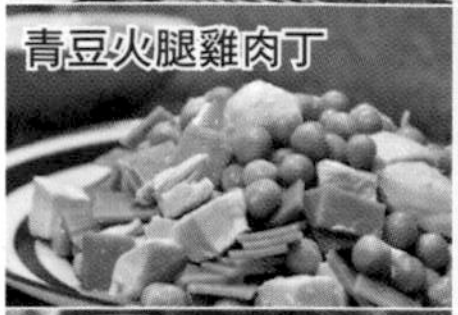	155	23.2	2.5	9.8	963	3.2	
咖哩豬肉 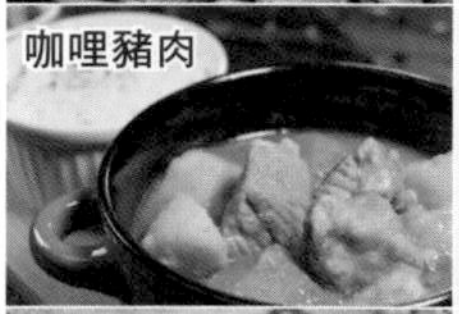	237	24	5.4	23	504	6.1	維生素C 20.5毫克，葉酸 24微克。
南瓜豬肉盅 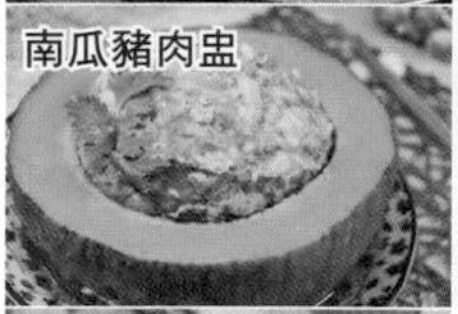	283	18	10.9	41.7	646	5	維生素A 752微克（ugRE），葉酸119微克（ug）。
南瓜咖哩牛肉 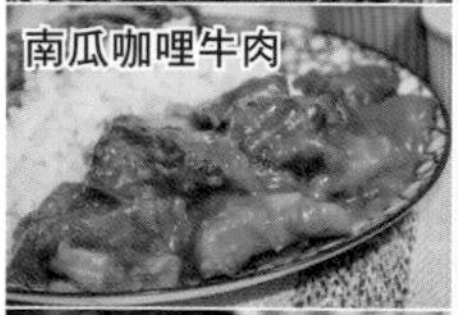	452	31	24	28	658	3.7	葉酸 60.2微克（ug），維生素A 3681 IU（國際單位）。
鮭魚骨豆腐湯 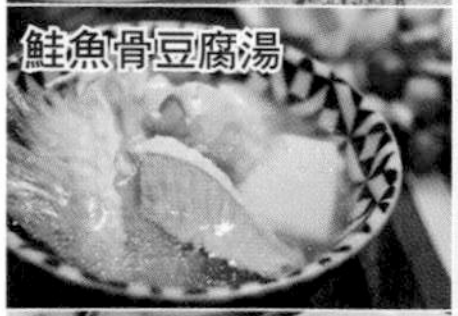	85	11.2	3.3	2.8	1000	<1	維生素E總量 2.3毫克（mg）。
洋蔥濃湯 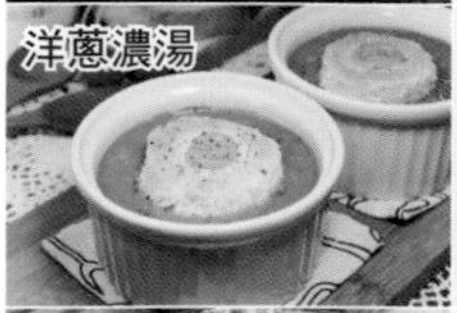	272	5.6	18	27	1057	2.6	
蛤蠣蔬菜湯 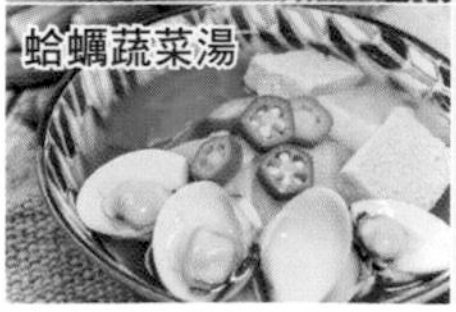	200	16	8	16	1250	3.7	鋅1.9毫克，鐵質8.2毫克，維生素B12 50 ug（微克），維生素A 2720 IU（國際單位）。

料理名稱 	熱量（大卡）	蛋白質（公克）	脂肪（公克）	醣類（公克）	鈉（毫克）	膳食纖維（克）	其他營養素
玉米排骨湯 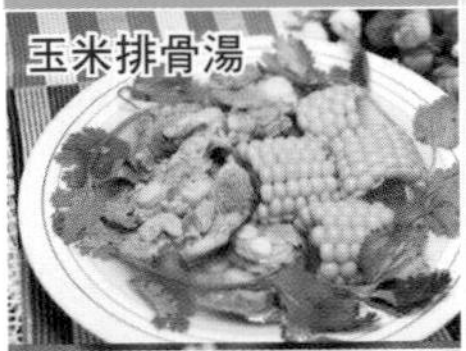	336	18.7	21	18	1500	4	
大頭菜味噌湯 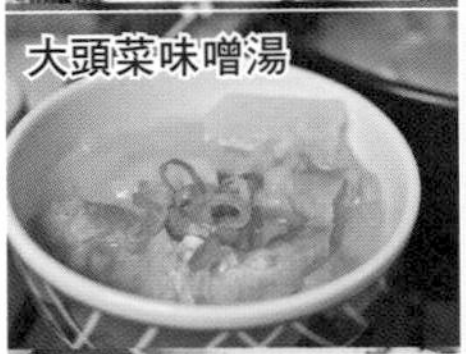	145	11	5	14	1900	3.8	葉酸 84 微克（ug），維生素C 104 毫克（mg）。
南瓜濃湯 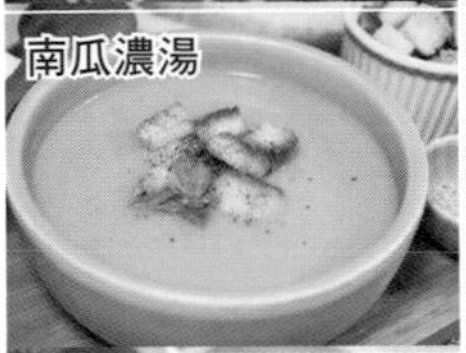	186	2.4	5.3	32	500	3.8	維生素A 3681 IU（國際單位），葉酸64.5 ug（微克）。
紅豆地瓜湯 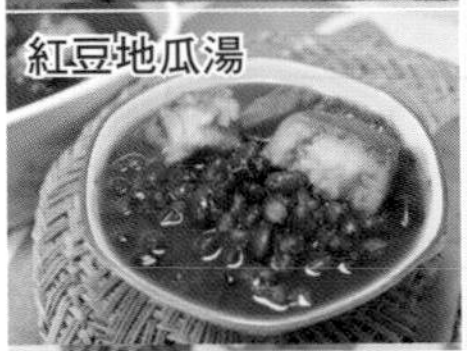	430	17.7	<1	90	--	18	葉酸 105微克（ug），β-胡蘿蔔素112微克（ug）。
綠豆薏仁湯 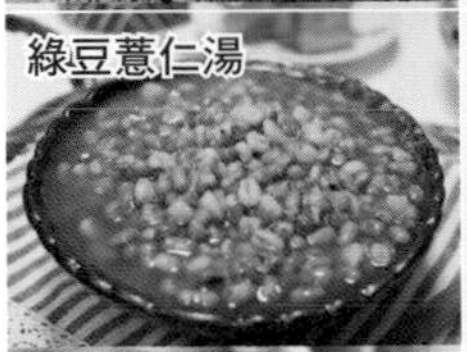	387	22	2.7	70	361	13	
白木耳枸杞蓮子湯 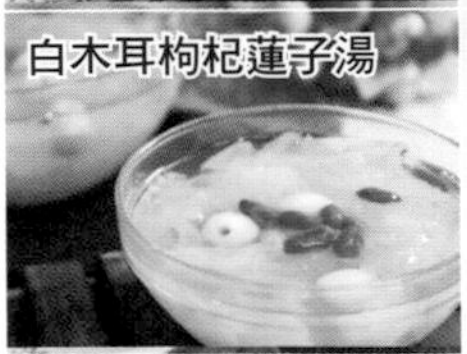	38	2.3	0.1	7	29	2.2	
藜麥綠拿鐵 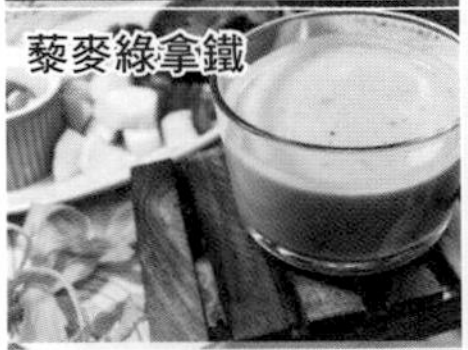	59	1.8	3.1	6	<10	1.2	維生素A 1991 IU（國際單位），鉀150毫克
米布丁 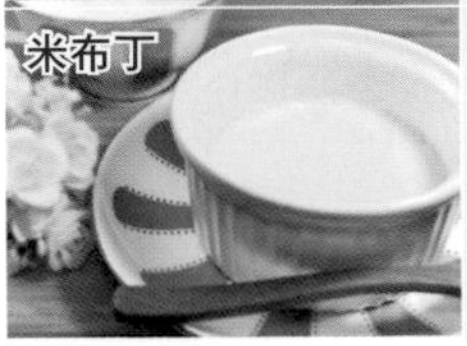	118	4.5	2.8	18.7	53	--	維生素A 152 IU（國際單位），鈣質60毫克。

第1日
總熱量
1667大卡

預防失智功效：

單元不飽和脂肪酸幫助調控血脂，預防血管型失智症；抗氧化植化素「槲皮素」、「原花青素」和「薑黃素」，保護神經和提升學習和記憶力；「麥角硫因」預防認知障礙風險增加；蝦紅素抗氧化、抗發炎及神經保護功效。

	料理名稱	熱量（大卡）	蛋白質（公克）	脂肪（公克）	醣類（公克）	鈉（毫克）	膳食纖維（克）	其他營養素
早餐	酪梨捲餅	322	9.2	14.2	39.3	280	5.7	MUFA（單元不飽和脂肪）
早餐	藜麥綠拿鐵	59	1.8	3.1	6	<10	1.2	薑黃素、槲皮素、原花青素、維生素A
午餐	三菇蛋炒飯	266	8.7	7	42	714	1.8	麥角硫因
午餐	黃瓜雞絲拉皮	168	19.6	6.0	10	2537	1.7	維生素E、芝麻酚
午餐	鮭魚骨豆腐湯	85	11.2	3.3	2.8	10000	<1	蝦紅素、維生素E
晚餐	藜麥鮭魚飯	276	10.	3.5	51	2000	1.7	槲皮素、膳食纖維
晚餐	菇菇咖哩	52	2.3	--	10.7	600	2.7	薑黃素、葉酸、維生素A
晚餐	醬燒香魚	167	18.5	7.5	6.4	553	---	維生素A、維生素E、EPA、DHA
晚餐	洋蔥濃湯	272	5.6	18	27	1057	2.6	槲皮素

第2日
總熱量
1792大卡

預防失智功效：

DHA和EPA有助於預防輕度認知障礙發生，抗性澱粉延緩血糖上升，增進腸道菌叢健康，調控大腦發炎反應；大豆卵磷脂維持大腦正常功能；礦物質「鋅」協助製造GABA 調節大腦神經傳導。

	料理名稱	熱量（大卡）	蛋白質（公克）	脂肪（公克）	醣類（公克）	鈉（毫克）	膳食纖維（克）	其他營養素
早餐	味噌秋葵	70	3.7	0.6	12.5	630	4.4	大豆卵磷脂、益生菌、膳食纖維、維生素A
早餐	五穀地瓜粥	336	6.6	2.4	72	87	6.1	維生素B群、鋅、膳食纖維
午餐	鮮菇雞丁飯	350	27.8	6.6	45	1050	3.5	維生素A、維生素C、維生素D
午餐	蕃茄娃娃菜	115	2.6	5	15	1000	2.3	茄紅素、維生素A、維生素C
午餐	咖哩豬肉	237	24	5.4	23	504	6.1	維生素C、葉酸、抗性澱粉、薑黃素
晚餐	鯖魚壽司	358	17	18	32	68	0.3	維生素A、EPA、DHA
晚餐	海鮮盆沙拉（半份）	126	18	5.8	0.6	1075	0.6	維生素A、維生素E、維生素C、蝦紅素
晚餐	蛤蠣蔬菜湯	200	16	8	16	1250	3.7	鋅、鐵質、維生素B12、維生素、木樨草素、槲皮素、大豆異黃酮

第3日 總熱量 1800大卡

預防失智功效：

水果有助於預防心血管疾病及血管型失智症發生。強效酚類抗氧化物「芝麻酚」有抗老化作用，可幫助增強維生素E效果。ω 3多元不飽和脂肪酸有助於提高身體的抗發炎能力，幫助預防阿茲海默症等和慢性發炎的相關疾病。

	料理名稱	熱量（大卡）	蛋白質（公克）	脂肪（公克）	醣類（公克）	鈉（毫克）	膳食纖維（克）	其他營養素
早餐	水果優格（半份）	100	1.7	0.3	24	<10	1.5	維生素A、維生素C、葉酸、植化素、膳食纖維、益生菌
早餐	紅豆燕麥粥	469	25	7.7	75	<10	21	維生素、葉酸、菸鹼酸、芝麻酚
午餐	堅果糙米飯	386	11	18	45	800	4.8	維生素A、維生素E、菸鹼酸、黃酮類植化素。
午餐	枸杞彩椒黃瓜盅	195	15	9.6	12	2619	1.5	玉米黃素、蛋白質、維生素A、維生素C
午餐	涼拌薑絲黑木耳	141	1.5	5	22.7	585	7.4	膳食纖維
晚餐	彩椒鮮蝦義大利麵	311	12	11	41	860	1.4	維生素A、維生素C、抗性澱粉
晚餐	南瓜濃湯	186	2.4	5.3	32	500	3.8	維生素A、葉酸、單元不飽和脂肪酸

第4日
總熱量
1880大卡

預防失智功效：

植化素「綠原酸」能夠調節GABA受體，發揮抗焦慮、清除自由基的神經保護作用；麥角硫因、腺苷及多酚等抗氧化活性物質，可減緩因體內氧化壓力所造成之老化現象，血中麥角硫因濃度越低，和認知障礙增加相關。老年人攝取越多的奶類，產生認知功能異常的風險越低，維生素A和β-胡蘿蔔素則有助於預防失智症。

	料理名稱	熱量（大卡）	蛋白質（公克）	脂肪（公克）	醣類（公克）	鈉（毫克）	膳食纖維（克）	其他營養素
早餐	紅豆地瓜湯	430	17.7	<1	90	--	18	葉酸、β-胡蘿蔔素、維生素E、膳食纖維、綠原酸
午餐	三菇蛋炒飯	266	8.7	7	42	714	1.8	麥角硫因、腺苷、多酚
午餐	大頭菜味噌湯	145	11	5	14	1900	3.8	葉酸、維生素C、槲皮素、木犀草素
午點	米布丁	118	4.5	2.8	18.7	53	--	維生素A、鈣質、蛋白質（奶類）
晚餐	雞肉蔬菜螺捲麵	493	38	3	78	1646	0.8	菸鹼酸
晚餐	蕃茄櫛瓜拌乳酪	145	6.5	12.6	5.7	1120	1.4	維生素A、維生素E、維生素C
晚餐	南瓜豬肉盅	283	18	10.9	41.7	646	5	維生素A（β-胡蘿蔔素）葉酸、葉黃素、槲皮素

第5日 總熱量 1750大卡

預防失智功效：

卵磷脂是腦神經細胞膜的成分材料來源，有助腦神經訊息的傳遞，和記憶、專注力相關；葉黃素有助於延緩腦力退化；植化素「芸香素」有助於促進血液的循環，具有抗氧化、抗發炎等神經保護特性；葡萄多酚是強抗氧化物，有助於抑制造成阿茲海默症的斑塊和腦神經纖維纏結的形成；礦物質「鉻」能調節血糖和血脂代謝，有助於預防血管型失智症。

	料理名稱	熱量（大卡）	蛋白質（公克）	脂肪（公克）	醣類（公克）	鈉（毫克）	膳食纖維（克）	其他營養素
早餐	五香茶葉蛋（1顆）	70	6.5	4.4	1.2	400	--	維生素B12、維生素A、葉酸、蛋白質、卵磷脂、葉黃素
早餐	綠豆薏仁湯	387	22	2.7	70	361	13	膳食纖維、蛋白質、葉酸
午餐	鯖魚壽司	358	17	18	32	68	0.3	維生素A、EPA、DHA
午餐	蘆筍培根佐紅酒醋	169	3.0	8.6	20	130	3.3	維生素A、葉酸、芸香素
午餐	雙椒炒雙菇	132	3.6	7.3	13	1000	4	膳食纖維、鉀
晚餐	香蒜蛤蠣麵線	156	12.7	1.0	24	723	0.3	維生素A、鐵質、鉻、木犀草素

第6日
總熱量
1788大卡

預防失智功效：

DHA和EPA有助於預防輕度認知障礙發生，抗性澱粉延緩血糖上升，增進腸道菌叢健康，調控大腦發炎反應；大豆卵磷脂維持大腦正常功能；礦物質「鋅」協助製造GABA 調節大腦神經傳導。

	料理名稱	熱量（大卡）	蛋白質（公克）	脂肪（公克）	醣類（公克）	鈉（毫克）	膳食纖維（克）	其他營養素
早餐	藜麥綠拿鐵	59	1.8	3.1	6	<10	1.2	薑黃素、槲皮素、原花青素、維生素A
	彩椒鮮蝦義大利麵	311	12	11	41	860	1.4	維生素A、維生素C、抗性澱粉
午餐	鮮菇雞丁飯	350	27.8	6.6	45	1050	3.5	維生素A、維生素C、維生素D
	豆酥鱈魚	300	24.3	17.5	11.4	940	1.5	EPA 、DHA、單元不飽和脂肪酸。
晚餐	酪梨捲餅	322	9.2	14.2	39.3	280	5.7	MUFA（單元不飽和脂肪）
	糖漬迷迭香小蕃茄	185	0.9	10.2	22.3	320	1.7	維生素A、維生素C、葉黃素
	紅酒醋水果蝦沙拉	223	21	5	23.5	862	2.1	維生素A、葉酸、花青素
	白木耳枸杞蓮子湯	38	2.3	0.1	7	29	2.2	膳食纖維

第7日 總熱量 1900大卡

預防失智功效：

DHA具有抗神經發炎，抑制發炎物質生成，若不足可能導致容易產生憂鬱情緒和認知功能減退；菸鹼酸參與神經傳遞物質的製造；橄欖油的單元不飽和脂肪酸及橄欖多酚，有助於預防血管型失智症。食用魚類與堅果類，和阿茲海默症的發生率有負向相關性。

	料理名稱	熱量（大卡）	蛋白質（公克）	脂肪（公克）	醣類（公克）	鈉（毫克）	膳食纖維（克）	其他營養素
早餐	紅豆燕麥粥	469	25	7.7	75	<10	21	維生素E、葉酸、菸鹼酸、芝麻酚
	水果優格（半份）	100	1.7	0.3	24	<10	1.5	維生素A、維生素C、葉酸、植化素、膳食纖維、益生菌
午餐	堅果糙米飯	386	11	18	45	800	4.8	維生素A、維生素E、菸鹼酸、黃酮類植化素
	雙味鯛魚酥	280	20	20	5	1250	--	DHA、菸鹼酸
	蛤蠣蔬菜湯	200	16	8	16	1250	3.7	鋅、鐵質、維生素B12、維生素A
晚餐	三菇蛋炒飯	266	8.7	7	42	714	1.8	麥角硫因
	青花培根堅果沙拉（半份）	200	5.5	18	4.5	75	1.7	維生素A、維生素C、維生素E

後記

我們常說看一個人怎麼吃，就知道他會變成怎樣的人。喜歡吃肉或吃魚、愛吃甜食、炸物或嗜酒、討厭不吃或喜歡常吃的食物有哪些？習慣外食或自己煮、偏愛加工食品還是新鮮食材、每天用餐次數與時間等，透過這些細節，就可了解我們的飲食習慣，包括我們的身體對營養均衡的需求。

不是要你去評斷食物的好壞，而是要你了解自己的偏好？唯有這樣，你才能找到對自己健康最有幫助的飲食方式。

檢視自己的生活習慣，才能掌握自己的健康水平。

最後，祝福讀者們，都能用有健康「不失智」的人生。

國家圖書館出版品預行編目資料

預防失智症的飲食法：預防失智、延緩病變、從飲食著手，增強記憶力的 50 道食譜 / 顏哲宏醫師、林毓禎營養師、真妮 4 料理師◎合著 . -- 初版 . -- 臺中市 : 晨星 , 2020.08

面；　公分 . -- (健康與飲食 ; 136)

ISBN 978-986-5529-34-5 (平裝)

1. 失智症 2. 健康飲食 3. 食譜

415.934　　109009406

健康與飲食 136

預防失智症的飲食法

預防失智、延緩病變、從飲食著手，增強記憶力的 50 道食譜

作者 顏哲宏醫師、林毓禎營養師、真妮 4 料理師
主編 莊雅琦
企劃 何錦雲
校對 林毓禎、何錦雲、顏哲宏、莊雅琦
美術排版 王大可、羅查理
封面設計 王穎

可至線上填回函

創辦人 陳銘民
發行所 晨星出版有限公司
台中市 407 工業區 30 路 1 號
TEL:（04）23595820　FAX:（04）23550581
E-mail:health119@morningstar.com.tw
http://www.morningstar.com.tw
行政院新聞局局版台業字第 2500 號
法律顧問 陳思成律師
初版 西元 2020 年 08 月 23 日

總經銷 知己圖書股份有限公司
106 台北市大安區辛亥路一段 30 號 9 樓
TEL:（02）23672044 / 23672047　FAX:（02）23635741
407 台中市工業區 30 路 1 號 1 樓
TEL:（04）23595819　FAX:（04）23595493
E-mail:service@morningstar.com.tw
網路書店 http://www.morningstar.com.tw
郵政劃撥 22326758（晨星出版有限公司）
讀者服務專線 04-23595819#230

印刷 上好印刷股份有限公司

定價 399 元

ISBN 978-986-5529-34-5

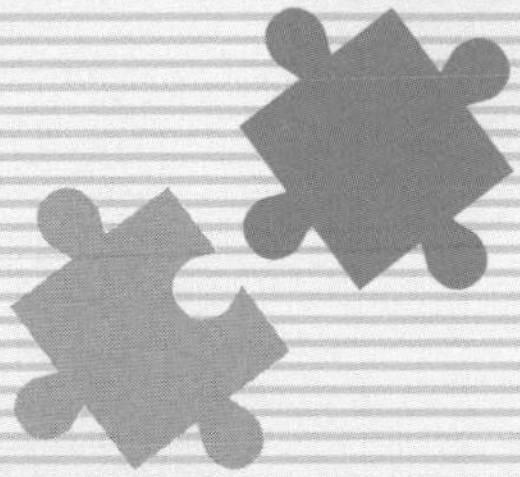

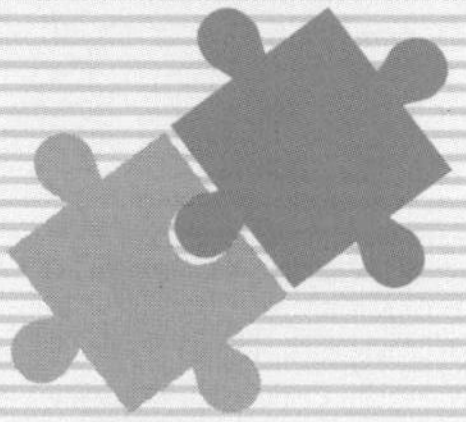